Heilpflanzen

Peter Schmidsberger

Heilpflanzen

Die Kräfte der Natur selber nutzen

Mit 40 farbigen Illustrationen

Gondrom

Berechtigte Lizenzausgabe für den Gondrom Verlag, Bindlach, 1988

Zeichnungen: Margot Greulich, Ilmmünster
Lithographie: FBS, Martinsried
Satz: IBV Lichtsatz KG, Berlin
ISBN der Originalausgabe 3-426-26023-9
ISBN der Lizenzausgabe 3-8112-0593-5

Die Kraft, das Weh im Leib zu stillen,
verlieh der Schöpfer den Kamillen.
Sie blühn und warten unverzagt
auf jemand, den das Bauchweh plagt.
Der Mensch jedoch in seiner Pein
glaubt nicht an das, was allgemein
zu haben ist. Er schreit nach Pillen.
Verschont mich, sagt er, mit Kamillen,
um Gotteswillen!

Karl Heinrich Waggerl

Inhalt

Statt eines Vorworts

Anmerkung zu einem Schmerz, von dem niemand gern spricht

Man kann ruhig darüber reden.

Am besten, wir beginnen gleich ganz ohne Scheu mit dem Unaussprechlichen. Mit jenem Leiden, das so unaussprechlich weh tut.

Unzählige leiden daran. Besser gesagt, sie sind unzählbar. Denn sie sprechen nicht darüber.

Sie leiden schweigend.

Die Rede ist von den Hämorrhoiden, jenen »krampfaderähnlichen, meist von entzündlichem Gewebe umgebenen knotenförmigen Erweiterungen des Venengeflechts im unteren Mastdarm und After«.

So weit der Duden. Der Volksmund kennt noch ganz andere Namen und Umschreibungen dafür. Unaussprechliche.

Diese heiklen Venenknoten haben nun die unerfreuliche Eigenschaft, daß sie sich von vergleichsweise harmlosen Anfängen bis zu kirschgroßen Wülsten erweitern können. Manchmal helfen Bäder, Salben oder Zäpfchen, das Schlimmste zu verhüten. Häufig genug hilft aber nur noch der chirurgische Eingriff.

Glaubt man den Aussagen der Betroffenen, so läßt sich die Operation nur unter der Devise überstehen: Wie herrlich, wenn der Schmerz nachläßt. Immerhin kommt man in diesen Genuß mehrere Tage lang – unvergeßlich lange Tage, da man sie meist schlaflos und auf den Knien zubringt.

Das müßte eigentlich genügen, damit Sie, geneigter Leser, empfänglich sind für die Information, die diesen einführenden Worten ihre Rechtfertigung verleiht: Die tröstliche Botschaft, daß auch gegen jenes diskrete Leiden ein Kräutlein gewachsen ist.

Ein wohlfeiles Kräutlein noch dazu, das ohne allzu große Mühsal aufzufinden, ohne Rezept und andere lästige Umstände zu erwerben ist, ein Heilkraut, das in genügender Menge gedeiht und all den unaussprechlich Leidenden Linderung bringen und manchem eine Operation ersparen kann.

Mehr soll jetzt nicht verraten werden – dieser Hinweis soll vielmehr einen Anreiz für Sie bieten, sich mit der Handhabung des Nachschlageteils dieses Buches vertraut zu machen, um entsprechend Ihren Beschwerden oder anderen Symptomen das für Sie Wissenswerte und Brauchbare herauszufinden. Bei der Besprechung jeder Heilpflanze ist aufgezählt, gegen welche Gesundheitsstörung sie angewandt wird, jedem Krankheitsanzeichen sind die dagegen wirksamen Heilkräuter zugeordnet.

Die zauberhaften Elixiere der Könige

»Zu den Dingen, welche ich verabscheue und hasse, zählt als ein gründlich und grundsätzlich gehaßtes das Geheimmittel-Wesen, die Krämerei mit Heilmitteln, welche als Geheimnis des Erfinders gelten«, prangerte Pfarrer Kneipp alte Traditionen an.
Was es mit solchen Geheimnissen auf sich hat, zeigt die Geschichte des Tees von Saint-Germain. Das Rezept wurde im 18. Jahrhundert von dem Grafen von Saint-Germain zusammengestellt; alsbald genoß der danach hergestellte Wundertee in ganz Europa einen geradezu sagenhaften Ruf.
Das aus geheimnisvollen Zutaten bereitete Elixier wurde als Allheilmittel gepriesen, als Verjüngungstrank und als unvergleichliches Mittel zur Hebung der Manneskraft. Allenthalben brach eine wahre Hysterie um den Tee von Saint-Germain aus.
So kam es schließlich, daß der dänische Hof eine Delegation nach Paris schickte, um dem Grafen das Rezept abzukaufen. Es gab lange schwierige Verhandlungen, und schließlich zahlte die dänische Majestät eine riesige Summe, um sich selbst den Balsam brauen zu können. Insgesamt hat sich der Graf von Saint-Germain mit seiner Geheimnistuerei im Laufe der Zeit ein hübsches Taschengeld dazuverdient. Es sollen mehrere 100000 Goldmark gewesen sein.

Natürlich ist der Tee von Saint-Germain kein Einzelfall. Berichte über Wundermittel fielen in jenen abergläubischen Zeiten auf einen fruchtbaren Boden. Die Unwissenheit und Leichtgläubigkeit des Volkes wurde weidlich ausgenutzt. Es entwickelte sich ein regelrechter Kult um geheimnisvolle Arzneistoffe, um Hexenspuk und Zauberei. Die Scharlatanerie blühte, und so mancher wußte seinen Nutzen daraus zu ziehen.
Welche Summen damals für Rezepte von Wundermitteln ausgegeben wurden, zeigt ein Beispiel vom Hofe Ludwigs XIV. Weil der Sonnenkönig durch einen Heilkundigen von einem Fieberanfall befreit worden war, setzte er alles daran, um in den Besitz des Heilmittels zu kommen. Für mehr als 250000 Goldmark bekam er es dann auch. Es handelte sich um die Chinarinde, deren Wirkstoff Chinin auch heute noch Wertschätzung genießt, nur bekommt man ihn jetzt für ein paar Pfennige.
Manches wundersame Elixier war damals für keine Summe der Welt zu erhalten. Da mußte man schon ganz besondere Beziehungen haben. So soll das Wasser der Königin von Ungarn ein ganz besonderer Jungbrunnen gewesen sein. Königin Elisabeth war in Ehren ergraut und litt unter heftigen Anfällen von Rheuma und Gicht. Kein Wunder bei ihren 72 Lenzen. Da geschah es, daß ihr ein Engel das geheimnisvolle Rezept

zuwisperte. Nach dem Genuß des danach zubereiteten Trankes – später als Wasser der Königin hochgerühmt – soll sie von der Jugendkraft einer Zwanzigjährigen erfüllt gewesen sein. Die neugewonnene Vitalität, in innigem Einklang mit der Erfahrung der gereiften Frau, ließ solchen Liebreiz von ihr ausgehen, daß ihr der König von Polen auf der Stelle erlag. Widerstandslos fiel er den Verführungskünsten des hochbetagten Neotwens anheim.
So war das damals im 16. Jahrhundert. Der Neid könnte einen plagen. Ähnliche Gefühle mögen auch die Zeitgenossen der ungarischen Königin bewegt haben. Auf jeden Fall war das Engelsrezept von allen begehrt. Aber natürlich wurden nur wenige Auserwählte eingeweiht.
Damit Sie, verehrter Leser, nicht länger der verkehrten Vorstellung anhängen, der Autor würde Geheimniskrämerei betreiben, läßt er auch Sie in den Genuß des Rezeptes kommen.
Das »Wasser der Königin« ist nicht mehr und nicht weniger als ein Destillat von Rosmarin, Thymian, Majoran und Lavendel.
Und damit Sie seine Offenherzigkeit schätzen lernen, soll gleich auch noch das Geheimnis des Wundertrankes des Grafen von Saint-Germain gelüftet werden. Es handelt sich um eine Mischung von Folium Sennae, Flos Sambuci, Fructus Anisi und Fructus Foeniculi. Oder auf schlicht deutsch: 400 Gramm Sennesblätter, 250 Gramm Holunder, 250 Gramm Anis und 250 Gramm Fenchel.

Testen Sie beides einmal, das Wasser und den Tee, und dann überlegen Sie, was stärker ist: Ihre Bewunderung für den Grafen und die Königin oder ihre Zustimmung für Sebastian Kneipp.

Der Autor, für seinen Teil, wird sich im weiteren Verlauf an das Kraftwort des Wasser- und Kräuterdoktors halten. Er will Sie sachlich darüber aufklären, welche Heilkräfte in den einzelnen Pflanzen stecken, welchen Gesundheitsstörungen Sie damit begegnen können. Sie sollen erfahren, wo die Pflanzen wachsen, wann sie geerntet werden müssen und wie die Arznei aufbereitet wird. Es ist an der Zeit, daß das Wissen um die Heilkräfte der Pflanzen wieder stärker zum Allgemeingut wird.

Literaturhinweise

Aigremont, D.: Volkserotik und Pflanzenwelt, Hallerscher Verlag, Halle 1910

Boros, G.: Unsere Heil- und Teepflanzen, Band 1 u. 2, Ulmer Verlag, Stuttgart 1963/1969, 1965

Brauchle, A.: Das große Buch der Naturheilkunde, Prisma Verlag, Gütersloh 1957, 1977

De Francesco, G.: Der Scharlatan, Ciba Nr. 37/36, Basel

Demling, L., Nasemann, Th., Rösch, W.: Erfahrungstherapie – späte Rechtfertigung, Braun Verlag, Karlsruhe 1975

Deruisseau, L. G.: Krankheit und Heilkunst am Hof Ludwigs XIV., Ciba Nr. 52/37, Basel

Dettling, J.: Pflanzen-Apotheke, Verlagsanstalt Wörishofen 1910

Gilg, E., Schürhoff, P.: Aus dem Reich der Drogen, Schwarzeck Verlag, Dresden 1926

Heeger, E. F.: Arzneipflanzenkultur und deren Entwicklung in den letzten 100 Jahren, Band 10, Internationale Gesellschaft für Geschichte der Pharmazie, Wien 1957

Hein, W. H.: Goethes Leibarzt, Band 10, Internationale Gesellschaft für Geschichte der Pharmazie, Wien 1957

Hoffmann-Krayer, E., Bächthold-Straubli, H.: Handwörterbuch des deutschen Aberglaubens, De Gruyter Verlag, Berlin u. Leipzig 1932/1933

Isaac, O., Schimpke, H.: Wissenswertes für die pharmazeutische Praxis, Sonderdruck aus: Mitteilungen der Deutschen Pharmazeutischen Gesellschaft, Heft 8, 1965

Jacobi, K., Mierswa, D.: Gärtnern unter Glas und Folie, BLV, München 1977

Klapp, E.: Lehrbuch des Acker- und Pflanzenbaus, Parey Verlag, Berlin 1951

Kneipp-Reile: Das Große Kneipp-Buch, Verlag der Jos. Köselschen Buchhandlung, Kempten und München 1913

Kölbl, K.: Kräuterfibel, Reprint-V., Grünwald 1961

Kroeber, L.: Geschichte und Herkunft der Würz- und Duftstoffe, Verlag L. Lang, München 1949

Madaus, G.: Lehrbuch der biologischen Heilmittel, Band 1–3, Olms Verlag, Hildesheim 1938, 1976

Marzell, H.: Bayerische Volksbotanik, Verlag W. Fritsch, München 1926/1968

Marzell, H.: Unsere Heilpflanzen – ihre Geschichte und ihre Darstellung in der Volkskunde, Fischer Verlag, Freiburg 1922

Orzechowski, G.: Phytotherapie und Abwehrsyndrom, in: Allgemeine Therapeutik, Heft 9–11, 1965

Perger, K. Ritter von: Deutsche Pflanzensagen, Zentralantiquariat Leipzig 1864

Peters, H.: Aus der Geschichte der Pflanzenwelt in Wort und Bild, Nemayer Verlag, Mittenwald 1927

Rosenkranz, E.: Pflanzen im Volksaberglauben, Lang Verlag, Leipzig 1896

Schindler, L.: Lehrbuch: Die Landwirtschaft, Band II, BLV München 1951

Schubert, M.: Im Garten zu Hause, BLV, München 1977

Seifert, A.: Gärtnern, Ackern ohne Gift, Biederstein Verlag, München 1978

Spaich, W.: Moderne Phytotherapie, Haug Verlag, Heidelberg 1978

Stoffler, H. D.: Der Hortulus des Walahfried Strabo, Thorbecke Verlag, Sigmaringen 1978

Wagner, H., Duft, J., Müller, J.: Das Erbe der Klostermedizin, Deutsche Gesellschaft für Geschichte der Pharmazie, 1977

Weiß, R. F.: Fortschritte der Phytotherapie, Folge 1 bis 8, Physikalische Medizin und Rehabilitation, ML-Verlag, Uelzen 1969–1978

Weiß, R. F.: Lehrbuch der Phytotherapie, Hippokrates Verlag, Stuttgart 1960/1974

Wolff, O., Schumann, W., Büsse, B.: Weleda Almanach, Arlesheim 1978

Zeckert, O.: Die pflanzlichen Heilmittel im Rezeptbuch der Philippine Welser, Band 1, Internationale Gesellschaft für Geschichte der Pharmazie, Eutin 1953

Warum Heilmittel aus Naturstoffen so wertvoll sind

Also sprach Pfarrer Kneipp: »In jeder Apotheke steckt ein theures Geld; in der meinigen ist nicht viel Rares. Ich gestehe dieses sehr gerne zu und betrachte diesen leicht möglichen Vorwurf als einen großen Vorzug meiner Apotheke.«

Wir sollten dem berühmten Wasserdoktor Gefolgschaft leisten, und zwar nicht nur aus gesundheitlichen Rücksichten, sondern auch im Hinblick auf die Kostenexplosion im Gesundheitswesen. 15 Prozent unseres Einkommens werden für Krankheitskosten ausgegeben, 10 Milliarden Mark werden jährlich von der Krankenversicherung für Medikamente aufgewendet. Es ist das Verdienst von Sebastian Kneipp, daß er in seinem System der natürlichen Heilweisen der Pflanzenheilkunde einen Ehrenplatz eingeräumt und auf diese Weise wesentlich dazu beigetragen hat, daß unschätzbar wertvolles Wissensgut nicht verlorengegangen ist.

Sein Rettungswerk geht auf eine Zeit zurück, in der die Wissenschaft überheblich wurde und »die einfachen, praktischen Landärzte auf die Seite schob«. Damals wurden die »heilsamen Kräutlein« verächtlich angesehen und als »Ausgeburt des Aberglaubens aus dem Bereiche der Medizin verbannt«.

Heute hat sich die Einstellung gewandelt, die Heilpflanze ist von der Wissenschaft wieder in Gnaden aufgenommen worden.

Es wird geschätzt, daß mindestens 50000 Pflanzen auf der Welt von pharmazeutischem Interesse sind. Mehr als 12000 werden in der Literatur beschrieben, aber höchstens 5000 sind bis zu einem gewissen Grad erforscht. Immerhin braucht man dazu für jede Pflanze mindestens fünf Jahre.

Der Umschwung in der Auffassung hat sich angebahnt, seit es gelungen ist, einzelne Wirkstoffe aus Heilpflanzen zu isolieren. Die Wissenschaftler glauben, die Heilkräfte der Pflanzen »mit analysierendem Verstand in den Griff bekommen« zu haben.

Aber die Wirksamkeit einer Pflanze beruht mit Sicherheit nicht allein auf den Eigenschaften einzelner Wirkstoffe: Daran sind alle Inhaltsstoffe beteiligt. Wir müssen die Arzneipflanze als Wirkgefüge ansehen, in dem gleichsam Heilinformation gespeichert ist. Der gefundene Wirkstoff ist meist nur in geringer Konzentration in der Pflanze vorhanden. 90 bis 99 Prozent der untersuchten Substanz sind Begleitstoffe. Aber diese sind nicht etwa überflüssig: Sie können die Wirkung des eigentlichen Hauptstoffes verändern, verstärken, abschwächen. Die tatsächliche Heilwirkung tritt erst in der natürlichen Zusammenfügung auf, in der Menge genau aufeinander abgestimmt, im Aufbau exakt angeordnet. Erst das Gesamtgefüge in der richtigen Dosierung bringt den gewünschten Erfolg.

Die analytische Wissenschaft ist mit Recht stolz darauf, daß sie bei der Analyse von Arzneistoffen in Pflanzen bisher Großes geleistet hat. Dennoch sollte sie ihre Grenzen sehen. Zeigt sich doch gerade bei sogenannten »schwachwirkenden« Naturstoffen – z. B. bei Kamille, Baldrian, Mariendistel – »häufig die Unzulänglichkeit der pharmakologischen Tests, die – zunächst ausgelegt auf hochwirksame Verbindungen – vielfach zu grob sind und oft kein adäquates Modell darstellen«. Diese kritischen Worte stammen von Professor E. Sprecher, dem Inhaber des Lehrstuhls für Pharmakognosie in Hamburg.
Trotz aller Fortschritte der Wissenschaft ist das Geheimnis der Heilpflanzen noch längst nicht gelüftet. Wenn sie – bei richtiger Dosierung – in ihrem Gesamtgefüge verabreicht werden, haben sie bei guter Wirksamkeit kaum schädliche Nebenwirkungen.
Professor G. Orzechowski war als Arzt gleichermaßen ein großer Kenner der Pflanzenheilkunde wie der Biologie. Von ihm stammt die Bezeichnung »sympathische Arzneimittel«, die er auf die wirksamen Naturstoffe aus den Pflanzen angewandt wissen wollte. »Sympathisch« deshalb, weil die von den Pflanzen erzeugten Stoffe so gut in die Rezeptoren (Empfangsorgane) des menschlichen Organismus passen wie der Schlüssel ins Schloß. Die biochemische Verwandtschaft ist so eng, daß sich Orzechowski die Frage aufdrängte:
»Waren die Millionen Jahre, die die Natur in Pflanzen und Tieren gebraucht hat, um die biologische Chemie zu erstellen, umsonst? Wenn man die allgemeine Überbewertung sieht, die heute der synthetischen Chemie körperfremder Substanzen entgegengebracht wird, könnte man meinen: ja.«

Da benützt die Natur seit dreieinhalb Milliarden Jahren dasselbe Rezept, um Leben hervorzubringen. Diese Beharrlichkeit hat zur Folge gehabt, daß die Kernsäure, in denen unsere Erbmasse niedergelegt ist, aus denselben Bausteinen besteht, die wir auch in den Pflanzen finden. Auf diese Weise sind alle Lebewesen, also auch Mensch und Pflanze, miteinander verwandt.
Wie aber haben sich die Menschen gegenüber ihrer Verwandtschaft verhalten? Ausgerechnet die Vertreter jener Wissenschaft, die sich die Erforschung der Natur zur Aufgabe gemacht hat, haben im vergangenen Jahrhundert die Pflanzenheilkunde in Acht und Bann getan. Selbst als die Forscher schon längst die Zusammenhänge im Molekularbereich aufgedeckt und damit das Verständnis für die Wirksamkeit von Heil-

pflanzen ermöglicht hatten, begegneten sie der Pflanzenheilkunde noch immer mit Spott, taten sie die aus Heilpflanzen gewonnenen Arzneimittel als »zu schwach« oder gar als »wirkungslos« ab. Für einen Wissenschaftler wie Professor Orzechowski war es »gar nicht zu begreifen« und allenfalls als modische Attitüde zu verstehen, wenn Leute vom Fach auch in unserer heutigen Zeit noch »mit so souveräner Verachtung auf die Phytotherapie herabsehen«. Denn die Phytotherapie (von phyto = Pflanze, therapia = Heilbehandlung) steht ja historisch gesehen überhaupt am Anfang jeder Behandlung mit Arzneimitteln.
Heilpflanzen werden seit Urzeiten mit Erfolg gegen Krankheiten angewandt, auch weil der menschliche Organismus aufgrund der biochemischen Verwandtschaft an ihr Wirkgefüge angepaßt ist. Künstlich hergestellte Medikamente sind dem Organismus dagegen fremd, »das Leben begegnet ihnen somit zum ersten Mal« (Orzechowski). Es gibt in der Natur nun einmal kein Sulfamethoxypyradizin, kein L-Dehydroxiphenyl-Analin.

Wie stark müssen Arzneimittel wirken, um zu heilen?

Ein Medikament, das keine Nebenwirkungen hat, kann auch keine Hauptwirkungen haben. So lautet eine über 100 Jahre alte Schulweisheit. Den meisten von uns kommt dies wie eine Selbstverständlichkeit vor. Und doch ist diese Erkenntnis nichts weiter als ein Irrtum.
Die Fehlentwicklung hat von dem Denkfehler ihren Ausgang genommen, daß die von einem Medikament hervorgerufenen Veränderungen im kranken Organismus dieselben sein mußten, wie im gesunden. Deshalb könne man – so hieß es – die Heilwirkung von Arzneimitteln auch am gesunden Tier prüfen.
Überdenken Sie doch einmal die ganze Tragweite dieser Aussage. Es wird nicht mehr und nicht weniger behauptet, als daß kein Unterschied besteht zwischen Gesundheit und Krankheit, zwischen Schädigung und Heilung.
Wirkungen, die am gesunden wie am kranken Organismus gleichermaßen zu studieren sind, haben natürlich nichts mit Heilungsvorgängen zu tun. Wir bezeichnen sie als Nebenwirkungen – nachteilige Folgen der Verabreichung von Arzneimitteln.
Jede von den theoretischen Pharmakologen beobachtete Wirkung im gesunden Organismus war in Wirklichkeit also eine Veränderung normaler Verhältnisse. Sie studierten nicht die Heilsamkeit von Arzneistoffen, sondern deren schädliche Komponente. Somit war der Fehlschluß vorprogrammiert, der schließlich in folgender Formulierung Ausdruck gefunden hat:

»Die chemischen Agentien, mit denen es die Pharmakologie zu tun hat, können schlechtweg Gifte genannt werden.« Pharmakologische Wirkungen und Giftwirkungen seien grundsätzlich dasselbe.
Dieser bis zum heutigen Tag gültige Grundgedanke der theoretischen Pharmakologie sagt zweierlei aus:
1. Als Arzneimittel kommen nur Gifte in Frage.
2. Ungiftige Mittel haben keine Heilwirkung.
Diese Schulmeinung hat nicht nur dazu geführt, daß die Wirksamkeit von ungiftigen Heilpflanzen in Abrede gestellt worden ist. Sie ist auch zu einem Alibi für das Auftreten von Therapieschäden geworden: Wenn ein hilfreiches Mittel zwangsläufig giftig sein muß, dann ist es unzulässig, den Pharmakologen die Alleinverantwortung für gefährliche Nebenwirkungen aufbürden zu wollen. Diese liegen dann eben in der Natur der Sache.
Weil für sie pharmakologische Wirkungen und Giftwirkungen ein und dasselbe sind, ist auch die einseitige Vorliebe der Medizin für »starke« Pflanzenwirkstoffe verständlich. Bezeichnenderweise werden diese überhaupt nur noch als isolierte Reinsubstanzen angewendet.
Diese unterscheiden sich in ihrer Wirkung allerdings grundsätzlich von der sonstigen Wirksamkeit der Heilpflanzen. Sie wirken symptomatisch, indem sie bestimmte Abläufe blockieren:
So setzt das Curare die Spannung der Muskulatur herab, der Digitaliswirkstoff bremst das jagende Herz, das Atropin der Tollkirsche lähmt vegetative Nervenfasern und wirkt dadurch krampflösend.
Solche Giftwirkungen lassen sich natürlich auch am gesunden Organismus feststellen. Aber man kann nicht am gesunden Tier studieren, was kranken Menschen nützen soll. Am gesunden Organismus lassen sich nur Abweichungen vom normalen Zustand registrieren.
Wir brauchen in der Medizin jedoch keine Gifte, die Funktionsstörungen hervorrufen, sondern Heilmittel, »die normale Bedingungen des Lebens erhalten oder wiederherstellen«, wie Professor Rudolf Virchow, einer der Väter der naturwissenschaftlichen Medizin und gleichzeitig der große Widersacher der theoretischen Pharmakologie, zu betonen nicht müde wurde. Daß eine Arznei um so höher eingeschätzt wurde, je stärker ihre – giftige – Hauptwirkung ausgeprägt ist, betrachtete er als einen »höchst gefährlichen Mißgriff« und rief die Regierung dazu auf, hier rechtzeitig einzuschreiten.
Doch bis heute schützt uns kein Arzneimittelgesetz vor diesem folgenschweren Mißverständnis, das zweierlei verwechselt hat: Wirkung und Wirksamkeit. Jede durch ein Medikament im Organismus hervorgerufene Veränderung, gleichgültig ob sie nützlich oder schädlich ist, wird als *Wirkung* bezeichnet: auch die Nierenschädigung durch ein Schmerzmittel, die Herzrhythmusstörung durch ein blutfettsenkendes Medika-

ment, die Unterdrückung der Abwehrkraft durch eine entzündungshemmende Arznei. Natürlich fördern solche Wirkungen das Heilgeschehen nicht – im Gegenteil. Ganz anders die *Wirksamkeit* eines Mittels. Wenn man wollte, könnte man diesen Begriff auch durch das Wort Heilsamkeit ersetzen. Es beschreibt jene Eigenschaft einer Arznei, die nur am kranken Menschen beobachtet werden kann: das Überwinden einer Krankheit, die Besserung eines schlechten Gesundheitszustandes, das Abheilen einer Wunde.
Wieder zeigt es sich, daß dieser eigentliche Zweck auf sanfte Weise meist besser zu erreichen ist, als durch starke Aktivitäten.
Die oben gestellte Frage müßte also besser so lauten: Wie schwach müssen Arzneimittel wirken, damit sie besonders heilsam sind?
Es gibt ein Gesetz, das Antwort darauf gibt, die sogenannte Arndt-Schulzsche Regel. Sie lautet: »Schwache Reize fachen die Lebenstätigkeit an, mittelstarke fördern sie, starke hemmen sie und stärkste heben sie auf.«
Die Pflanzenheilkunde ist ein behutsames Behandlungsverfahren. Ihr Bestreben ist es, mit mäßigen, aber dafür gezielten Reizen auf die Selbstheilungskräfte des Organismus einzuwirken.

Wie wir die Wirkung eines Arzneimittels steigern können

Der menschliche Organismus ist ein unvorstellbar kompliziertes Regelsystem. Selbst für den Fachmann ist kaum zu überschauen, welche verwirrende Vielfalt von Steuerungsvorgängen ständig ablaufen muß, um bei 37 Grad Celsius und minimalen Druckverhältnissen die Lebensfunktionen aufrechtzuerhalten.
Wir sind tief beeindruckt, wenn wir am Fernsehschirm das Steuersystem einer Weltraumrakete erklärt bekommen. Im Vergleich mit einem lebendigen Organismus ist das jedoch alles geradezu primitiv.
Der Naturheilarzt achtet deshalb sorgsam darauf, daß er nicht die subtile Feinabstimmung dieses hochentwickelten Gefüges stört. Er versucht, die Selbstheilungskräfte anzuregen, wenn sie brachliegen, oder sie zu unterstützen und zu verstärken, wenn ihre Wirksamkeit nicht ausreicht. Er hütet sich jedoch davor, körperfremde Mittel oder Maßnahmen anzuwenden, da er sonst »die natürlichen Bestrebungen des Organismus« (Hippokrates) beeinträchtigen könnte.
Ziel dieses Arztes ist es, behutsam regulierend einzugreifen, um auf diese Weise den Körper langfristig instand zu setzen, daß er sich selber hilft. »Immer und in allen Fällen gilt der goldene Grundsatz: Die gelindeste Anwendung ist die beste«, schreibt Pfarrer Kneipp und begründet sein Vorgehen: »Ich bin zu der Überzeugung gekommen, daß die klei-

nen Portionen besser wirken, weil die Natur nicht große Portionen auf einmal verwerthen kann, mithin überflüssig vieles abgeht.«
Auch der große Arzt Christoph Wilhelm Hufeland, Professor der speziellen Pathologie und Therapie, der unter anderen auch Goethe und Schiller behandelte, warnte davor, sich als »Herr der Natur« aufzuspielen, und riet »vielmehr ihr Gehülfe, Alliierter, Freund« zu sein. Jedem seiner Berufskollegen versuchte er eindringlich klarzumachen, »daß nicht Er, sondern Sie es ist, die es thut, sie achtend, immer im Auge habend, und am wenigsten störend in sie eingreifend«.
Auch die bestausgestattete Klinik, das teuerste Medikament kann nicht ersetzen, was Paracelsus den »inneren Arzt« nannte. Wir sollten alles tun, um diesem größten aller Heilmeister die Arbeit zu erleichtern. Dazu gehört, daß wir uns nicht scheuen, der Information aus der Arzneipflanze auch seelisch einen Weg zu bahnen. Die Rede ist von jenem Mechanismus, den die Medizin als *Suggestiveffekt* bezeichnet.
»Naturwissenschaftliches Denken ist für die ärztliche Tätigkeit eine unentbehrliche Voraussetzung, es jedoch als A und O zu betrachten, zeugt von Beschränktheit des Gesichtsfeldes«, urteilt darüber Professor L. Demling von der Universitätsklinik Erlangen–Nürnberg. Er weist nachdrücklich darauf hin, daß allein schon der Akt ärztlichen Handelns »Heilung erzeugen oder fördern kann«.
Deshalb ist es klüger, statt von einem Suggestiveffekt von der Erwartungswirkung zu sprechen. Die Erwartungshaltung des Kranken führt zu einer Bereitschaft, die erwünschte Wirkung zustande kommen zu lassen. Auf diese Weise wird die Erfolgswahrscheinlichkeit erhöht.
Auch der umgekehrte Fall ist bekannt: Ein Patient, der sich aufgrund seiner Krankheit eine verfrühte Rente verspricht, ist keiner Therapie zugänglich. Seine Rentenneurose hat die Selbstheilungskräfte des Körpers blockiert.
Wir sollten uns deshalb die Erwartungswirkung zunutze machen. Es handelt sich dabei um eine wünschenswerte Zusatzwirkung zum Effekt des Arzneimittels. Haben wir Erfolg damit, so wird sich die positive Erwartung bei der nächsten Einnahme noch weiter steigern, womit auch die Erwartungswirkung weiter anwächst.
Auf diese Weise erzielen wir mit »gelindester Anwendung«, wie Sebastian Kneipp sie fordert, die beste Wirksamkeit. Verständlicherweise möchte die Wissenschaft herausfinden, wieviel an Wirkung bei einem Heilerfolg der Arznei zukommt und wieviel der Erwartungshaltung. Es wird allerdings mehr und mehr in Frage gestellt, ob diese Erkenntnis wirklich so nützlich ist, wie man sich lange Zeit vorgemacht hat.
»Die statistischen Zusammenstellungen, welche man zur Erprobung der Heilmittel angelegt hat, können kein Resultat liefern, da es sich beim Behandeln nie um Massen, sondern nur um einzelne Kranke han-

delt«, hat Rudolf Virchow dazu kritisch eingewandt. »Die tägliche Erfahrung genügt vollkommen, um jedem unbefangenen Praktiker die Überzeugung von der Wirksamkeit der Arzneimittel und der Wirkungsfähigkeit des Arztes zu gewähren. Gewisse Dinge werden von dem gesunden Menschenverstande und der einfachen isolierten Beobachtung so vollkommen erkannt, daß die gelehrteste Untersuchung mit einem unendlichen Zahlenaufwande nicht genügt, um diese Erkenntnis zu vernichten.«

Heilpflanzen in der Kinderheilkunde

Besonders segensreich ist die Anwendung der Heilpflanzen beim kranken Kind. Nicht nur weil der kindliche Organismus so günstig auf die Naturstoffe anspricht, sondern vor allem auch deswegen, weil diese Behandlung garantiert keine Schäden verursacht.
Bei Kindern ist das Abwehr- und Entgiftungssystem noch nicht völlig ausgebildet. Um so vorteilhafter macht sich seine Unterstützung durch eine gezielte Behandlung bemerkbar. Der regulierenden Wirkung der Heilpflanzen kommt hier eine besondere Bedeutung zu, weil jede kräftigere Beeinflussung des hochempfindlichen Organismus zu einer Blokkierung der Abläufe führen und damit gerade das Gegenteil des gewünschten Effektes hervorrufen kann.
In einem heranwachsenden Körper können die Nebenwirkungen von Medikamenten besonders gefährlich werden. Unter den angerichteten Schäden verdient vor allem die Unterdrückung der körpereigenen Abwehr Beachtung. Als typisches Beispiel darf die bisweilen schnelle Zerstörung der Bakterienflora durch Antibiotika gelten.
Jene Bakterienstämme, die auf Häuten und Schleimhäuten des menschlichen Organismus mit diesem in einem Abhängigkeitsverhältnis zum gegenseitigen Nutzen leben (Symbiose), sind unter anderem ein hochwirksamer Schutz gegen krankmachende Bakterien. Antibiotika können aber nicht zwischen nützlichen und schädlichen Keimen unterscheiden. Sie vernichten die einen wie die anderen.
Durch solch eine Behandlung wird bei Kindern nicht nur der Aufbau eines wirksamen Immunsystems verhindert, auch die körpereigene Abwehr wird in keiner Weise trainiert, solange ihr Antibiotika die Aufgabe der Vernichtung von Krankheitserregern bei geringfügigen Infekten abnehmen. Unter normalen Umständen entwickeln sich die Abwehrkräfte beim Kind Schritt für Schritt. Fieber ist eine Reaktion des Körpers auf das Eindringen von Krankheitserregern. Die erhöhte Temperatur ist nicht nur selbst eine wirksame Waffe, sie bewirkt auch eine Mobilisierung aller anderen Abwehrkräfte gegen die Eindringlinge.

Dabei muß es gar nicht in jedem Fall zu heftigen Reaktionen kommen. Häufig laufen sie sogar fast unmerklich ab. Man spricht in diesem Fall von einer »stillen Feiung«, weil das Kind ohne aufsehenerregende Ereignisse gegen Krankheiten gefeit wird.
Die schweren Geschütze der Pharmakologie machen aber nicht nur den Patienten abwehrschwach, sie machen auch die Krankheitserreger resistent: Sie werden widerstandsfähig gegen die Antibiotika. Deshalb sollte ihr Einsatz dem Ernstfall vorbehalten bleiben. Wenn wirklich Lebensgefahr besteht, sind sie unersetzlich, aber eben nur, solange sich die krankmachenden Keime nicht infolge Dauerbeschuß daran gewöhnt haben.
Es ist sinnvoller, die Widerstandskraft des Organismus gegen Krankheiten zu fördern. Kaum ein anderes Mittel eignet sich dazu so sehr wie Arzneipflanzen, besonders bei Kindern.

Merksätze zur Pflanzenheilkunde

1. Wer sich auf die Selbstmedikation mit Naturstoffen einstellen möchte, der muß zunächst einmal umdenken. Die sofort wirksame Pille steht ihm in der Kräuterapotheke nicht zur Verfügung. Dafür hat er aber die Aussicht, auf die Dauer wirklich gesund zu werden.
2. Heilpflanzen müssen meist langfristig angewendet werden, da sie nur behutsam in die Steuerungsvorgänge des Organismus eingreifen. Die von ihnen ausgehende Heilinformation muß wiederholt in genau abgestimmter Dosierung einwirken. Es ist ein Irrtum zu glauben, daß »mehr mehr hilft«.
3. Die Wirksamkeit einer Heilpflanze geht meist nicht auf einen einzelnen Wirkstoff zurück, sondern beruht auf dem Zusammenwirken mehrerer Inhaltstoffe. Erst die Verabreichung des Gesamtgefüges in der richtigen Dosierung bringt den gewünschten Erfolg.
4. Arzneistoffe aus der Pflanze sind dem menschlichen Organismus biochemisch verwandt. Deshalb hat das Gesamtgefüge in der richtigen Dosierung kaum schädliche Nebenwirkungen.
5. Wir müssen unterscheiden zwischen den symptomatischen Wirkungen, die häufig durch giftige Wirkungen zustande kommen, und der echten Heilwirkung (Wirksamkeit oder Heilsamkeit), die auf einer Anregung oder Verstärkung der Selbstheilungskräfte des Organismus beruht.
6. Nützen Sie die Erwartungswirkung bei der Anwendung eines Arzneimittels. Wenn Sie sich von vornherein darauf einstellen, daß der Erfolg eintritt, wirken Sie einer Blockierung der Selbstheilungskräfte entgegen.

Sie müssen wieder lernen, Ihr eigener Arzt zu sein

Es kommt nicht von ungefähr, daß Großbritannien eines der billigsten medizinischen Versorgungssysteme in Europa hat. Die Leute dort verarzten sich weitgehend selber. Ja, es wird sogar behauptet, daß in England ohne Selbstbehandlung die medizinische Versorgung zusammenbrechen würde. Selbstverordnete Arzneien werden dort doppelt so häufig genommen wie vom Arzt verschriebene.

Wie sieht es auf diesem Gebiet bei uns aus?

Da hat sich ein Jüngling beim Brotschneiden in den Finger geschnitten – die Verletzung ist kaum erwähnenswert. Was aber tut er? Er geht zum Arzt, damit ihm dieser ein Pflaster auf die Wunde klebt.

Da ruft eine Mutter den Onkel Doktor zur Hilfe. Was ist passiert? Nichts. Sie ist nur nicht imstande, ihrem Sprößling eigenhändig das Fieberthermometer einzuführen.

Da hat sich ein Rentner den Magen verdorben, weil er am Vorabend beim Geburtstag seines Freundes alles durcheinander getrunken hatte. Was macht er? Er bittet den Arzt zum Hausbesuch, statt sich in der Apotheke einen Magentee besorgen zu lassen.

Erfindungen? Leider nicht. Auch keine Einzelfälle.

Wer aber weiß, daß hier nicht etwa groteske Ausnahmen geschildert worden sind, den wird die Hilflosigkeit unserer Generation gegenüber Gesundheitsstörungen doch einigermaßen nachdenklich stimmen.

Zwei Hauptursachen müssen dafür genannt werden: einmal unser nahezu perfektes »Gesundheits-Sicherungs-System«, zum anderen die Zielsetzung der modernen Medizin, die sich stärker der Krankenversorgung als der *Gesundheitsvorsorge* widmet.

Mehr als 90 Prozent der Bevölkerung sind gesetzlich versichert. Weil sie einen Anspruch auf medizinische Versorgung haben, gehen sie schon bei der geringsten Störung ihres Befindens zum Arzt. In der Vergangenheit wurde alles getan, um das Angebot der Leistungen auszuweiten und das Anspruchsdenken zu fördern.

Und die Krankenversorgung: Man hat uns unermüdlich eingetrichtert, wie triumphal doch die Fortschritte der Wissenschaft seien. Es wurden regelrechte Zeitpläne aufgestellt, wann welche Krankheiten besiegt sein würden. Besonders häufig wurde der Sieg über den Krebs vorausgesagt, aber auch der Countdown für die Bezwingung von Herzinfarkt und Schlaganfall, von Rheuma und Gicht, von Leber- und Lungendegeneration hatte längst begonnen.

Gesundheit, so hatte es den Anschein, war machbar geworden. Jeder konnte sie auf »Versicherungsschein« beziehen – beim Arzt, beim Apotheker, im Krankenhaus. Je heller der Glorienschein der Spezialisten erstrahlte, um so mächtiger wurde die Bevormundung durch sie, um so größer die Unselbständigkeit der Patienten. Schritt für Schritt wurde der Wille zur Selbsthilfe erstickt. Kritiker erhoben den Vorwurf, der Medizinbetrieb von heute habe »die Unmündigkeit des Bürgers auf die Spitze getrieben«.

Wurde doch jede Form von Selbstbehandlung als eine Art Vergehen gebrandmarkt: »Medizin ohne Arzt« heißt das Schlagwort. Die Forderung, daß der Wille zur Selbsthilfe gestärkt und die Selbstmedikation gefördert werden müsse, wurde und wird zum Teil auch heute noch als völlig unverantwortlich hingestellt.

Für und wider die Selbstmedikation

Selbstmedikation ist der Fachausdruck für die Selbstbehandlung mit Medikamenten. Ein Kranker nimmt freiverkäufliche oder selbsthergestellte Arzneimittel ein, ohne sich vom Arzt untersuchen oder sich ein Rezept dafür verschreiben zu lassen. Im eigensten Interesse sollten Sie die Argumente kennenlernen, die von Gegnern und Befürwortern ins Treffen geführt werden.

Die Argumente der Gegner:

- Die meisten Patienten können überhaupt nicht beurteilen, wie schwerwiegend ihre Krankheitsanzeichen wirklich sind. Hinter scheinbar harmlosen Symptomen können sich ernsthafte Krankheiten verbergen.
- Durch Selbstmedikation kann der Arztbesuch unverantwortlich lange aufgeschoben werden, was zur Verschleppung von Krankheiten führen kann.
- Selbstmedikation kann zu gesundheitlicher Gefährdung führen, weil Anwendungsvorschriften, mögliche Nebenwirkungen und Gegenanzeigen nicht genügend beachtet werden.
- Selbstmedikation kann zur Gewöhnung, zur Abhängigkeit oder zu Mißbrauch führen.

Die Argumente der Befürworter:

- Kranke Menschen betreiben nicht Selbstmedikation um jeden Preis. Bei Beschwerden, die ihnen unbekannt sind, und bei Erkrankungen, die dramatisch beginnen, suchen sie sofort den Arzt auf.
- Selbstmedikation wird von keinem auf Dauer angewandt. Wenn ihre Maßnahmen keinen Erfolg haben, suchen die Patienten den Arzt auf.

- Bei der Selbstmedikation werden Anwendungsvorschriften und Warnungen sehr wohl beachtet. Wirkungsverständnis und Dosierungsbewußtsein sind wesentlich besser ausgeprägt als bei jenen Patienten, die den Anweisungen des Arztes blindlings Folge leisten.
- Da Selbstmedikation auf eigene Rechnung geht, wird sorgsamer Maß gehalten, der Medikamentenmißbrauch wird also nicht gefördert. Gewöhnung und Abhängigkeit sind schon deshalb nicht zu befürchten, weil die Inhaltsstoffe der Heilpflanzen im allgemeinen eine so milde Wirkung haben, daß solche Folgen fast ausgeschlossen sind.

Wenn man bedenkt, welcher Mißbrauch heute mit vielen stark wirkenden Medikamenten getrieben wird, dann ist die Anwendung solcher harmloser und unschädlicher Mittel nur zu begrüßen. Die Warnungen, nicht schon bei geringfügigen Gesundheitsstörungen Antibiotika und Cortison-Präparate zu verschreiben, sind ja bereits unüberhörbar geworden. Die Mißbrauchsquote liegt bei über 60 Prozent.

Nicht nur, daß hier mit Kanonenkugeln auf Spatzen geschossen wird, diese Medikamente haben ja auch ganz erhebliche Nebenwirkungen. Der oft fragwürdige Nutzen steht in vielen Fällen in keinem Verhältnis zu dem Schaden, den sie anrichten. Wie viele Schlafmittel werden unnötig verordnet, wie oft werden durch Schmerzmittel, Beruhigungstabletten und Psychopharmaka Symptome zugedeckt, statt daß man nach deren Ursachen sucht? Ist es überhaupt noch zu verantworten, daß mit blutzucker- und blutfettsenkenden Medikamenten Blutspiegelkosmetik getrieben wird ungeachtet aller dabei auftretenden Schäden?

Da werden stärkste Mittel eingesetzt, zum Teil mit fragwürdigem Erfolg, während auf der anderen Seite mit unschädlichen Medikamenten die Ursachen angegangen werden könnten.

Aus englischen Erhebungen geht hervor, daß auch dort immer noch die Hälfte aller Patienten, die den Arzt aufsuchen, ihr Problem ebensogut durch Selbstbehandlung hätte lösen können. Würden andererseits alle, die Selbstmedikation betreiben, in den Wartezimmern herumsitzen, dann könnte die medizinische Versorgung rein quantitativ alle diese Fälle nicht mehr erfassen.

Ganz abgesehen von den Kosten. Diese würden ohne Selbstbehandlung ins Unermeßliche emporschnellen, veranlaßt durch immer mehr sinnlose Untersuchungen und durch immer mehr überflüssige Krankenhauseinweisungen.

Stichwort Patientenkarriere. Es besagt, daß eine Tendenz festzustellen ist, den Patienten im Medizinbetrieb in immer teurere Behandlungsklassen aufsteigen zu lassen. Er macht sozusagen Karriere, indem er vom Hausarzt zum Facharzt und von diesem zum Oberarzt der Klinik und schließlich zum Chefarzt weitergereicht wird. Seine Behandlung

wird immer spezialisierter und teurer, wobei der Anschein erweckt wird, daß auch die medizinische Versorgung immer besser wird. »In unserem System der Gesetzlichen Krankenversicherung bestehen vielfältige Anreize, den Patienten in dieser ›Karriere‹ nach oben zu schieben, dagegen wenig Anreize, ihn wieder nach unten zu ziehen«, stellt Professor Herder-Dorneich dazu fest. »Einerseits drängt der Patient selbst darauf, ›im System aufzusteigen‹, weil er sich besser versorgt fühlt, andererseits kann ein Allgemeinpraktiker, der einen Patienten an ein Krankenhaus überweist, kaum damit rechnen, ihn wieder zurückzubekommen.«
Der Kölner Soziologe rechnet vor, was die einzelnen Karrierestufen kosten. Bezogen auf den Stand von 1973 veranschlagt er für die Krankenhausbehandlung rund 2000,– DM, beim Facharzt kostet sie 290,– DM, beim Allgemeinarzt 250,– DM, für die Selbstmedikation mit rezeptfreien Medikamenten müßten 240,– DM, aufgewendet werden. »Die Aufwendungen für Hausmittel (unterste Stufe der Patientenkarriere) sind vernachlässigbar.«
Professor Herder-Dorneich stellte deshalb die Forderung auf, daß die medizinische Versorgung umgeleitet werden müßte: Heraus aus der heute beinahe schon totalen Versicherung, die zu dem vielbeklagten Anspruchsdenken geführt hat, hin zur Selbstverantwortung, die in der Selbstmedikation ihren Ausdruck findet. Nur auf diese Weise kann der Kostenanstieg auf die Dauer wirklich gebremst werden.
Voraussetzung dafür ist, daß man die Eigenverantwortung des einzelnen fördert. Solange der Medizinbetrieb die alleinige Kompetenz für alle Fragen der Gesundheit für sich beansprucht, bleibt der vielzitierte mündige Patient nichts weiter als ein Lippenbekenntnis. Eine echte Chance hat er nicht. Eine derartige Änderung würde allerdings bedeuten, daß der Arzt auf das Monopol des Behandeln-Könnens verzichtet. Diese Forderung wird nicht etwa nur von außen an die Medizin herangetragen, sie wird heute sogar von Ärzten selbst ausgesprochen. So schreibt Professor von Troschke: »Wenn die Kapazität ärztlicher Dienstleistungen den Erfordernissen einer umfassenden Diagnostik und Therapie aller Erkrankungszustände nicht angepaßt werden kann – was allein durch die begrenzten ökonomischen Mittel vorgegeben ist –, dann müssen den medizinischen Laien ausreichende Kompetenzen zur differentialdiagnostischen Unterscheidung zwischen Bagatellerkrankungen und ›ernsthaften Krankheiten‹ vermittelt werden.«
Sie müßten mit den entsprechenden Kenntnissen ausgestattet werden, um das Krankheitsverhalten beeinflussen zu können. Je besser die Patienten informiert werden, um so besser sind sie auch vor etwaigem Mißbrauch von Medikamenten und anderen Behandlungsmaßnahmen gewarnt.

Der Präsident der Landesärztekammer von Baden-Württemberg, Dr. D. Maiwald, selber Arzt für Allgemeinmedizin, spricht der Selbstbehandlung gar einen hohen gesellschafts- und gesundheitspolitischen Stellenwert zu, »weil sie ein leistungsfähiges, höherqualifiziertes Gesundheitswesen erst ermöglicht, weil sie den Verbraucher daran gewöhnt, die Schwelle vom passiven Interesse zum aktiven Tun zu überschreiten«.

Welche Krankheiten kann man selbst behandeln?

Was können wir also tun, um unser eigener Arzt zu werden? Zum ersten müssen wir uns bewußt sein, daß die Selbstbehandlung nicht auf die sogenannten ernsthaften Krankheiten zielt, sondern auf alltägliche Störungen des Befindens. Dazu gehören Erkältungen, Schnupfen, Husten, Magen- und Darmstörungen, Nieren- und Blasenreizungen, Kopf- und Rückenschmerzen.

»Die meisten dieser Erkrankungen sind unterhalb der Grenze medizinischer Wissenschaft angesiedelt«, macht ein englischer Fachmann auf einen besonders interessanten Aspekt dieses Problems aufmerksam. »Zum Beispiel kennen wir die Ursachen der meisten Kopf- und Rükkenschmerzen nicht.«

Er rechnet deshalb rund 90 Prozent der Mißbefindlichkeiten des Alltags der »vordiagnostischen Medizin« zu, was nichts anderes bedeutet, als daß auch ein fähiger Arzt hier keine wissenschaftlich begründete Diagnose stellen kann. Entsprechend ist auch eine gezielte, ursächliche Behandlung weder möglich noch nötig.

Führen wir uns diesen Sachverhalt noch einmal vor Augen: In 90 Prozent der Fälle eines gestörten Wohlbefindens ist das klassische Konzept der Medizin – Diagnose mit nachfolgender Behandlung – nicht zu verwirklichen. Wenn der Arzt selbst keinen anderen Ausweg weiß, als an Symptomen herumzukurieren, ist allen Angriffen auf die Selbstmedikation der Boden entzogen.

Der Grund liegt darin, daß wir es in diesen Fällen mit einem Frühstadium von Krankheiten zu tun haben, in dem noch keine organische Veränderung aufgetreten ist. Die Befunderhebung der modernen Medizin ist aber weitgehend auf Organveränderungen und schwerwiegend gestörte Stoffwechselabläufe ausgerichtet.

Man muß in diesem Zusammenhang in Rechnung stellen, daß die Entwicklung der heutigen Medizin vorwiegend von der Klinik geprägt ist. Forschung und Lehre obliegen zum überwiegenden Anteil des Klinikärzten. Die klinische Medizin ist aber in erster Linie auf Spätstadien von Krankheiten ausgerichtet:

Nur zehn Prozent aller Patienten kommen in die Krankenhäuser, nur zehn Prozent von diesen wiederum – also nur ein Hundertstel aller Kranken! – werden an Universitätskliniken überwiesen, die eigentlichen Hochburgen von Forschung und Lehre.
Das aber bedeutet nicht mehr und nicht weniger, als daß der Ärztenachwuchs von jenen Medizinern ausgebildet wird, die es so gut wie nie mit Frühstadien von Krankheiten zu tun haben. Es bedeutet, daß der diagnostische Apparat gleichermaßen auf die Endstation von Krankheiten konzipiert ist.
Heute wird schon jeder zweite Patient als Problempatient eingestuft. Das heißt, er klagt über Störungen seines Befindens, aber die Apparate liefern keine Befunde. Sie bleiben blind und stumm in den Vorstadien der Organerkrankungen, weil Veränderungen eben noch nicht meßbar sind. Gerade in dieser Phase wäre es aber noch möglich, krankhafte Prozesse rückgängig zu machen, den Übergang von Funktionsstörungen zu organischen Veränderungen zu verhindern.
Wenn die Medizin die großen Geißeln von heute, die seuchenartig auftretenden Zivilisationskrankheiten wie Krebs, Herzinfarkt, Gehirnschlag, Leberleiden, Erkrankungen der Luftwege und die verschiedenen rheumatischen Erkrankungsformen, in den Griff bekommen will, dann wird das nur mit Hilfe vorbeugender Maßnahmen möglich sein.
Die Medizin von morgen wird eine Medizin der Gesundheitsvorsorge sein müssen. Mit der Krankenversorgung allein ist auf die Dauer kein Erfolg zu erringen. Denn die eigentlichen Ursachen der Kostenexplosion liegen in der dramatischen Zunahme der chronischen Krankheiten begründet, mit denen die Medizin nicht fertig geworden ist.
Die Epidemiologie, die Lehre von der Entstehung und Ausbreitung von Krankheiten, gibt uns die Möglichkeit, anhand von großen Zahlen die Erfolge des modernen Medizinkonzepts zu überprüfen.
Dabei zeigt sich rein statistisch, daß die moderne Medizin den Gesundheitszustand der Bevölkerung kaum gebessert hat. Denn alle Erfolge, die im Kampf gegen die Infektionskrankheiten erzielt worden sind, die schier unglaublichen Fortschritte durch Chirurgie und Notfallmedizin, werden beinahe schon wieder zur Gänze ausgeglichen durch das unaufhaltsame Vordringen der chronischen Krankheiten.
Uns bleibt also gar keine andere Wahl als die Medizin der Gesundheitsvorsorge. Um aber wirklich etwas bewirken zu können, müssen wir wieder lernen, unser eigener Arzt zu sein. Wir müssen wieder begreifen, daß wir Gesundheit nicht auf Krankenschein erwerben können. Wir müssen uns klarmachen, daß wir für unsere eigene Gesundheit auch selbst verantwortlich sind.
Eine der wichtigsten Maßnahmen zur Krankheitsverhütung ist die Selbstbehandlung im Frühstadium, wenn wir durch ein Mißbefinden

gewarnt werden. In der Bundesrepublik werden jährlich rund 2,5 Milliarden Mark für Arzneimittel zur Selbstmedikation ausgegeben. Das ist ungefähr ein Viertel dessen, was die Krankenkasse für Medikamente ausgeben muß.

Nach einer Studie sind es 24 Prozent der Bevölkerung, die beim Auftreten von Beschwerden zunächst einmal eine Selbstmedikation in die Wege leiten. Als Gründe dafür, daß der Griff in die Hausapotheke noch nicht ganz der Vergessenheit angehört, werden die lange Wartezeit beim Arzt, die unpersönliche Untersuchung, die Fünfminutenmedizin genannt.

Die wirksamste und zugleich unschädlichste Methode, Krankheiten im Frühstadium zu begegnen und Befindensstörungen rückgängig zu machen, bietet die Pflanzenheilkunde. Seit Jahrtausenden ist eine Fülle von Wissen über dieses Gebiet zusammengetragen worden.

Nicht umsonst hat jetzt auch die Weltgesundheitsorganisation dazu aufgefordert, daß das Wissen über die Verwendung von Heilpflanzen wieder in der Bevölkerung Eingang finden soll. Es ist der einzig vertretbare Weg, Selbstversorger in der Medizin heranzuziehen.

Krankheiten und ihre Behandlung mit Heilpflanzen

Es wurde schon darauf hingewiesen, daß sich nur bestimmte Krankheiten und Krankheitsstadien zur Selbstbehandlung eignen. Nach diesem Gesichtspunkt ist die folgende Übersicht ausgerichtet. Das ist auch der Grund dafür, weshalb Erkältungskrankheiten, Verdauungsbeschwerden und Hautkrankheiten am umfangreichsten abgehandelt sind, während die Herzkrankheiten erst am Ende der Skala aufscheinen.
In der Übersicht ist jedoch keine Vollständigkeit in der Aufzählung der Mittel angestrebt worden, die für die jeweiligen Krankheitszustände in Frage kommen. Statt dessen wurden nur die wichtigsten ausgewählt, wobei die heutige medizinische Anwendung als Maßstab diente. Im Pflanzenregister spiegelt sich dagegen auch der Erfahrungsschatz der Volksmedizin wider.
Es sollte noch erwähnt werden, daß in den meisten Krankheitsfällen natürlich nicht nur Heilpflanzen zur Anwendung kommen sollten. Auf den Einsatz unterstützender Heilmethoden, insbesondere aus dem Bereich der Naturheilverfahren, sollte nicht verzichtet werden. So haben Diät und Heilfasten, Lebensrhythmus und Lebensführung, Güsse und Bäder, Wickel und Dämpfe, Einläufe und Spülungen, Atmungsübungen und Gymnastik, Luft und Sonne einen ganz besonderen Stellenwert auch in der Selbstbehandlung.

1. Erkältungskrankheiten

Hierzu müssen die einfachen Infekte genauso gerechnet werden wie Grippe, Halsentzündungen ebenso wie Bronchialkatarrh mit Husten. Die Wirkung der Naturstoffe richtet sich aber nicht so sehr gegen die Krankheitserreger, sondern aktiviert vor allem die Selbstheilungskräfte. Die Pflanzenheilkunde setzt auf den »inneren Arzt«, was bei der Behandlung berücksichtigt werden muß. Die Heilreaktionen des Organismus benötigen ihre Zeit. Das verlangt zwar Geduld, hat aber den Vorteil, daß eine echte Ausheilung erzielt wird.
Heute sind wir weitgehend daran gewöhnt, mit Kanonen auf Spatzen zu schießen. »Ich kann es mir nicht leisten, drei Tage mit tropfender Nase herumzulaufen«, lautet das Motto. Demzufolge werden die Symptome bekämpft, womit eine Scheingesundheit erzielt wird. So bestehen zum Beispiel viele Schnupfenmittel aus Adrenalinkörpern, die ein Abschwellen der Schleimhäute bewirken. Dadurch wird die Ausscheidung gehemmt, der Organismus lagert die Rückstände ab, die Verschlackung nimmt zu.

Naturheilärzte geben den eindringlichen Rat, bei allen Erkältungskrankheiten den Darm mitzubehandeln. Fast immer ist eine Überlastung der Schleimhäute durch Darmgifte mit eine der Voraussetzungen für die Entstehung von Infekten.
Auch bei dieser Krankheitsgruppe gilt: Mit sanfter Konsequenz dem Organismus die Möglichkeit geben, den Normalzustand wiederherzustellen. Auch die scheinbar ganz plötzlich auftretenden Erkältungskrankheiten haben eine längere Vorgeschichte in unserem Körper. Also dürfen wir nicht erwarten, daß sie im Handumdrehen gebannt sind. Weil wir langsam und allmählich krank geworden sind, müssen wir auch die nötige Ausdauer und Geduld zur Genesung aufbringen.
Übrigens geht es mit Antibiotika auch nicht schneller. Die meisten Infekte werden von Viren verursacht, gegen die diese Medikamente ohnedies nicht wirken. Dort, wo echte bakterielle Infekte die Ursache sind, kann zwar die Krankheitsdauer verkürzt werden, was dann aber durch größere Krankheitshäufigkeit wieder ausgeglichen wird, wie die Statistik zeigt. Das ist wieder ein Hinweis darauf, daß das Herumkurieren an Symptomen wenig Nutzen bringt.

Schnupfen:
Ein wundes Gefühl in der Nase, Schleimabsonderung, Niesreiz, Tränen in den Augen sind die allgemein bekannten Symptome des Schnupfens. Es können auch Kopfschmerzen und Fieber auftreten, besonders dann, wenn die Entzündung von den Schleimhäuten der Nase auf die Nebenhöhlen übergreift. In diesem Fall kommt es häufig auch zur Eiterbildung. Die chronische Verlaufsform macht sich in dauerndem Verschnupftsein bemerkbar. Häufig genügt schon ein Luftzug, damit wieder akuter Schnupfen auftritt. In solchen Fällen ist immer eine chronische Nasen-Nebenhöhlen-Entzündung mitbeteiligt.

Nasen-Nebenhöhlen-Entzündung:
Dabei besteht die Gefahr der Polypenbildung. Geruchsinn und Geschmack können mehr oder minder beeinträchtigt sein. Chronische Entzündungen der Nebenhöhlen haben außerdem häufig Fernwirkungen. So können die Mandeln und die übrigen Atemwege in Mitleidenschaft gezogen werden. Die chronische Entzündung der Stirnhöhlen hat eine Verspannung im Stirnbereich zur Folge, über das vegetative Nervensystem wird das Gehirn ständig gereizt (Schlaflosigkeit).

Heuschnupfen:
Auch eine Überempfindlichkeitsreaktion der Schleimhäute (Allergie) kann Schnupfen hervorrufen. Die bekannteste Form ist der Heu-

schnupfen. Es handelt sich dabei um eine Unverträglichkeit von Pollen der Blüten. Die Symptome sind ein Dauerschnupfen mit starkem Niesreiz während der Blütezeit.

Mandelentzündung:
Die durch Infekte im Rachenraum am meisten betroffenen Organe sind die Mandeln. Darum kommt eine Mandelentzündung auch sehr häufig vor. Die Mandeln und der Rachenring aus lymphatischem Gewebe haben Abwehr- und Entgiftungsfunktionen. Alle Keime und Gifte, die mit der Atemluft, mit Getränken und Nahrungsmitteln in den Mund-Rachen-Raum gelangen, müssen diese Pforte mit ihren Gesundheitswächtern passieren. Auch Hitze (heiße Speisen) und Kälte (kalte Getränke) wirken auf sie ein. Außerdem stellen sie einen Filter für alle schädlichen Substanzen dar, die aus kranken Bereichen (entzündete Nasen-Nebenhöhlen, schlechte Zähne) abgesondert werden. Wenn sie erst einmal geschädigt sind, können sie aber auch selbst zu gefährlichen Krankheitsursachen werden. Die von ihnen ausgehenden Störreize und Zersetzungsgifte können schwere Krankheiten an anderen Stellen des Körpers auslösen oder deren Abheilung verhindern.
Halsweh und Schluckbeschwerden, Drüsenschwellungen, Fieber, Rötung und Schwellung der Mandeln sind die Symptome dieser Erkrankung, die auch als Angina bezeichnet wird.

Bronchitis:
Sind auch die Schleimhäute der Luftröhrenäste (Bronchien) entzündet und angeschwollen, dann sprechen wir von einer Bronchitis (Bronchialkatarrh). Ein wundes Gefühl in der Luftröhre, Husten, häufig mit Auswurf, der zu Krämpfen der Atemmuskulatur führen kann, Heiserkeit und Fieber sind die typischen Krankheitszeichen. Bei der chronischen Verlaufsform kommt meist Kurzatmigkeit hinzu.

Grippe:
Treten Entzündungen der Atemwege, Schnupfen, Husten, Heiserkeit, Fieber und ähnliche Symptome gleichzeitig auf, so sprechen wir von einer Grippe. Die Ärzte gebrauchen den Begriff grippale Infekte, weil sie von mehreren hundert verschiedenen Viren hervorgerufen werden können.

Influenza:
Eine Sonderform der Grippe stellt die Influenza dar, die gleichfalls durch Viren, und zwar einige ganz bestimmte Stämme, verursacht wird. Sie kann sogar als weltweite Epidemie auftreten. Bei schweren Verlaufsformen sowohl der grippalen Infekte wie auch der Influenza be-

steht – besonders bei alten Menschen – die Gefahr der Infektschädigung von Organen. Kommen Lungenentzündung und Herzschwäche als Begleitkrankheiten dazu, so besteht Lebensgefahr. Deshalb sollte bei allen schweren Grippefällen immer ein Arzt hinzugezogen werden.

Bei allen Erkältungskrankheiten werden zunächst solche Mittel gegeben, die ganz allgemein die Abwehrleistung des Organismus steigern. Dazu zählen besonders die Wirkstoffe des *Roten Sonnenhuts*, die eine starke Reaktion des Körpers hervorrufen. In letzter Zeit konnte nachgewiesen werden, daß auch der *Teufelsstrauch* (Eleutherokokk) gegen Grippe hilft. Von den bei uns vorkommenden Heilpflanzen bewirken *Holunderblüten* und *Lindenblüten* gezielt eine Anregung der körpereigenen Abwehr. Dazu kommt ihr schweißtreibender Effekt, der die Ausscheidung von Giftstoffen fördert. Es wird empfohlen, mehrmals täglich einen Teelöffel auf eine Tasse zu überbrühen und so heiß wie möglich zu trinken.
Aber auch Früchte mit einem hohen Gehalt an Vitamin C, wie die *Schwarze Johannisbeere*, die *Hagebutte*, die Beeren des *Sauerdorns* und des *Sanddorns* werden häufig verwendet. Bekanntlich wird ja dem Vitamin C eine besondere Wirksamkeit auf die Steigerung der körpereigenen Abwehrkräfte zugeschrieben. Bei Schnupfen und Entzündungen der Nasen-Nebenhöhlen werden zudem *Kamillendämpfe* eingeatmet oder auch pulverisierte *Kamillenblüten* aufgeschnupft, um die Entzündung zu dämpfen. Auch eine Tinktur aus dem Kampferbaum hat sich bewährt.
Eine ganz andere Art der Wirkung kommt den natürlichen Reizstoffen zu, die zum Beispiel im sogenannten Schneeberger Schnupftabak oder in Hufelands Niespulver enthalten sind. Die wichtigsten Naturstoffe hierfür sind *Maiglöckchen, Majoran, Lavendel, Weiße Nieswurz.* Sie regen die Ausscheidung der Schleimhäute in der Nase und den Nebenhöhlen in besonderem Maße an, haben also »reinigende« Wirkung. Ein noch stärkerer Effekt wird der Tinktur oder Abkochung des südamerikanischen Kürbisgewächses *Luffa purgans* zugeschrieben.
Gegen Entzündungen der Bronchien mit Husten gibt es eine ganze Reihe vorzüglich wirksamer Heilpflanzen. Beim Reizhusten und anderen akuten Formen müssen an erster Stelle die Blüten und Blätter des *Huflattichs* und der *Malve*, das Kraut des *Spitzwegerichs* und die *Eibischwurzel* genannt werden. Ihr hoher Schleimgehalt mildert die akute Entzündung und fördert die Abheilung. Bei chronischen Prozessen werden vor allem die Wurzeln der *Schlüsselblume* und des *Veilchens* angewendet. Sie lösen den Husten bei chronischen Bronchialkatarrhen und fördern den Auswurf.
Der krampfartige, andauernde Husten mit Erbrechen wird als Keuch-

husten bezeichnet. Das Kraut des *Thymians* wirkt krampflösend und regt den Auswurf an. Meist wird zur Ergänzung das Kraut des *Sonnentaus* dazugegeben. Auch *Efeu, Dost, Quendel* und *Mannstreu* haben eine gute Wirksamkeit.
Bei Mandelentzündungen (Angina), aber auch bei anderen Infektionen des Mund- und Rachenraumes sowie des Kehlkopfes und bei Zahnfleischbluten sollte mehrmals täglich mit einer Abkochung von Naturstoffen gegurgelt werden. Entzündungshemmende Wirkung haben besonders die Tees aus *Arnika-* und *Kamillenblüten,* während Tees aus *Salbei-* oder *Malvenblättern* die Reizbarkeit der Schleimhäute herabsetzen. Bei chronischen Verlaufsformen sollte außerdem im Wechsel ein Tee aus *Heidelbeeren* oder aus der *Blutwurz* angewendet werden. Regelmäßige Spülungen mit diesen Naturstoffen wirken sich günstig auf den Heilungsprozeß aus und kürzen die Krankheitsdauer ab.

2. Krankheiten der Verdauungsorgane

Vorsicht! Krankheiten von Verdauungsorganen sind in vielen Fällen nicht an typischen Symptomen zu erkennen. Krankheitszeichen wie Appetitlosigkeit, Brechreiz, Übelkeit und Völlegefühl können verschiedene Ursachen haben. So kann Appetitlosigkeit sowohl auf eine akute Magenschleimhautentzündung (Gastritis) als auch auf chronische Magen-Darm-Störungen zurückgehen, ebenso wie auf Leberkrankheiten und Gallenleiden. Brechreiz und Übelkeit können auch Ursachen haben, die außerhalb des Verdauungstraktes liegen. Herzanfälle und Gehirnerschütterungen können ebenso der Grund für diese Symptome sein wie Vergiftungen verschiedener Art.
Natürlich müssen dann von Fall zu Fall andere Maßnahmen ergriffen werden. Im Ernstfall kann es gefährlich werden, wenn man an Symptomen herumdoktert, ohne die Grundkrankheit zu behandeln. Deshalb sollte man nie allein auf ein einzelnes Krankheitszeichen achten, sondern immer möglichst alle Abweichungen vom Normalzustand zur Beurteilung heranziehen, damit keine wirklich bedrohlichen Zustände übersehen werden.
Das ist nicht einfach. Aber wer sich die Mühe macht, wird vielleicht ein wenig Verständnis dafür bekommen, vor welchen Schwierigkeiten der Arzt steht, wenn die Patienten mit ihren Klagen zu ihm kommen.

Magenschleimhaut-Entzündungen:
Treten neben Übelkeit und Brechreiz Schmerzen in der Magengegend auf und ist dieser Bereich überdies druckempfindlich, dann besteht mit großer Wahrscheinlichkeit eine Magenschleimhaut-Entzündung *(Ga-*

stritis). Auch ein Belag auf der Zunge und ein Völlegefühl mit Widerwillen gegen Nahrungsaufnahme gehören zum Symptombild. Bei chronischen Verlaufsformen treten die Beschwerden in Schüben auf.

Magengeschwüre:
Häufig entsteht eine Gastritis zusammen mit einem Geschwür, das im Magen oder im anschließenden Zwölffingerdarm angesiedelt sein kann. In diesem Fall machen sich typische Schmerzzustände bemerkbar. Beim Magengeschwür kommt es im Laufe der ersten Stunde nach jeder Mahlzeit zu dem sogenannten Frühschmerz. Beim Spätschmerz bis zu drei Stunden nach der Nahrungsaufnahme handelt es sich wahrscheinlich um ein *Zwölffingerdarm-Geschwür*. Meist sind diese Geschwürkrankheiten von einer heftigen Abneigung gegen alle scharf gewürzten und gebratenen Speisen, in vielen Fällen gegen Fleisch überhaupt, sowie gegen Alkohol und Kaffee begleitet. Hier muß unbedingt immer ein Arzt hinzugezogen werden. Magenblutungen und ein Magendurchbruch mit akuter Lebensgefahr könnten sonst die Folge sein. Die Selbstmedikation darf in diesen Fällen die ärztlichen Bemühungen nur unterstützen.

Bauchspeicheldrüsen-Entzündung:
Ähnlich ist es bei der Bauchspeicheldrüsen-Entzündung in ihrer akuten Form. Die heftigen Schmerzen im linken Oberbauch, verbunden mit Schweißausbrüchen, sind Anzeichen für einen lebensbedrohlichen Prozeß, der dringend der medizinischen Notmaßnahmen bedarf. Auch bei der chronischen Verlaufsform sind ziehende oder stechende Schmerzen in diesem Bereich typisch, außerdem ist das Allgemeinbefinden empfindlich gestört. Meist treten auch faulig riechende Blähungen und Durchfall auf.

Magenneurose:
Im Gegensatz zu solchen bedrohlichen Prozessen ist die sogenannte Magenneurose vorzüglich zur Behandlung mittels Selbstmedikation geeignet. Die Symptome entsprechen den Anfangsstadien der chronischen Magenkrankheiten. Die Ursachen liegen häufig im seelischen Bereich, also wenn uns »etwas auf den Magen geschlagen« ist. In diesem Zusammenhang sollte nicht vergessen werden, daß auch der Streß zu den psychischen Belastungen zählt. Weitere Bezeichnungen sind »Reizmagen«, »nervöser Magen«, »vegetative Dystonie«, »funktionelle Störungen« und anderes mehr. Solche Begriffe dürfen allerdings nicht darüber hinwegtäuschen, daß häufig schon organische Veränderungen bestehen, auch wenn sie noch unterhalb der Erfassungsschwelle der medizinischen Apparate liegen.

Eine Magenneurose ist durch Pflanzenstoffe meist günstig zu beeinflussen, die richtige innere Einstellung zur Dauertherapie vorausgesetzt. Die Bereitschaft dazu lohnt sich schon deshalb, weil auf diese Weise oft schweren Magenleiden vorgebeugt werden kann.

Bei allen Beschwerden der Verdauungsorgane hat sich die zusätzliche Anwendung anderer Naturheilverfahren als besonders wertvoll erwiesen, in erster Linie Heilfasten, Einläufe und Wickel. Welch große Rolle die Beschränkung der Nahrungsaufnahme dabei spielt, wird aus einer wesentlichen Tatsache ersichtlich: Die angewendeten Naturstoffe können sehr rasch direkt auf die erkrankten Organe einwirken, wenn sie von dem Speisebrei nicht daran gehindert werden. Es gibt eine sehr große Anzahl von Heilpflanzen, die einen günstigen Einfluß auf die Gesundheit der Verdauungsorgane ausüben. Die beiden klassischen Naturmittel bei Magenleiden sind *Kamillenblüten* und *Pfefferminzblätter*.

Die entzündungshemmenden, krampflösenden und wundheilenden Eigenschaften der Kamille sind sowohl bei der akuten und chronischen Magenschleimhaut-Entzündung als auch bei der Geschwürkrankheit durch keinen anderen Wirkstoff zu ersetzen. Bei dauerhafter Anwendung ist nicht nur eine echte Besserung, sondern sogar eine Heilung zu erzielen. Der Tee sollte über einen längeren Zeitraum hinweg drei- bis fünfmal täglich auf nüchternen Magen getrunken werden.

Die Pfefferminze ist die ideale Ergänzung zur Kamille, besonders dann, wenn Übelkeit und Brechreiz bestehen. Der leicht betäubende Effekt auf die Magennerven und die desinfizierende Wirkung haben vor allem auch dann einen günstigen Einfluß, wenn – wie es häufig der Fall ist – Störungen der Bauchspeicheldrüse und der Gallenblase beteiligt sind. Der Tee wird warm getrunken, am besten über den ganzen Tag verteilt.

Eine große Bedeutung kommt auch jenen Naturstoffen zu, die entzündete Schleimhäute mit einem schützenden Film überziehen. Besonders geeignet ist dazu das *Johannisblütenöl*, wobei das Öl die Schutzschicht bildet und die Wirkstoffe des Johanniskrauts die Abheilung begünstigen. Meist genügt ein Eßlöffel, morgens auf nüchternen Magen genommen.

Weit verbreitet ist auch die Anwendung des *Leinsamentees*, der mit kaltem Wasser angesetzt wird. Die starke Schleimbildung dieses Naturstoffes ist bekannt.

Die Ärzte verschreiben gern ein Präparat aus dem *Isländischen Moos*, einer auch bei uns verbreiteten Flechte. Sie schätzen es besonders, daß hier die schützende Schleimhaut zudem noch mit einem Bitterstoff kombiniert ist.

Solche Bitterstoffe spielen vor allem bei den chronischen Magenleiden mit Verdauungsstörungen eine bedeutsame Rolle. Sie sind die wichtigsten Mittel bei *Appetitlosigkeit* und regen die gesamte Verdauungstätigkeit an. Genannt werden müssen vor allem *Tausendgüldenkraut, Enzianwurzel, Kalmuswurzel, Schafgarbenkraut* und *-blüten* sowie *Benediktenkraut* und *Engelwurz,* die wegen ihres aromatischen Geschmacks in Magenbittern viel verwendet werden. Die Bittermittel haben sich auch bei der Appetitlosigkeit von Kindern bewährt. Die daraus zubereiteten Tees werden kalt vor den Mahlzeiten getrunken.
Bei nervöser Appetitlosigkeit eignet sich besonders die *Kalmuswurzel.* Wie bei den anderen Magenleiden werden auch bei der Magenneurose *Kamillenblüten* und *Pfefferminzblätter* angewendet. Als wichtigste Heilpflanze hat sich jedoch bei allen Formen nervöser Magenleiden die *Melisse* bewährt. Der Tee aus den Blättern hat eine beruhigende Wirkung, die sowohl Übererregbarkeit dämpft als auch Krampfneigung abschwächt.
Bei Aufstoßen wird meist der Tee aus *Pfefferminzblättern* oder aus dem *Benediktenkraut* angewendet. Bei Sodbrennen sollen dagegen die Wirkstoffe des *Tausendgüldenkrauts* und des *Enzians* Abhilfe schaffen.

Darmentzündung:
Durchfälle und Darmkrämpfe, gefolgt von einem starken Durstgefühl, sind die Symptome einer akuten Darmentzündung. Die chronische Verlaufsform geht mit Darmträgheit und Verdauungsstörungen einher, aber auch wiederholte Durchfälle sind üblich. Blähungen, Aufgetriebenheit des Bauches mit Zwerchfellhochstand und Druckempfindlichkeit des Dünndarmpakets im Nabelbereich sind weitere Krankheitszeichen.
Chronische Darmleiden haben auch deshalb eine solch große Bedeutung, weil sie mit eine Ursache für Abwehrschwäche und Infektanfälligkeit bilden. Dafür sind in erster Linie die krankhaft veränderte Darmflora und die Entstehung von Fäulnis- und Gärungsgiften verantwortlich. Die körpereigenen Bakterien der Darmflora in den Schleimhäuten des Verdauungstraktes spielen eine außerordentlich wichtige Rolle bei der Abwehr von Krankheitserregern.
Wenn die Verdauung nicht mehr funktioniert, entstehen Fäulnisprodukte und Gärungsgase, die andere Organe des Verdauungstraktes, insbesondere die Leber, in Mitleidenschaft ziehen. Schließlich kann auch der übrige Organismus davon betroffen werden. Hier kann nur eine regelmäßige Behandlung über einen langen Zeitraum hinweg Abhilfe schaffen, so daß diese Krankheiten eine Domäne für die Selbstbehandlung mit unschädlichen Naturstoffen sind.

Blinddarm-Wurmfortsatz:
Ganz im Gegensatz dazu ist bei der Entzündung des Blinddarm-Wurmfortsatzes dringend von jeder Selbstmedikation abzuraten. Wie mißverständlich die Symptome Übelkeit und Brechreiz sein können, zeigt das Beispiel der akuten Form dieser Entzündung. Sie treten in diesem Fall zusammen mit Fieber und heftigen Leibschmerzen auf. Wer aber Übelsein und Erbrechen als isolierte Krankheitszeichen betrachtet, kann nicht entscheiden, ob eine vorübergehende und eher harmlose Störung die Ursache ist oder ob es sich um einen lebensbedrohlichen Notfall handelt – wie bei der sogenannten Blinddarm-Entzündung. Der Arzt kommt aufgrund bestimmter Hinweise, in erster Linie der Loslaß-Schmerzen im rechten Unterbauch, sehr rasch zur richtigen Diagnose. Die chronische Verlaufsform ist mit eine Ursache der *Darmverstopfung*. Meist liegen ihr noch Ernährungsfehler und Krankheiten der Verdauungsorgane zugrunde, häufig besteht eine angeborene Anfälligkeit. Die Folgen einer längerwährenden Verstopfung sind ein allgemeines Mißbefinden, Völlegefühl, Zwerchfellhochstand, Behinderung der Atmung, rasche Ermüdbarkeit, verminderte Leistungsfähigkeit, in manchen Fällen sogar Kopfschmerzen. Geschulte Ärzte erkennen die Darmträgheit als Ausdruck chronischer Krankheitsprozesse auch an den Formen des Bauches und der Körperhaltung.
Es gibt kaum Erkrankungen des Darms ohne Beteiligung des Magens und umgekehrt. Die Verdauungsorgane im Bauchraum werden von denselben vegetativen Zentren aus gesteuert und bilden weitgehend eine Einheit. Deshalb werden zunächst dieselben pflanzlichen Heilmittel angewendet wie bei den Magenleiden.
Dazu kommt in erster Linie der *Knoblauch* in Frage, der in besonderem Maße dazu geeignet ist, das Darmmilieu zu normalisieren. Bei entzündlich-geschwürigen Prozessen hat sich der rohe *Kohlsaft* bewährt, der gleichfalls kurmäßig eingenommen werden muß.
Bei Durchfallkrankheiten ist die *Blutwurz* (am besten in Form von Wein) das Mittel der Wahl. *Brombeere, Heidelbeere, Preiselbeere* und *Schwarze Johannisbeere* werden ebenfalls geschätzt.
Bei Blähungszuständen kommt man nicht ohne Gewürze aus. An erster Stelle müssen *Dill* und *Kümmel* genannt werden. Aber auch *Fenchel* und *Anis* sind wirksame Mittel gegen die Darmgase. Die Früchte werden als Tee oder in öliger Zubereitung gegeben.
Häufig treten Blähungen zusammen mit Darmträgheit und Stuhlverstopfung auf. In diesem Fall sollte in erster Linie gestoßener *Leinsamen* genommen werden. Im Gegensatz zur Schleimzubereitung wirken hier das Öl und die Faserstoffe, die den Darm zu kräftiger Muskelarbeit anregen. Sehr wirksam sind zwar auch *Faulbaumrinde, Rhabarbersirup* und Tee aus *Kreuzdornfrüchten,* aber die dadurch hervorgerufene

krampfartige Abführwirkung hat auch erhebliche Nebenerscheinungen zur Folge. So kann vor allem die Verarmung an Mineralstoffen gefährliche Folgen haben. Deshalb sollten die Mittel nur im Einzelfall, nicht aber im Dauergebrauch angewendet werden.

Leberentzündung:
Als Ursache oder als Folge von Verdauungskrankheiten müssen fast immer auch Leber und Galle mitbehandelt werden. Völlegefühl, Appetitlosigkeit, Druckgefühl im Oberbauch, Abnahme der Leistungsfähigkeit, Schlafstörungen sind die untypischen Symptome einer Leberentzündung *(Hepatitis)*, die nur dann eine Aussagekraft haben, wenn sie gemeinsam Beachtung finden. Für sich allein ist keines charakteristisch, wenn man von der allerdings häufig gleichzeitig auftretenden Gelbsucht absieht. Beachtung finden sollte auch die Verfärbung von Harn (dunkel) und Stuhl (lehmig). Die akute Form kann auch mit Temperaturanstieg und Erbrechen einhergehen. Bei der chronischen Verlaufsform ist meist eine Schwellung tastbar.
Die akute Hepatitis ist ansteckend und darf nur in Krankenhäusern behandelt werden. Bei der chronischen Form ist eine Selbstmedikation schon deshalb zu empfehlen, weil man nur durch eine konsequente, langfristige Behandlung einer *Leberzirrhose* (Leberschrumpfung) vorbeugen kann. Dabei kommt es zu einer allmählichen Vernarbung des Organs, bis es seine Funktion nicht mehr erfüllen kann.

Gallenleiden:
Im Gegensatz zu den Erkrankungen der Leber treten bei Gallenleiden sehr typische Anzeichen auf. Entzündungen haben heftige Schmerzen im rechten Oberbauch mit Ausstrahlungen bis in Rücken und Schulter zur Folge. Wenn die Gallengänge durch Steinbildungen verlegt sind, können zusätzlich auch die Symptome der Gelbsucht auftreten. Bei chronischen Verlaufsformen fällt neben den Schmerzzuständen die Fettunverträglichkeit auf, die immer von Verdauungsstörungen begleitet ist. Überhaupt sollte bei solchen Störungen immer an eine Mitbeteiligung der Galle gedacht werden.
Mit großer Wahrscheinlichkeit sind die Wirkstoffe der *Mariendistel* das beste zur Zeit bekannte Lebermittel. Der Tee aus den Früchten hilft nicht nur bei chronischen und akuten Prozessen, sondern ist auch ein Schutzmittel vor einer Reihe von Lebergiften. Aber auch Kraut und Wurzel des *Schöllkrauts*, die *Löwenzahnwurzel* und das *Wermutkraut* werden bei allen chronischen Formen von Gallen- und Leberleiden geschätzt. Akute Anfälle bedürfen in jedem Fall der ärztlichen Versorgung.

3. Hautkrankheiten

Die Haut darf nicht als isoliertes Organ angesehen werden. Sie setzt sich in den Schleimhäuten ins Körperinnere fort, steht über das vegetative System in enger Verbindung mit den inneren Organen und entlastet diese als wichtiges Ausscheidungsorgan.
Wenn die Entgiftung nach außen nicht mehr funktioniert, sind zum Beispiel auch die Schleimhäute anfälliger. In der Naturheilmedizin werden Hauterkrankungen sogar auf eine Ausscheidungsschwäche zurückgeführt, die durch Erkrankungen innerer Organe bedingt ist. Erst dadurch soll dann das Milieu entstehen, in dem sich die Krankheitserreger vermehren können.
Die Zusammenhänge zwischen Magen-Darm-Störungen und Ausschlägen sowie Abszessen sind bekannt. Viele Ärzte behandeln in solchen Fällen deshalb immer die Schleimhäute des Verdauungstraktes mit. Sie unterstützen – zum Beispiel mittels Kamilleneinläufen – die Ausscheidung über den Darm, wenden Heilkräuter an, die Fäulnis- und Gärungsbildung hemmen, und lassen durch Diät- und Fastenkuren den Darm auskurieren. Der Erfolg gibt ihnen recht.

Ausschlag:
Wenn sich die Haut rötet und juckt, wenn sich Bläschen und Knötchen entwickeln, dann sprechen wir von einem Ausschlag (Ekzem). Meist bilden sich mit der Zeit Krusten, und häufig geht die Erkrankung in eine chronische Verlaufsform über, die zwar nicht mehr durch akut entzündete Partien auffällt, aber sehr hartnäckig ist.

Abszeß:
Eine Rötung und Schwellung, die sich hart anfühlt und von einer Eiterpustel gekrönt ist, wird als Abszeß (Furunkel) bezeichnet. Wenn diese sehr schmerzhafte Hautveränderung nicht nach außen aufbricht, breitet sich der Eiter im Gewebe aus.

Pickel:
Weniger gefährlich, aber überaus lästig sind Pickel (Akne). Dabei bilden sich entzündete Knötchen im Gesicht, auf der Brust und am Rücken. Meist sind junge Menschen davon betroffen.

Reizbläschen:
Wieder eine andere Form der Hauterkrankungen stellt das Reizbläschen *(Herpes simplex)* dar. Es handelt sich dabei um Gruppen von Bläschen um die Lippen und die Geschlechtsorgane, die allmählich eitrig-trüb werden.

Gürtelrose:
Wenn auf einer geröteten Schwellung helle oder gelbe Bläschen zusammen mit Nervenschmerzen auftreten, dann handelt es sich um eine Gürtelrose *(Herpes zoster)*. Starke Berührungsempfindlichkeit, Schweißausbrüche und gelegentliche Lähmungen, eventuell sogar ein Befall des Gehirns, bilden das Symptombild dieser von Viren hervorgerufenen Erkrankung. Der Name stammt daher, daß die Bläschen in Form eines Gürtels am Bauch auftreten.

Wundrose:
Nicht verwechselt werden darf dieses Leiden mit der Wundrose *(Erysipel)*. Diese hartnäckige Erkrankung macht sich durch Rötung und starke Schwellung der infizierten Hautstellen bemerkbar, nachdem durch eine Wunde Bakterien in die Lymphbahnen eingedrungen sind. Meist tritt dabei hohes Fieber auf.

Krätze:
Von tierischen Erregern, den Milben, hervorgerufen wird die Krätze. Heftig juckende Pusteln auf gestrichelter Haut breiten sich vor allem auf der Brust und auf dem Bauch aus. In der Wärme schier unerträglich.

Hautpilz:
Immer größere Verbreitung findet der Hautpilz. Zuerst treten rote Flecken auf, dann bilden sich Schuppen. Am Rande entwickeln sich Bläschen, die sich entzünden und zur Eiterbildung neigen.

Fußpilz:
Der starke Juckreiz ist auch für den Fußpilz typisch. Es kommt zur Zerstörung der Haut zwischen den Zehen.

Allergien:
Die bekannteste ist die *Nesselsucht*. Juckende Bläschen oder auch größere Blasen treten in Schüben auf, sie sind rosa gefärbt und befallen meist das Gesicht oder den Bereich der Geschlechtsteile.

Milchschorf:
Eine gesteigerte Reizbarkeit ist auch die Voraussetzung für eine kindliche Erkrankung, den Milchschorf. Dabei handelt es sich um Schuppenbildung mit Fettabsonderung, vor allem auf der Kopfhaut.

Unterschenkelgeschwür:
Eine Hauterkrankung, bei der die Verursachung durch andere Organe ersichtlich ist, ist das Unterschenkelgeschwür. Heftig schmerzende

Abszesse mit Eiterbildung und Rötung der Haut auf Unterschenkel und Fuß. Häufig vereinigen sie sich zu einem einzigen großen Geschwür. Das Bein schwillt bis zur Gehunfähigkeit an. Die Ursachen liegen in krankhaften Veränderungen der Blutgefäße, besonders der Krampfadern.

Krampfadern:
Als Folge einer Bindegewebsschwäche bilden sich knotig verdickte Gefäßgeflechte aus, meist an den Unterschenkeln. Es kommt zu Entzündungen und Schwellungen mit Geschwürbildung und krampfartigen Schmerzen. Aber schon vor diesem Entwicklungsstadium stellen die Krampfadern ein kosmetisches Problem dar.

Frostbeulen:
Dasselbe trifft auf die Frostbeulen zu. Ihre Symptome sind blaurote Flecken auf vorgewölbter, kalter Haut, häufig mit Blasenbildung und Geschwüren. Obwohl sie auf mehr oder minder schwere Erfrierungen zurückgehen und so ganz andere Ursachen haben, lassen sich die Krankheitserscheinungen doch durch dieselben Naturstoffe günstig beeinflussen, die auch bei den anderen aufgezählten krankhaften Veränderungen angewendet werden.

Warzen:
Gleichfalls in die kosmetische Kategorie gehören die Warzen. Diese verhornten Hautwucherungen werden durch Viren hervorgerufen. Sie verursachen ebensowenig Beschwerden wie der Haarausfall.

Haarausfall:
Die Ursachen sind nicht geklärt, eine anlagebedingte Bereitschaft wird angenommen. Die Sonderform des kreisförmigen Haarausfalls geht häufig auf Herde im Zahn-Kiefer-Bereich zurück.

Schwitzsucht:
Zumindest ebenso störend wird die übermäßige Schweißabsonderung (Schwitzsucht) empfunden. Hand- und Fußschweiß sind besonders lästig, aber auch an anderen Stellen der Haut, wie unter den Achseln oder im Intimbereich, wird sie als sehr unangenehm empfunden.

So vielfältig die Symptome der Hautkrankheiten und die Krankheitsbilder auch sind, die Behandlung ist im großen und ganzen einheitlich. Es wird versucht, die Ausscheidung anzuregen und die Abwehrkraft zu stärken. Das wirkt sich besonders bei jenen Krankheitsformen günstig aus, bei denen Erreger eine wichtige Rolle spielen.

In seinem »Lehrbuch der Phytotherapie« weist Dr. R. F. Weiß auf den unumgänglichen Grundsatz bei jeder Behandlung von entzündlichen Hauterkrankungen und Ausschlägen hin: feucht auf feucht! Das heißt, auf die nässenden Hautbezirke müssen zunächst feuchte Umschläge gemacht werden. Er empfiehlt gut abdunstende Verbände aus Leinentüchern, Mullkompressen oder Frotteestoffen. Dreimal am Tag sollen mindestens eine Stunde lang alle zehn bis 15 Minuten die Kompressen gewechselt werden. *Eichenrinde* und *Stiefmütterchen* sind die bekanntesten dazu geeigneten Heilpflanzen. Während aber die Eichenrinde nur äußerlich angewendet wird, kann das Kraut des Stiefmütterchens zusätzlich auch als Tee gegeben werden.
Kamillenblüten können dazu beitragen, daß die Entzündungen zurückgehen. Bei einem Großversuch wurden ausgezeichnete Erfolge mit einer Salbe aus dem *Roten Sonnenhut* erzielt: 85 Prozent der Hautinfektionen und Ausschläge konnten zur Abheilung gebracht werden. Auch *Malvenblätter* und *Walnußblätter* werden häufig statt Eichenrinde angewendet.
Bei der trockenen chronischen Verlaufsform empfiehlt sich die Anwendung von *Wacholderteer* und *Birkenholzteer*. Sie werden in vorsichtig gesteigerter Konzentration aufgepinselt, sollten aber wegen etwaiger Nebenwirkungen nicht zu lange verwendet werden.
Bei den Abszessen sind zunächst Dampfkompressen oder heiße Packungen angezeigt. Dazu eignen sich vor allem *Heublumen, Leinsamen* und der Samen des *Bockshornklees*. Auch Abkochungen der *Eichenrinde* und der *Walnußblätter* haben sich bewährt. Selbstverständlich müssen schwere Erkrankungszustände vom Arzt versorgt werden.
Auch beim Reizbläschen und der Gürtelrose konnten mit den Wirkstoffen des *Roten Sonnenhuts* sehr gute Erfolge erzielt werden. Bei der Krätze sollten zusätzlich *Birkenblätter* und *Birkenholzteer* zur Anwendung kommen. *Bei Pilzerkrankungen sollte unter allen Umständen der Arzt zu Rate gezogen werden.*
Bei der Nesselsucht und anderen Hauterkrankungen mit allergischem Charakter sollte darauf geachtet werden, ob die angewendeten Blüten (Kamillen!) nicht als Reiz wirken. Bei hochgradig gegen Blüten allergischen Menschen kann sich auf der Schleimhaut von Magen und Speiseröhre ein Jucken und Brennen einstellen, das eine Folge der Überempfindlichkeitsreaktion auf die *Kamillenblüten* darstellt.
Bei Unterschenkelgeschwüren sind *Beinwell* und *Roter Sonnenhut* die Heilpflanzen der Wahl. Beim Milchschorf der Kinder hat sich das Kraut des *Stiefmütterchens* bewährt. Frostbeulen sprechen gut auf *Blutwurz, Eichenrinde* und *Roßkastaniensamen* an.
Bei Warzen sollte über längere Zeit hinweg ein Extrakt aus dem *Lebensbaum* oder der Milchsaft des *Schöllkrauts* aufgetragen werden.

Der Verschlechterung von Krampfadern kann durch ein Medikament aus *Roßkastaniensamen* vorgebeugt werden. Um die Verschlechterung der Gefäßkrankheit zu einem Hautgeschwür zu verhindern, haben sich Einreibungen mit *Johanniskrautöl* bewährt (nicht massieren!). Gleichfalls aus der Volksmedizin stammt der Vorschlag, *Arnikablüten* zu diesem Zweck anzuwenden.
Bei der Schwitzsucht werden, um die Erregungszustände herabzusetzen, *Melissenblätter* und *Johannisblüten* gegeben. Auch *Salbeiblätter* sollen eine gute Wirkung haben. Äußerlich wird *Eichenrinde* bei Fußschweiß angewendet. Ohne diätetische und hygienische Maßnahmen läßt sich aber kaum ein endgültiger Erfolg erzielen.
Die Liste der Naturstoffe, die bei Haarausfall angewendet wird, ist lang. Sie reicht von der *Birke* und der *Brennessel* über *Rosmarin* und *Klette* bis zu den Bitterstoffen *Enzian* und *Kalmus*. Teilweise wird über Erfolge berichtet, zumindest lassen sich in manchen Fällen Schuppenbildung und Haarausfall für eine gewisse Zeit stoppen. In Verbindung mit anderen Maßnahmen, wie Ernährungsumstellung, Herdsanierung im Kopfbereich, Bewegung in Luft und Sonne, sollen auch schon echte Erfolge erzielt worden sein.

4. Verletzungen

Bei kleinen Wunden und Blutergüssen, bei geringfügigen Verrenkungen und Verstauchungen kann man sich selber helfen. Deshalb ist es empfehlenswert, wirksame Naturheilmittel bereitzuhalten.
In der Volksmedizin spielen auf dem Gebiet der Verletzungen Arnika, Johanniskraut, Spitzwegerich und Ringelblume die größte Rolle. Die Ärzte haben zudem den Wert der Roßkastanie, des Roten Sonnenhuts und der Osterluzei schätzengelernt. Natürlich können auch die daraus gewonnenen Fertigpräparate zur Selbstbehandlung angewendet werden. Es ist fast schon überflüssig zu erwähnen, daß sich – wie bei allen entzündlichen Prozessen – auch hier die Kamille bewährt hat.
In vielen Haushalten ist es üblich, Auszüge, Tees, alkoholische Lösungen, Salben, Öle oder andere Zubereitungsformen aus dem Johanniskraut oder dem Kraut des Spitzwegerichs, aus den Blüten der Arnika oder der Ringelblume selber herzustellen. Die Rezepte aus der Überlieferung sind so vielfältig, daß es müßig ist, feste Regeln aufstellen zu wollen. Die einen schwören auf ihre Arnikatinktur, die anderen auf das Öl des Johanniskrauts, die nächsten wieder auf eine Salbe aus der Ringelblume und so weiter.
So kann nur empfohlen werden, daß jeder selber ausprobieren und sich entscheiden sollte. Das Anwendungsgebiet reicht von *Schnitten, Ris-*

sen, nicht heilenden *Wunden*, von *Verbrennungen* (Sonnenbrand) über *Schwellungen*, *Prellungen*, *Verrenkungen* und *Verstauchungen* bis hin zu *Blutergüssen* und *Entzündungen* aller Art. In vielen Fällen haben sich dabei die Naturheilmittel den chemisch-synthetischen Präparaten überlegen gezeigt, obwohl es gerade auf diesem Gebiet hervorragende Entwicklungen gibt.

5. Schmerzleiden

Es gibt eine Reihe von Krankheiten, die sich zwar sehr voneinander unterscheiden, aber doch eines gemeinsam haben: Sie bereiten Schmerzen. Meist sind diese Schmerzen sogar derart heftig, daß sie alle anderen Symptome in den Hintergrund treten lassen. Man könnte die Schmerzzustände deshalb als Leitzustände dieser Krankheiten bezeichnen.
Zu diesen Leiden gehören Kopfschmerzen und Zahnschmerzen genauso wie Nervenschmerzen überall im Organismus, wobei die Trigeminus-Neuralgie im Gesicht wegen ihrer Intensität eine Sonderstellung einnimmt. Aber auch das Raucherbein und die Hämorrhoiden (im allgemeinen den Kreislaufkrankheiten zugerechnet) machen sich zunächst einmal durch ihre Schmerzhaftigkeit bemerkbar.
Ständig von Schmerzen geplagt sind aber auch jene Kranken, die von einem Leiden aus dem vielfältigen Formenkreis des Rheumatismus oder von der Gicht befallen sind. Rheumatismus ist die häufigste chronische Krankheit überhaupt.
Die Pflanzenheilkunde ist in der ungewöhnlichen Situation, daß sie einerseits zwar Mittel für schwerste Schmerzzustände, also etwa für die Endstadien von Erkrankungen, zur Verfügung hat (dazu zählt vor allem das Opium mit seinen Abkömmlingen), daß es andererseits aber keine Möglichkeit gibt, mit Pflanzenwirkstoffen auf leichte und mittelschwere Schmerzzustände einzuwirken. Erfolge können allenfalls dadurch erzielt werden, daß z. B. Bäder, Einreibungen oder Packungen mit Heilpflanzen bei rheumatischen Krankheiten unter anderem die Durchblutung im erkrankten Gebiet fördern, auf diese Weise die Schmerzen lindern und die Beschwerden bessern. Dabei haben sich Heublumenpackungen, Arnikazubereitungen sowie das Öl des Wacholders und des Bilsenkrauts nicht nur in der Volksmedizin, sondern auch aufgrund ärztlicher Erfahrungen am meisten bewährt. Von den ausländischen Kräutern ist die Teufelskralle zu erwähnen.

Rheumatismus:
Er macht sich durch heftige Schmerzzustände an den Gelenken und in den Muskeln bemerkbar. Später kann es zur Versteifung der Gelenke,

zur Muskelverhärtung und Bewegungseinschränkung besonders bei Kälte kommen. Die moderne Rheumabehandlung ist in erster Linie um Entzündungshemmung und Schmerzausschaltung bemüht. Ihre Therapie zielt direkt auf die erkrankten Stellen.

Die Naturheilmedizin legt dagegen den größten Wert auf die Ausschaltung von Herden und Störfeldern. Dabei werden auch weitab vom Ort der Erkrankung befindliche Reizzentren gesucht und beseitigt. Diese Störfelder (wenn es sich um infektiöse Prozesse handelt, wird meist von Herden gesprochen) können jede Art von Krankheiten an anderen Stellen des Organismus hervorrufen, auslösen oder unterhalten. Ihre Beseitigung zielt demnach auf die eigentliche Ursache der Beschwerden, und tatsächlich gelingt es auf diese Weise in einer großen Zahl der Fälle, den Zustand der erkrankten Stelle zu normalisieren, was dann auch zum Verschwinden der Schmerzen führt.

Der Grund dafür, daß dieses Behandlungskonzept heute noch weitgehend abgelehnt wird, liegt daran, daß die sogenannte »Herdlehre« der Vergangenheit durch einseitige Übertreibungen in Mißkredit gekommen ist. Ihre Vertreter hatten sich nicht nur ausschließlich auf infektiöse Prozesse konzentriert, sondern mit ihren Sanierungsmaßnahmen eine außerordentliche Radikalität bewiesen. Eiterherde werden natürlich auch heute noch bei jedem Patienten entfernt. Bei den meisten Rheumatikern finden sich aber keine derartigen Krankheitsherde, so daß ihnen auf diese Weise nicht geholfen werden kann.

Dabei wird meist außer acht gelassen, daß krankhaft veränderte Gewebsbezirke auch auf andere Weise solche Fernwirkungen verursachen können. Dazu zählen chronische Entzündungen, Narben, verlagerte Zähne. Ein besonderes Augenmerk verdienen die heute sehr verbreiteten chronischen Entzündungen des Darms.

Zumindest ebenso häufig sind derartige Prozesse im Zahn-Kiefer-Bereich. Sie werden meist deshalb übersehen, weil sie örtlich keine Beschwerden machen und nicht sehr einfach diagnostiziert werden können. Die Bedeutung dieser Störfelder (»Zahnherde«) veranschaulicht eine Studie mit mehreren hundert Rheuma-Patienten: Allein durch ihre Beseitigung konnte mit entsprechender Nachbehandlung eine Erfolgsquote von über 80 Prozent erzielt werden.

Der Anwendung von Heilkräutern kommt besonders nach der Ausschaltung solcher stoffwechselblockierender Herde und Störfelder besondere Bedeutung zu. Dabei muß auf die sogenannte »Blutreinigung« hingewiesen werden. Dieser Begriff wird zwar von der offiziellen Medizin abgelehnt, er hat jedoch in der Volksmedizin nach wie vor große Bedeutung.

Tatsächlich ist er gar nicht so unsinnig. Er leitet sich von der alten Säftelehre her, so daß man eigentlich von einer Blut- und Säftereinigung sprechen müßte. Der Name läßt verstehen, worum es geht: Der Organismus wird durch Heilmittel angeregt, Schadstoffe auszuscheiden, die im Körper gespeichert sind und die Körperflüssigkeiten verunreinigen. Häufig sind auch Begriffe wie Stoffwechselkur oder Entschlackungskur im Gebrauch.

Die Vorstellung einer alljährlichen Reinigung von Körper und Seele entstammt religiösen Bereichen. Da besonders das Fasten diese Wirkung hat, wird auch der Begriff Heilfasten verwendet. Der Entgiftungsprozeß ist sowohl an äußeren Anzeichen (Durchblutung und Spannkraft der Haut, Bauchformen, Körperhaltung) als auch anhand von Laborwerten festzustellen.

Verschlackt ist vor allem das sogenannte Grundsystem, in das alle Organzellen eingebettet sind. Es bildet die unmittelbare Umwelt unserer Körperzellen und besteht im wesentlichen aus der sogenannten Zwischenzellflüssigkeit. Der Heilerfolg hängt davon ab, ob es gelingt, diese Flüssigkeit, die auch durch Blutgefäße und Lymphbahnen kreist, von Schadstoffen und Schlacken zu reinigen. Solch eine Regeneration bewirkt, daß der Stoffaustausch der Organzellen wieder ungehindert funktioniert.

Strenge Diät und Heilfastenkuren werden gern mit »Frühjahrskuren« zur Blutreinigung kombiniert. Sie helfen besonders den Rheumakranken, bewirken aber auch insgesamt eine Regeneration aller Organe und helfen auf diese Weise bei den meisten chronischen Krankheiten. Das Kraut der Brennessel, Kraut und Wurzel des Löwenzahns, das Kraut der Kresse, die Früchte der Schlehe und viele andere Pflanzen werden bei solchen Kuren einige Wochen lang mehrmals täglich verwendet. Tees, Säfte und Salate sind dabei die häufigsten Zubereitungsformen.

Gicht:

Auch bei ihr wirkt sich in der Langzeitbehandlung eine Entschlakkungskur ähnlich günstig aus wie Diät und Fasten. Die Ablagerungen von Harnsäurekristallen bewirken heftig bohrende Schmerzen in den Gelenken, die Haut darüber ist heiß und rötlich oder bläulich verfärbt, die Stellen sind geschwollen und druckempfindlich, mit der Zeit bilden sich Gichtknoten und die Gelenke verformen sich. Bei akuten Anfällen werden Präparate aus der Herbstzeitlose angewendet. *Da sie aber sehr giftig sind, dürfen sie nur auf Anweisung und unter Kontrolle eines Arztes eingenommen werden.* Um die Harnsäure zu neutralisieren, können Tees gegeben werden (aus Birken, Erdbeerblättern und Fenchel).

Kopfschmerzen / Zahnschmerzen / Neuralgien

Sowohl bei Kopfschmerzen als auch bei der durch krampfartige Schmerzen in einer Kopfhälfte, begleitet von Augenflimmern und Erbrechen, in Erscheinung tretenden *Migräne* und bei *Zahnschmerzen* wird man heute auf synthetische Schmerzmittel zurückgreifen, bis es zu einer ursächlichen Behandlung kommt. Dasselbe gilt für *Nervenschmerzen* (Neuralgien), die allerdings in manchen Fällen auch auf Einreibungen mit einem alkoholischen Auszug aus Wacholder und Rosmarin gut ansprechen.

Raucherbein:
Qualvolle Schmerzen im Unterschenkel, besonders beim Gehen, blasse, kalte Haut, die sich in späteren Stadien blau und schließlich beim Fäulnisprozeß mit Geschwürbildung schwarz verfärbt, sind die Symptome des Raucherbeins. Auch in diesem Fall kann durch Einreibungen allenfalls Linderung verschafft werden, die Geschwüre sprechen gut auf die Wirkstoffe des Roten Sonnenhutes an. Salben aus Efeublättern können Linderung bringen.

Hämorrhoiden:
Hingegen sind bei Hämorrhoiden mit keinem anderen Mittel so gute Erfolge zu erzielen wie mit Naturstoffen. Die Knotenbildung am After mit Blutungen, Jucken und Schmerzen beim Stuhlgang spricht auf eine Reihe von Mitteln aus der Arnika, der Käsepappel, aus der Roßkastanie und dem Dill gut an. Andere Rezepte empfehlen Leinsamen und einen Tee aus den Blüten der Königskerze. Das Mittel der Wahl aber ist das Öl aus Johannisblüten, das örtlich angewandt wird.

6. Nervöse Erkrankungszustände und Schlaflosigkeit

Die Vielzahl von Symptomen, die auf nervliche Ursachen zurückgeführt wird, ist kaum zu überschauen. In der medizinischen Diagnose werden sie mit Feststellungen wie »nervöse Störungen«, »funktionelle Störungen«, »rein nervös«, »nervös bedingt«, »das sind nur die Nerven«, »Organneurose«, »vegetative Dystonie« und ähnlichen Begriffen zu erfassen versucht. Damit kommt zum Ausdruck, daß die eigentliche Ursache dieser Symptome nicht bekannt ist.
Zwar gibt es konstitutionelle Unterschiede (Typen), bei denen die Neigung zu solchen Störungen unterschiedlich stark ausgeprägt ist. Aber damit allein sind diese nicht zu erklären. In den meisten Fällen sind sie auf Störungen organischer Abläufe zurückzuführen.
Diese Fehlabläufe sind nichts anderes als die Vorstadien von Erkrankungszuständen, sie liegen in der sogenannten »Grauzone zwischen gesund und krank«. Wir sind erst in geringem Umfang dazu imstande, solche beginnenden krankhaften Veränderungen meßtechnisch zu er-

fassen. Häufig liegen ihnen toxische Prozesse, also Giftausstreuungen – etwa aus Zahnherden oder aus dem entzündeten Darmmilieu –, zugrunde. Je nach Lage der Dinge muß eine gezielte Behandlung der Ursachen eingeleitet werden. Die Verabreichung von Heilpflanzen hat unterstützende Wirkung. Soweit es sich um örtlich genau zu bestimmende Zustände (»Organneurosen«) handelt, sollten dabei jene Naturstoffe Anwendung finden, die in den entsprechenden Abschnitten (Herz, Magen, Darm) als besonders geeignet angeführt worden sind.

Soweit eine *vegetative Dystonie* mit den Symptomen der Neurasthenie einhergeht (unklare Beschwerden, Schwitzen, Zittern, Unruhe, Nervosität, Erröten und Erblassen, Hitzewallungen), hat sich die Verabreichung von Baldrian und Melisse bewährt. Aber auch Arnika, Johanniskraut, Rosmarin und Lavendelbäder haben eine günstige Wirkung. Die Reaktion darauf ist individuell unterschiedlich, weshalb jeder selber ausprobieren sollte, welches Heilkraut ihm am besten bekommt. Auch verschiedene Kombinationen und abwechselnde Verabreichung sind üblich.

Bei *Angstzuständen, Unruhe, Depressionen* und anderen Zuständen, die auf Störungen der vegetativen Schaltzentren im Gehirn zurückgehen, kann die langfristige Verabreichung von Johannisblütenöl zu einer deutlichen »Aufhellung« der Gemütslage führen. Außerdem haben sich hierbei auch die Schlangenwurz (Rauwolfia), der Rauschpfeffer (Kava-Kava) und Ginseng bewährt.

Bei organischen Erkrankungen wird von Ärzten das Bilsenkraut angewendet.

Auch *Schlaflosigkeit* ist häufig auf nervliche Übererregung zurückzuführen. Wer nicht einschlafen kann und gegen synthetische Schlafmittel eine Abneigung hat, sollte einen Versuch mit Hopfen, Baldrian und Melisse machen. Rauschpfeffer wirkt in niedrigen Dosen anregend, in größeren schlaffördernd. Auch Johanniskraut und Lavendel werden mit Erfolg angewendet. Zu beachten ist dabei, daß die Dosierung nicht zu niedrig gewählt wird. Bei der Anwendung von Hopfen ist vor allem das Bad zu empfehlen.

Bei älteren Menschen ist häufig ein Herzleiden die Grundkrankheit der Schlafstörungen. Eine solche herzbedingte Schlaflosigkeit äußert sich außer in Einschlafstörungen auch durch ein Aufwachen nach wenigen Stunden Schlaf, das ein stundenlanges Wachliegen mit anschließendem »bleiernen« Schlaf in den Morgenstunden zur Folge hat. Gegen dieses »Nachtleben«, das für Herzkranke typisch ist, helfen nur Herzmittel, weil sie eine ursächliche Behandlung darstellen (siehe dazu Abschnitt 10: Herzbeschwerden).

Die Beeinflussung von Schlafstörungen sollte immer durch nichtmedikamentöse Maßnahmen unterstützt werden. Beseitigung von Herden

und Störfeldern vor allem im Kopf- und Halsbereich gehören zur Basistherapie der Naturheilärzte. Kneippanwendungen fördern die Entspannung. Späte und reichliche Nahrungsaufnahme können den Schlaf ebenso beeinträchtigen wie Fernsehen vor dem Zubettgehen.
Wichtig: Schlaffördernde Tees sollten möglichst schon am Nachmittag zubereitet und kalt getrunken werden. Heiße Tees wirken dagegen anregend und erweckend.

7. Alters- und Verschleißkrankheiten

Gegen das Altern ist kein Kraut gewachsen. Aber es ist möglich, eine vorzeitige Alterung rückgängig zu machen. Dazu muß auf jene Krankheitsprozesse eingewirkt werden, die diesen Prozeß der Voralterung verursacht haben. Soweit Heilkräuter darauf einen Einfluß haben, ist das in den entsprechenden Abschnitten über die jeweiligen Organkrankheiten angeführt. Besonders häufig sind das Herz und die Verdauungsorgane betroffen. Aufmerksamkeit sollten aber auch die sogenannten Entschlackungskuren finden, auf die im Zusammenhang mit rheumatischen Erkrankungen hingewiesen worden ist (Abschnitt 5: Schmerzleiden).
Außerdem kann man sich die anregende Wirkung einiger Naturstoffe zunutze machen, um eine Revitalisierung herbeizuführen. Eine Verjüngung gibt es nicht, und über pflanzliche Verjüngungsmittel wurde schon in der Einführung das Nötige gesagt: Die alten Geheimrezepte der Königshöfe sind längst bekannt. Wobei gar nicht geleugnet werden soll, daß einige der Inhaltsstoffe in der entsprechenden Zubereitung durchaus eine günstige Wirkung entfalten können.
Verlust der Konzentrationsfähigkeit und der Aufmerksamkeitsleistung, Gedächtnisschwäche und rasche Ermüdbarkeit sind Zeichen von Abbauerscheinungen des Gehirns. In solchen Fällen konnten mit Mitteln, die besonders häufig im Gespräch sind, wie Ginseng und Kava-Kava (Rauschpfeffer), meßbare Erfolge erzielt werden. Auch die Anpassung an Belastungen wird dadurch verbessert und die Widerstandskraft gegen Infektionen erhöht. Keinesfalls sollte man aber von solchen Wirkstoffen Wunderdinge erwarten und sich allein auf sie verlassen. Da Abbau- und Verschleißerscheinungen meistens verschiedene Mangelerscheinungen und Gesundheitsstörungen zugrunde liegen, müssen oftmals zusätzlich weitere Maßnahmen durch den Arzt ergriffen werden. Kopfschmerzen, Schwindelanfälle und Depressionen gehen häufig von organischen Störungen aus. Ein hoher Prozentsatz der über 65jährigen leidet an Krankheiten des Herz- und Kreislaufsystems.

8. Frauenkrankheiten

Schmerzen im Unterleib, Beschwerden bei der Regelblutung, Unregelmäßigkeiten der Regelblutung, Blutungen außerhalb der Regel sowie Ausfluß sind die wichtigsten Symptome dieser Erkrankungen. Davon eignen sich noch am ehesten *Regelbeschwerden* und außerdem der sogenannte *weiße Ausfluß* zur Selbstbehandlung. Bei allen anderen Symptomen sollte der Frauenarzt aufgesucht werden, vor allem um das Bestehen einer gefährlichen Grundkrankheit auszuschließen. Bei der Behandlung von Frauenleiden verwenden die Ärzte unter anderem auch Medikamente auf der Basis von Naturstoffen, die erhebliche Nebenwirkungen haben können (z. B. Mutterkorn). Die Natur der meisten dieser Erkrankungen (Blutungen!) verbietet eine unsachgemäße Behandlung. Die Gefahr besteht besonders deshalb, weil diese Ursachen leicht verkannt werden können.
Bei allen Unterleibsbeschwerden und Krampfzuständen hat sich die Anwendung von Kamillenblüten sowie des Krauts der Schafgarbe und der Raute bewährt. Beim Ausfluß kann das Kraut des Frauenmantels sowohl als Tee wie auch zu Spülungen und Waschungen herangezogen werden. Auch das Kraut der Taubnessel eignet sich dazu, während für die Teezubereitung die Blüten verwendet werden. Wie bei allen weiblichen Unterleibsbeschwerden sollte auch beim Ausfluß nicht auf Kamillenblüten verzichtet werden.
Zuletzt noch eine wichtige Information für werdende Mütter, die ihr Kind gerne selber stillen wollen. Es gibt eine Reihe von Pflanzenwirkstoffen, die den Milchfluß fördern. Dazu zählen die Früchte des Mönchpfeffers und der Samen der Geißraute. Fertigpräparate mit genauen Dosierungsangaben sind im Handel erhältlich.

9. Krankheiten der Harnorgane

Bei den Erkrankungen der Niere, der Blase und der übrigen Harnorgane wie Nierenbecken, Harnleiter und Harnröhre sind sehr rasch die *Grenzen der Selbstbehandlung* mit Heilpflanzen erreicht. Zwar gibt es auch auf diesem Gebiet sehr wirksame Naturstoffe, aber ihre falsche Anwendung kann zu unerwünschten Reaktionen führen.

Nierenentzündung:
Krampfartige Schmerzen in der Nierengegend, rötlich-trüber Harn, Schwellungen um die Augen, Durst, Blässe, Müdigkeit, Gliederschmerzen sind die Anzeichen einer Nierenentzündung. Meist tritt Bluthochdruck auf, bei chronischen Formen wird er zur Dauererscheinung.

Nierenbecken- und Blasenentzündung:
Stechende Schmerzen in der Nierengegend, großer Durst und Appetitlosigkeit weisen auf eine Nierenbecken-Entzündung hin. Meist tritt sie zusammen mit einer *Blasenentzündung* auf. Der Harn ist eitrig-trüb und übelriechend, es besteht Harndrang mit Harnverhaltung, beim meist nur tropfenweisen Wasserlassen treten Schmerzen auf.

Nierensteine:
Wenn die Koliken bis in den Unterleib und in die Beine ausstrahlen und gleichzeitig Erbrechen und Schüttelfrost als Begleitsymptome auftreten, dann sind als Ursache dafür Nierensteine anzunehmen.

Blasensteine
dagegen machen sich als krampfartige Schmerzen in der Mitte des Unterbauchs bemerkbar. Außerdem tritt eine Behinderung des Wasserlassens auf.

Prostata-Entzündung:
Druck in der Dammgegend und Kreuzschmerzen, häufiger Harndrang sowie Brennen und Behinderungen beim Wasserlassen sind Symptome der Prostata-Entzündung. Diese Erkrankung ist sehr schmerzhaft und hat bei weiterem Fortschreiten dieselben Anzeichen wie die Blasen- und Nierenbeckenentzündung.
Zwar gehört die Prostata (Vorsteherdrüse) nicht zu den Harnorganen, aber die Symptome überschneiden sich, besonders da eine Erkrankung häufig das Wasserlassen behindert. Denn diese Drüse umschließt die Harnröhre an jener Stelle, an der sie aus der Blase austritt. Bei einer Wucherung (Hypertrophie) wird die Harnröhre auf diese Weise verengt oder verschlossen.
Bei allen Symptomen einer Erkrankung der Harnorgane ist ein Arzt hinzuzuziehen. Dieser wird entscheiden, ob es angezeigt ist, harntreibende Heilpflanzen zu verabreichen. Das wird vor allem bei Nierenbekken- und Blasenentzündung, bei einer Entzündung der Harnröhre und bei Steinleiden der Fall sein. Zusätzlich werden noch Bärentraubenblätter, das Bruchkraut und die Blätter der Preiselbeere verabreicht. In jedem Fall sollten außerdem Kamillenblüten gegeben werden.
Für die Durchspülungsbehandlung werden vor allem die Wurzel der Hauhechel, die Wacholderbeeren und die Früchte der Petersilie geschätzt. Doch die Zahl der harntreibenden Naturstoffe ist schier unbegrenzt. Sie sollten allerdings nicht ohne Zustimmung des behandelnden Arztes Anwendung finden.
Auch die Anwendung des Krauts der Goldrute bei Nierenentzündungen sollte nie ohne ärztliche Beratung erfolgen. Allenfalls kann das Kraut

des Ackerschachtelhalms zur Selbstbehandlung herangezogen werden, da es wegen seines Gehalts an Kieselsäure das Bindegewebe stärkt. Bei Erkrankungen der Prostata werden gern Kürbiskerne und Blütenpollen angewendet. Klinische Untersuchungen, ebenso wie die Erfahrungen der Praxis, haben jedoch gezeigt, daß Präparate aus den Wurzelknollen der afrikanischen *Hypox rooperi* (einen deutschen Namen gibt es bisher noch nicht) die überlegenen Mittel sind.

10. Herzbeschwerden

Bei heftigen Herzschmerzen und ausgeprägten Herzbeschwerden ist dringend ein Arzt zu konsultieren. Der berüchtigte Vernichtungsschmerz in Verbindung mit Übelkeit und Schweißausbrüchen ist das typische Symptom für einen *Herzinfarkt.* Aber auch die *Angina pectoris* (Brustenge) als Vorstufe des Infarkts macht sich durch ähnliche Symptome bemerkbar.
Bevor es zu solch einer Katastrophe kommt, muß das Herz schon über einen längeren Zeitraum hinweg geschädigt worden sein. Dabei kommt es zur Zerstörung kleiner und kleinster Gewebsbezirke. Diese Schädigungen machen sich als *Frühsymptome des Herzinfarkts,* die schon Jahre vor dem dramatischen Ereignis auftreten, mehr oder minder deutlich bemerkbar. Sie äußern sich in Mißempfindungen des Herzens wie Ziehen, Stechen, Krampfen, Drücken, Brennen und zeitweiligen Schmerzen mit Ausstrahlen in Schulter, Arm und Rücken (linke Körperhälfte). Aber auch eine Reihe anderer Anzeichen, so die Unverträglichkeit des Liegens auf der linken Seite, Einschlafstörungen, das Aufwachen nach wenigen Stunden Schlaf mit darauffolgendem langem Wachliegen und »bleiernem« Schlaf in den Morgenstunden sind typisch für Schädigungen des Herzens. Auf diese Weise reift das Organ dem Infarkt entgegen.
Deshalb ist es unerläßlich, bei allen diesen Symptomen einen Arzt aufzusuchen. Eine Selbstbehandlung ist nur dann vertretbar, wenn er die Diagnose vegetative Dystonie, Herzneurosen, funktionelle Herzbeschwerden oder ähnliches in diesem Sinne stellt. Bei allen diesen Störungen, die häufig auf psychische Ursachen zurückgeführt werden und hinter denen sich meist eine beginnende organische Schädigung verbirgt, kann mit Naturstoffen geholfen werden. Besonders geeignet dazu sind die Blätter des Weißdorns und der Mistel sowie die Blüten der Arnika. Ärzte verabreichen außerdem Medikamente, die aus dem Samen der afrikanischen Strophanthus-Pflanze gewonnen werden.
Für den Angina-pectoris-Anfall und den beginnenden Herzinfarkt gibt es eine *Notfall-Behandlung* mit demselben Pflanzenwirkstoff. Alle

sechs Minuten wird ein Medikament mit sechs Milligramm Strophanthin eingenommen. Gehen danach, etwa im Laufe einer Stunde, die heftigen Schmerzen zurück, so wird dieselbe Dosis nur noch viertel- oder halbstündlich eingenommen, so lange bis die Beschwerden abgeklungen sind.
Natürlich ist diese Selbstbehandlung für den Notfall nur nach vorheriger Absprache und unter Anleitung eines Arztes anzuraten. Sie ist aber deshalb von Ärzten entwickelt worden, weil in der ersten kritischen Phase eines Herzinfarkts, in der meist kein Arzt zugegen ist, die größte Gefahr des Herztodes besteht. Um sich in dieser Zeitspanne selber helfen zu können, muß der Kranke die Strophanthinpillen immer bei sich tragen und sie auch selber anwenden.
Bei allen anderen Herzkrankheiten ist von jeder Selbstbehandlung abzuraten. Bei *Herzrhythmusstörungen, Herzjagen* und *Leistungsschwäche des Herzens* sowie *Zuständen nach Herzinfarkt* bedarf es einer genau abgestimmten Medikation, die ständig kontrolliert werden muß. Auch haben die Medikamente zum Teil erhebliche Nebenwirkungen. Einzig das Kraut und die Blüten des Besenginsters können bei Rhythmusstörungen auch langfristig ohne Nebenwirkungen genommen werden.

Die herzwirksamen Glykoside gehören zu den stärksten und wirksamsten unter allen bekannten Pflanzenwirkstoffen. In der Struktur ähneln sie den Steroiden, was bedeutet, daß sie den Sexualhormonen, den Gallensäuren, dem Cholesterin und dem Vitamin D nahestehen. Daraus wird wieder einmal die Verwandtschaft von Substanzen aus dem pflanzlichen und dem organischen Bereich ersichtlich.
Aufgrund ihrer chemischen Zusammensetzung und ihrer einzigartigen Effekte auf die Herzmuskelzelle werden die Wirkstoffe des Roten und des Wolligen Fingerhuts, des Maiglöckchens, der Meerzwiebel, des Strophanthus und anderer, weniger hervorragender Heilpflanzen als herzwirksame Glykoside oder Kardenolide bezeichnet. Weil sie erhebliche Nebenwirkungen haben, ist im Umgang mit ihnen besondere Vorsicht geboten.
Herzglykoside sind ursprünglich nur bei Pumpschwäche des Herzmuskels (Herzinsuffizienz) angewendet worden. In den vergangenen Jahrzehnten hat sich aber herausgestellt, daß manche von ihnen außerdem eine regulierende Wirkung auf den Herzstoffwechsel haben, indem sie die Verwertung des Sauerstoffs in Mangelsituationen günstig beeinflussen. Diese Erkenntnis ist unter anderem darauf zurückzuführen, daß bei den Herzkrankheiten – anders als früher – heute nicht mehr die Leistungsschwäche im Vordergrund steht. Jetzt wird das Krankheitsbild von Herzinfarkt, Angina pectoris und deren Vorstufen beherrscht.

Dadurch werden auch an die Arzneimittel andere Anforderungen gestellt.
Die Herzglykoside haben eine geringe therapeutische Breite. Das heißt, die Dosis, die dem kranken Herzen hilft, und jene, die ihm schadet, liegen eng beisammen. Der Arzt muß bei der Verabreichung deshalb immer auf den schmalen Pfad zwischen Bedarf und Verträglichkeit achten.
Am geringsten ist die therapeutische Breite der Herzglykoside bei den Wirkstoffen des Fingerhuts (Digitoxin und Digoxin), am größten beim Strophanthin, dem aus dem Samen der Strophanthus-Pflanze gewonnenen Wirkstoff.
Ein geflügeltes Wort in der Herzmedizin lautet: Es ist ein Paradoxon, daß ausgerechnet jene Kranken, die Digitalis am meisten brauchen, es am wenigsten vertragen. Gerade jene Kranken sprechen aber meist besonders gut auf Strophanthin an. Diesem Umstand hatte das Mittel ja auch seinen einstigen Siegeszug zu verdanken.
Der Landarzt Dr. Albert Fraenkel hatte Anfang unseres Jahrhunderts erstmals schwer Herzkranke mit diesem Medikament behandelt und damit bisher unvorstellbare Erfolge erzielt. Der große Fortschritt für die Herzmedizin lag in der Erkenntnis, daß Strophanthin auch dann noch hilft, wenn Digitalis schon versagt. Denn die Herzkranken, bei denen Fraenkel seine Erfolge erzielte, waren – wie der Fachausdruck lautet – vorschriftsmäßig »volldigitalisiert« gewesen.
In dieser Situation wurde ihnen dann Strophanthin verabreicht. Hätte dieses Herzglykosid wirklich jene der Digitalis völlig gleichartige Wirkung, die ihm in den Lehrbüchern zugeschrieben wird, dann wäre es den Patienten schlecht ergangen. Das Gegenteil aber trat ein: Fraenkel erzielte einen bis dahin unvorstellbaren Heilerfolg, den er später mit folgenden Worten charakterisierte:
»Unter unseren Augen vollzieht sich das Umschalten des pathologischen Kreislaufs zur Norm. Der Puls des Kranken wird voller, seine Atmung langsamer, und eine Harnflut bricht los, wie wir sie in solch kurzer Zeit bisher auf keinem Wege erreichen konnten.«
Für die häufig beobachtete Unverträglichkeit von Digitalis wird die sogenannte Kumulation verantwortlich gemacht. Diese entsteht dadurch daß sich der Wirkstoff im Herzen so lange anreichert, bis er Vergiftungserscheinungen hervorruft. Dabei hat die Forschung schon läng herausgefunden, daß die Vergiftungserscheinungen nicht auf eine Anhäufung der Wirkstoffe, sondern auf eine Zunahme der Schädigung zurückzuführen sind: Je mehr Digitalis verabreicht wird, um so größ werden die krankhaften Veränderungen im Herzmuskelgewebe.
Unter Strophanthineinwirkung kommen solche Schädigungen nic zustande. Die Gleichartigkeit der beiden Herzglykoside betrifft nur i

Wirksamkeit auf die Pumpschwäche des Herzens. Daneben gibt es deutliche Unterschiede. Die Domäne von Strophanthin sind die Sauerstoff-Mangelzustände, die mit Herzschmerzen einhergehen. Bei Pumpschwäche wird der Digitalis der Vorzug gegeben, ebenso bei Herzjagen. In entsprechenden Fällen hat sich eine Mischbehandlung bewährt.
Gemeinsam ist allen Herzglykosiden außer einer energetischen (»kraftsteigernden«) Wirkung auch die Eigenschaft, daß sie ihren Effekt nur am kranken Herzen entfalten. Ein krankes Herz ist aber auch für alle Nebenwirkungen am empfindlichsten. Deshalb gehören die Herzglykoside ausschließlich in die Hand des erfahrenen Arztes.
Für die Selbstbehandlung kommen nur sanft wirkende Heilkräuter wie Weißdorn, Melisse, Arnika, Mistel und Baldrian in Frage.

Kleines Lexikon der Arzneipflanzengewinnung

Die Apotheke im eigenen Garten

Fast 10 Prozent der Deutschen wandern regelmäßig, rund 50 Prozent gehen gewohnheitsmäßig spazieren. Befragt man sie nach ihren Motiven, dann stehen in ihren Antworten Gesundheit und Erholung vornean. An dritter Stelle wird die Verbundenheit mit der Natur angeführt.

Mittlerweile taucht immer häufiger eine vierte Antwort auf. Die Zahl jener nimmt zu, die Heilkräuter sammeln wie andere Leute Pilze oder Beeren.

Der Trend zurück zu den Naturheilstoffen ist inzwischen stärker geworden. Bei einer Erhebung wurde ermittelt, daß bereits 36 Prozent der Deutschen regelmäßig Naturheilmittel nehmen, in der Gruppe der 60jährigen und älteren Menschen sogar 51 Prozent. Nach dieser Statistik sind leitende Angestellte, Beamte, selbständige Geschäftsleute und freiberufliche Menschen die überzeugtesten Anhänger von Naturarzneien zur Vorbeugung und Selbstbehandlung. 41 Prozent davon bevorzugen die natürlichen Heilmittel.

Auch am Umsatz von Kräutertees läßt sich diese Entwicklung deutlich ablesen. Er beträgt jetzt 155 Millionen Mark jährlich, das ist ein Warenumschlag von 11 000 Tonnen. Vor 20 Jahren waren es noch vergleichsweise lächerliche 50 Tonnen. Der bekannte französische Naturheiler Maurice Mességué hat die Überzeugung geäußert, daß jeder Gartenbesitzer mit nur fünf Quadratmetern Boden, auf die er Heilkräuter pflanzt, eine ganze Menge für seine Gesundheit tun könnte. Er würde seine Gesundheit dort sozusagen gedeihen sehen.

Heilpflanzen im Garten haben eine lange Tradition

Der Heilpflanzenanbau im Garten vor dem Haus ist keineswegs eine Erfindung von heute. Schon Karl der Große (768 bis 814) erließ eine Reichsverordnung über den Anbau von Heilpflanzen in den Wirtschafts- und Bauerngärten, die heute noch unter dem Namen »Capitulare de villis« (Reichsverordnung von den Gehöften) bekannt ist. Die Verordnung begann mit den Worten: »Wir wollen, daß man in den Gärten all diese Kräuter halte...«

Die Aufzählung umfaßte 70 Heil- und Gewürzpflanzen und rund 20 verschiedene Obstsorten. Unter den Heilpflanzen waren damals schon fast alle die Pflanzen aufgeführt, die auch heute noch in der Selbstmedikation und ärztlichen Behandlung verwendet werden. Die Minze war dabei, das Tausendgüldenkraut, der Mohn, der Salbei, die Raute, der Kümmel und der Fenchel, der Dill und die Malve, der Eibisch, der Weiße Senf und die Brunnenkresse, der Bockshornklee und die Meerzwiebel, Rosmarin und Liebstöckel, Andorn und Wermut, Eberraute und Weinraute, die Schafgarbe und das Katzenkraut, der Rettich und die Melone, die Zwiebel und der Knoblauch.

An dieser Verordnung waren die Benediktinermönche nicht unwesentlich beteiligt. Die meisten Heilpflanzen, die wir heute kennen, sind Gewächse, die ursprünglich nur in warmen, also südlichen Ländern gediehen. Das Stammkloster der Benediktinermönche ist Monte Cassino, zwischen Rom und Neapel gelegen.

Die Benediktiner waren es auch, die diese Heilpflanzen über die Alpen brachten und sie in den heimischen Klostergärten pflanzten. Walahfried Strabo, Abt des Benediktinerklosters auf der Insel Reichenau im Bodensee und 849 gestorben, legte sich direkt vor seiner Wohnung einen Hortulus (Gärtchen) an, in dem er 24 Heil- und Gewürzpflanzen zog, deren Anbau, Pflege und Wirkungsweise er in einem lateinischen Gedicht in 444 Hexametern der Nachwelt hinterließ. Von den Klostergärten wanderten die Heilpflanzen dann in die Bauerngärten, und von dort weit übers Land, wo sie noch heute überall wild wachsen.

Was in einer Hausapotheke nicht fehlen darf

Es ist unmöglich, eine genaue Zusammenstellung aufzuführen, welche Heilpflanzen heute im Garten für die Hausapotheke gepflanzt werden sollten. Die Bedingungen, die die einzelnen Pflanzen an Boden und Klima stellen, sind zu unterschiedlich. Welche Heilpflanzen man im eigenen Garten anbauen kann, ist aus dem Kapitel »Pflanzenregister für den Sammler« zu ersehen.

Es sollte aber gesagt werden, welche Heilpflanzen in keiner Kräuterapotheke fehlen sollten. Das sind Arnika, Kamille, Pfefferminze, Melisse, Baldrian, Knoblauch, Zwiebel, Salbei, Johanniskraut, Immergrün, Fenchel, Thymian, Malve, Wermut, Bohnenkraut, Rosmarin und Weißdorn.

Der Nährboden

Auf den ersten Blick scheint alles so leicht wie die Zubereitung eines einfachen Gerichts nach Kochrezept: Man nehme eine Handvoll Samen, streue diesen in eine Gartenecke oder in eine Blumenschale auf dem Bal-

kon, versäume nicht, die Aussaat regelmäßig zu gießen – und schon nach wenigen Monaten erntet man reichen Lohn für geringe Mühe: Die Hausapotheke ist für den ganzen Winter gefüllt.
Einige wenige Heilpflanzen lassen sich tatsächlich so problemlos im Garten oder auf dem Balkon ziehen. Bei der Mehrzahl ist jedoch ein vielfältiges Grundwissen erforderlich: über die Lebensbedingungen der Pflanzen, ihren Standort, ihre Pflege, über Bodenbeschaffenheit und klimatische Bedingungen.
Die Beschaffenheit des Bodens ist die wichtigste Voraussetzung für den Anbau von Heilpflanzen. Wir treten den Boden zwar ständig mit Füßen, aber sonst machen wir uns keine Gedanken über ihn. Es genügt uns völlig, daß er da ist. Offenbar ist uns jeder Instinkt dafür verlorengegangen, daß es ohne diesen Boden und seine ständige Erneuerung kein Leben auf der Erde gäbe.
Wie entsteht unser Erdboden eigentlich? Zunächst ist die Witterung am Werk. Das Wasser dringt in die feinsten Ritzen des Gesteins, der Frost sprengt es, chemische Prozesse lassen es zerfallen.
Jetzt erst können sich die Pflanzen breitmachen, die diese Verwitterungsprodukte mit ihren Wurzeln durchdringen und sie aufschließen. Feldspat zerfällt zu Staub, daraus bildet sich plastischer Ton, der nach Bedarf quellen und schrumpfen kann. Sobald Kalk dazukommt, bilden sich erste Krümel, die bereits Wasser speichern und gelöste Stoffe festhalten oder austauschen können. Kleinste pflanzliche und tierische Organismen entstehen und lassen im Zusammenwirken aus totem Boden lebendige Erde entstehen: Humus.
Will man dem Lexikon glauben, dann ist Humus nicht mehr als abgestorbene organische Substanz. In Wirklichkeit ist er der Nährboden des Lebens und selber in unvorstellbarer Vielfalt voller Leben. Nehmen wir nur die Bodenpilze, die eine Erweiterung des Wurzelsystems der Pflanze darstellen, indem sie die Nahrungsaufnahme vervielfachen. Oder die Regenwürmer. Über diese wichtigsten Bodenerneuerer ließe sich ein ganzes Buch schreiben, sind sie doch die vielleicht nützlichsten Tiere, die wir kennen.
Als man vor zehn Jahren zu der ohnehin nur noch mit Computern erfaßbaren Vielfalt von pflanzlichen und tierischen Organismen im Humus auch noch Raubbakterien entdeckte, die gewöhnliche Bakterien anbohren und leerfressen, erhöhte sich die Zahl der Lebewesen in einem Gramm fruchtbarer Erde auf zehn Milliarden.
Und alles fügt sich sinnvoll und nahtlos ineinander. Das eine Lebewesen muß aufgefressen werden, damit andere überleben und dadurch Wirkstoffe abgeben können, die wiederum weiteres Leben ermöglichen. Und so weiter und so fort.
Ein Wunderwerk der Natur.

Die Düngung

Dieses Wunderwerk funktioniert aber nur so lange reibungslos, wie der Mensch nicht störend eingreift. Davon läßt er sich jedoch nicht abhalten. Eine gigantische Düngemittelindustrie ist entstanden, und die Felderträge wurden ins beinahe Unvorstellbare gesteigert. Der Boden aber wurde dabei immer mehr in seinem Gleichgewicht gestört und brachte Pflanzen hervor, die sehr anfällig gegen Schädlinge sind. Diese wiederum vermehren sich ins Uferlose, da ihre Lebensbedingungen von Jahr zu Jahr besser werden.

Falls Sie sich entschließen, selber Heilpflanzen anzubauen, sollten Sie über die Bodenbeschaffenheit genau Bescheid wissen. Denken Sie vor allem daran: Was dem Boden fehlt, fehlt auch der Pflanze. Und auf eine nicht vollwertig ernährte Heilpflanze können Sie von vornherein verzichten.

In der Bundesanstalt für Qualitätsforschung wurden zwölf Jahre lang Vergleichsuntersuchungen zwischen organisch und künstlich gedüngten Pflanzen vorgenommen. Dabei zeigte sich, daß nicht nur deutliche Unterschiede im Gehalt an Mineralien auftraten, sondern daß die biologisch gedüngten Gemüse auch sonst einen höheren Gehalt an günstigen Stoffen aufwiesen.

Unter anderem enthielten sie 23 Prozent mehr Trockensubstanz, der relative Eiweißgehalt war um 18 Prozent, der Gehalt an Vitamin C um 28 Prozent höher. Der Anteil an Kalzium war um zehn Prozent, an Kalium um 18 Prozent und an Eisen gar um 77 Prozent erhöht.

Aufgrund dieser Angaben ist es nicht mehr schwierig, sich auszumalen, welchen Einfluß die Qualität des Bodens auf die Zusammensetzung der Inhaltsstoffe von Arzneipflanzen haben muß. Stellen Sie jetzt noch das komplizierte Zusammenwirken aller dieser Inhaltsstoffe auf den menschlichen Organismus in Rechnung, dann wird Ihnen bewußt, wie entscheidend die sachgerechte Aufbereitung des Nährbodens für diese Pflanzen ist.

Die Natur hat mit der Ökologie, den Wechselbeziehungen zwischen Boden, Pflanze, Tier und Mensch, ein perfektes System geschaffen. Das störte der Mensch durch sein Eingreifen, sei es mit der Mineraldüngung oder mit dem Versprühen von Giften. Abhilfe kann nur geschaffen werden, wenn wir uns wieder mehr auf die Prozesse der Natur einstellen, wie es die sogenannte biologisch-dynamische Wirtschaftsweise versucht. Wenn es gelingt, das Gleichgewicht der Nährstoffe wiederherzustellen, dann sind auch die Pflanzen, die auf diesem Boden gedeihen, widerstandsfähig gegen Schädlingsbefall.

Das liest sich einfacher, als es in Wirklichkeit ist. Vorerst einmal müssen die Voraussetzungen dafür geschaffen werden. Die wichtigste Regel

lautet: Kein Kunstdünger, keine Insektenvertilgungsmittel oder Pflanzengifte! Der organische Dünger, zum Beispiel aus Kompost gewonnen, ist die Alternative zum Kunstdünger.
Bitte rümpfen Sie nicht gleich die Nase. In einem Komposthaufen geschieht praktisch nichts anderes als ein der Natur abgeschauter ständiger Umsetzungs-, Verwesungs- und Erneuerungsprozeß. Ein vorschriftsmäßig angelegter Komposthaufen stinkt nicht. Wenn Sie von Anfang an alles richtig machen, dann werden Sie wegen Ihres Komposthaufens wohl kaum Ärger mit den Nachbarn bekommen. Reifer Kompost schließlich duftet wie beste Walderde.

Was Sie sonst noch beachten müssen

Gehen wir noch einmal von der altbekannten Tatsache aus, daß viele Menschen einander nicht leiden, ja manche sich nicht einmal riechen können. Bei den Pflanzen ist es kein bißchen anders. Die einen vernichten ihre Feinde mit Ausscheidungen aus Blättern und Blüten, andere wiederum setzen über ihre Wurzeln im Boden Säuren frei, mit denen sie ihre unwillkommenen Nachbarn regelrecht vergiften.
Genaues darüber wissen wir erst seit den dreißiger Jahren. Der Arzt und Naturforscher Dr. Gerhard Madaus pflanzte damals beispielsweise Weißklee mit Tollkirsche zusammen und beides gedieh prächtig. Dann pflanzte er Tollkirsche und Weißen Senf zusammen. Diesmal wuchs nur der Weiße Senf. Innerhalb ganz kurzer Zeit hatte er die Tollkirsche völlig vernichtet.
Die Pflanzenausscheidungen aus Blättern und Blüten wirken sogar bis hinein ins Tierreich. Das wußten auch schon unsere Vorfahren im Mittelalter. Sie legten ihre Latrinen in der Regel immer in der Nähe von Walnußbäumen und nie in der Nähe von Pflaumenbäumen an. Das hatte gute Gründe, die auf genauen Beobachtungen beruhten. Walnußbäume vertreiben mit bestimmten Blattausscheidungen Mücken und Fliegen, Pflaumenbäume aber locken sie an.

Natürlicher Pflanzenschutz

Die Natur hat das Bestreben, immer alles im Gleichgewicht zu halten. Das funktioniert jedoch nur, wenn der Mensch die Voraussetzungen dafür nicht zerstört. Als die Männer des Arbeitsdienstes in den dreißiger Jahren im Zuge der Flurbereinigung landauf und landab die damals als unnütz angesehenen Hecken abholzen mußten, wurde damit den Singvögeln der Lebensraum entzogen. Die Vögel mußten abwandern. Einige

Jahre später war plötzlich der Kartoffelkäfer da und fraß ganze Felder kahl. Um wieder Hecken anzupflanzen, gab die Bundesregierung in den letzten zwei Jahrzehnten Millionenbeträge aus.
Ein Merksatz: Anstatt die Schädlinge mit Gift zu vernichten, müssen die sogenannten Nützlinge gefördert werden. Unter den Nützlingen stehen die Vögel ganz vornean.
Deshalb gehören heutzutage Hecken wieder in den kleinsten Garten. Werden dort dann auch noch Nistkästen aufgehängt, dann kommen bald Rotkehlchen und Meisen, beides tüchtige Insektenfresser. Auch ein einzelner Maulwurf bringt mehr Nutzen als er Schaden anrichtet. Er kann bis zu einem halben Hektar Land von schädlichen Engerlingen säubern.

Pflanzengemeinschaften

Noch etwas Grundsätzliches muß beachtet werden, wenn man mit dem Heilpflanzenanbau Erfolg haben möchte. Ein von Menschen kultivierter fruchtbarer Boden hat viele Feinde, insbesondere das Klima, die vorherrschenden Witterungseinflüsse. Wird ein fruchtbarer Boden schutzlos der Witterung ausgesetzt, dann wird mit Sicherheit das vielfältige Bodenleben zerstört. Abhilfe kann da mit sogenannten Pflanzengemeinschaften geschaffen werden, die stufenweise den Boden so abdecken, daß Licht und Wärme, anstatt zu schaden, nutzbringend wirken können. Pflanzengemeinschaften werden von verschiedenartigen Pflanzen gebildet, die sich miteinander vertragen und gegenseitig ergänzen. Möchten Sie zum Beispiel in Ihrem Garten Baldrian für die Hausapotheke pflanzen, dann werden Sie mit dem bis zu eineinhalb Meter hohen Kraut keine sonderliche Freude haben, wenn der Baldrian nicht in einer Pflanzengemeinschaft steht. Baldrian allein kann nämlich den Boden nicht abdecken, weshalb dieser austrocknet; Unkräuter kommen auf und vernichten die Heilpflanze. Um nun eine Lebensgemeinschaft von Pflanzen zu erhalten, die den Boden schützen und seine Fruchtbarkeit garantieren, kann dem Baldrian der Hamamelistrauch untergepflanzt werden. Dieser Strauch liebt Halbschatten und feuchten Grund.
Damit aber ist die Gemeinschaft noch nicht komplett. Es fehlt noch ein flacher Bodenbedecker. Dazu eignet sich etwa das Pfennigkraut, das ideale Schutzfunktionen besitzt. Auch das Immergrün ist ein guter Bodenbedecker. Diese kleine Heilpflanze, die zudem sehr schön zur Zierde des Gartens beiträgt, sollte in keiner Gartenapotheke fehlen. Bei einer ganzen Reihe hochwachsender Arzneipflanzen genügen bereits Einsaaten von schnellwachsenden Pflanzen wie Gelbsenf oder Perserklee. Diese Pflanzen lassen keinerlei Unkräuter aufkommen, bedecken

den Boden und sind hinterher mit einer Gartenschere leicht zu entfernen. Die Heilpflanzen aber kommen zur höchstmöglichen Entfaltung.
Ob Heilpflanzen gleich in die Gartenbeete ausgesät oder in Frühbeeten vorgezogen werden sollten, hängt von den klimatischen Verhältnissen der jeweiligen Anbaugebiete ab. Viele Heilpflanzen reagieren recht empfindlich gegen Kälte oder gar Nachtfröste. Deshalb sollten keinerlei Risiken eingegangen werden. Künstliche Wärme allerdings ist nicht zu empfehlen.

Einige Regeln für den Anbau, die Ernte und die Aufbewahrung

Die Samen sollten nicht zu tief in den Boden eingebracht werden. Faustregel: Zweimal so tief, wie ein Samenkorn dick ist. Die Samen sofort nach der Aussaat etwas andrücken. Das gilt auch für die Aussaat im Freien. Nach Platzregen, der vor allem schwere Böden verschlämmt, hilft ebenfalls etwas Andrücken. Dadurch entstehen feine Risse, durch die dann die Pflänzchen einen Weg an die Oberfläche finden. Die Samen sind über Samenhandlungen zu beziehen, die ein umfangreiches Sortiment bereithalten.
Anweisungen über Pflanzweiten liegen in der Regel bei, auch Angaben über die erforderliche Pflanzenanzahl für beispielsweise einen Zwei-Personen-Haushalt.
Zu den Heilpflanzen, die durch Samen nicht ohne weiteres gezogen werden können, gehört die Melisse, ebenso die Pfefferminze. Beide sind Heilpflanzen, die in keiner »Apotheke vor dem Haus« fehlen sollten. Die Pfefferminze schlägt in unwirksame Wildformen zurück, wenn sie angesät wird. Diese Heilpflanzen können als Setzlinge und pflanzliche Ausläufer (Stolonen) bezogen werden.
Die Pflege während der Wachstumszeit ist verhältnismäßig einfach. Die Heilkräuterbeete müssen immer unkrautfrei sein, was durch Ausrupfen oder Hacken erreicht wird. Außerdem müssen die Pflanzen immer genügend Feuchtigkeit erhalten, also in Trockenzeiten regelmäßig gegossen werden.
Bei vielen Pflanzen haben nur bestimmte Teile eine Heilwirkung. Deshalb müssen wir unterscheiden zwischen Blätter-, Blüten-, Kraut-, Wurzel-, Samen- und Rindenernte. Grundsätzlich sollte nur dann geerntet werden, wenn der Wirkstoffgehalt am größten ist. Auch hier gibt es Faustregeln.
Blätter und Kraut werden während der Blütezeit und kurz vor dem Samenansatz geerntet. Beste Zeit: kurz vor Mittag, wenn die Blätter schon gut trocken sind. Kräftige Blätter werden geschnitten, zarte Blätter abgestreift. Das Kraut hochwachsender Pflanzen wird von oben herab 20

bis 30 Zentimeter abgeschnitten. Kleinwüchsiges und zartes Kraut wird mit einem scharfen Messer oder einer Gartenschere über dem Boden geschnitten. Blätter wie auch Kraut dürfen bei der Ernte nicht gedrückt werden. Druckstellen werden bei der Trocknung schwarz.
Blüten werden kurz vor dem Öffnen gepflückt. Um die zarten Gebilde nicht zu zerstören, sollte dabei sehr vorsichtig gearbeitet werden. Bei der Blütenernte muß es warm sein, weil dann der Trocknungsvorgang hinterher reibungsloser verläuft. Zum Sammeln verwendet man am zweckmäßigsten einen Korb, in dem die Blüten lose aufgeschichtet werden. Bei Blüten muß unter Umständen mehrmals nachgepflückt werden, da sich an der Pflanze nicht alle Blüten gleichzeitig entfalten.
Früchte dürfen nur reif geerntet werden. Überreife Früchte sind nicht haltbar, unreife Früchte haben ihre Wirkstoffe noch nicht voll entwikkelt.
Wurzeln werden im Frühjahr, im Herbst und sogar im Winter ausgegraben. Die Tageszeit spielt bei Wurzeln weniger eine Rolle, mehr schon die Witterung. Grabarbeiten bei Regen sind bekanntlich nicht angenehm.
Samen muß kurz vor der Reife geerntet werden, sonst würde er bei der kleinsten Erschütterung ausfallen. Trotzdem muß noch sehr vorsichtig gearbeitet werden. Diese Ernte wird am zweckmäßigsten an feuchten Tagen vorgenommen.
Erntezeit für Rinden und Knospen ist das späte Frühjahr.
Das Erntegut, ob Kraut, Blätter, Blüten oder Wurzeln, muß sachgemäß konserviert werden. Den Heilpflanzen darf nur das Wasser entzogen werden, alle Wirkstoffe sollten in ihrer ursprünglichen Form möglichst erhalten bleiben. Sachgemäß ist die Konservierung, wenn die Farbe der frischen Pflanzen sich nicht verändert hat. Die einfachste Art des Haltbarmachens ist das Trocknen. Unterschieden wird zwischen Sonnentrocknung, Lufttrocknung und Trocknung mit künstlicher Wärme. Für eine sachgemäße Trocknung ist wichtig, daß alle Heilpflanzen für sich allein geerntet und für sich allein weiterbehandelt werden. Die Pfefferminze zum Beispiel entwickelt erst nach der Ernte ihr ausgeprägtes Aroma, das wiederum andere Pflanzen annehmen.
Wichtig ist gleichfalls, daß der Trockenvorgang sofort nach der Ernte eingeleitet wird. Frisch geerntete Pflanzen werden sehr schnell heiß und beginnen zu schimmeln, wenn sie in größerer Menge und für längere Zeit, etwa in einem Korb, lagern. Die Pflanzen, Blätter oder Blüten deshalb sofort auf einem Tuch, auf unbedrucktem Papier oder Pappkartons in dünner Schicht ausbreiten.
Blätter und Blüten vertragen keine direkte Sonnenbestrahlung, müssen also im Schatten trocknen. Dazu eignet sich am besten ein Speicher, in dem für leichten Winddurchzug gesorgt werden sollte. Ist kein Speicher

vorhanden, dann können die Heilkräuter auch unter Bäumen im Schatten, unter Sonnenschirmen oder auf dem Balkon getrocknet werden. Stauden trocknet man am vorteilhaftesten, indem man sie zu Büscheln bindet und an Hauswänden oder auf dem Speicher aufhängt. Auch Wäscheleinen, im Schatten gespannt, eignen sich gut.

Ist das Wetter feucht, dann hilft nur künstliche Nachtrocknung. Als Wärmequellen dienen Heizkörper und Ofenplatten, im Zimmer aber muß etwas Luftzug sein. Bei künstlicher Trocknung darf die Temperatur 35 Grad jedoch nicht übersteigen, sonst entweichen die ätherischen Öle und das Erntegut schrumpft ein. Alle 24 Stunden Blätter und Blüten ganz vorsichtig wenden. Dasselbe gilt auch für die Lufttrocknung. Bei leicht wasserziehenden Pflanzen (Königskerze) ist volle künstliche Trocknung angebracht. Holunder und Klatschmohn etwa liefern nur dann qualitativ gute Heilmittel, wenn sie schnellstens trocknen. Das ist nur mit künstlicher Wärme möglich.

Früchte und Wurzeln werden erst einige Tage lang an der Luft vorgetrocknet und dann der künstlichen Wärme ausgesetzt. Die Wurzeln müssen vorher gründlich gewaschen werden, größere Wurzeln werden in der Mitte gespalten. Aber auch bei Wurzeln soll die künstliche Wärme 60 Grad nicht übersteigen, sonst schließt sich die Wurzelhaut und läßt die Säfte nicht mehr austreten. Diese Wurzeln beginnen nach Wochen bereits zu schimmeln.

Die Heilpflanze ist lagerfähig, wenn die Stengel beim Biegen abbrechen, die Blätter beim Anfassen knistern und die Früchte und Wurzeln auch im Innern nicht mehr weich sind.

Sachgemäß ist die Aufbewahrung der Heilkräuter, wenn sich die der frischen Pflanze eigentümliche Farbe weiter erhält, und der typisch aromatische Geruch der einzelnen Heilkräuter sich nicht verflüchtigen kann.

Aufbewahrt werden die Arzneistoffe in fest verschließbaren Behältern, am besten aus Glas. Pflanzen mit wenig ätherischen Ölen können notfalls auch in Leinenbeuteln auf dem Dachboden aufgehängt werden. Dabei ist darauf zu achten, daß sie keine Feuchtigkeit aufnehmen, da sie sonst verderben. Trotz guter Verschlüsse verlieren die Heilkräuter langsam ihre Wirkung. Wichtige Inhaltsstoffe, vor allem ätherische Öle, gehen auch bei sorgsamster Lagerung verloren. Deshalb sollten Arzneistoffe und auch die Kräutertees für den täglichen Hausgebrauch nicht länger als ein Jahr im Kräuterschrank aufbewahrt werden.

Die Wirkstoffe

Ätherische Öle

Ätherische Öle sind wasserunlösliche Wirkstoffgemische, die sich in der Pflanze in Öldrüsen, in Ölschuppen und Sekretbehältern bilden. In der Luft verflüchtigen sie sich sofort und duften dabei stark. Ihre Eigenschaften in der Medizin: Sie wirken anregend (Pfefferminze) oder beruhigend (Baldrian, Melisse), gärungs- und fäulnishemmend (Kümmel, Kalmus) und auch antibakteriell (Thymian, Quendel). Wieder andere wirken hautreizend bis zur Entzündung (Rettich, Senf) oder einer Entzündung entgegen (Kamille). Kamille, Pfefferminze und Melisse wirken krampflösend, andere fördern kurz vor ihrer Ausscheidung die Harnabsonderung und die Menstruation (Wacholder, Sellerie).

Alkaloide

Alkaloide gehören zu den wichtigsten Arzneien, die die Medizin bisher kennt. Es sind stickstoffhaltige und organische Pflanzenbasen. Die Alkaloide sind fern dem pflanzlichen Stoffwechsel in den Zellhöhlen oder in der Rinde abgelagert. Fast alle Alkaloide wirken auf das Zentralnervensystem. Die einen werden nur besser vertragen, wirken also als Medizin, andere wiederum als Gift (Tollkirsche, Bilsenkraut, Herbstzeitlose). *Es gibt Alkaloide, die sind so giftig, daß man mit einem Gramm davon mindestens 1000 Menschen vergiften könnte.*

Glykoside

Glykoside sind Verbindungen, die zur Speicherung von Zucker in den Pflanzen dienen, in manchen Pflanzen verträglich und als Medizin hochwirksam sind (Rhabarber, Faulbaumrinde) und in anderen Pflanzen hoch giftig (Adonisröschen, Maiglöckchen, Fingerhut). Stark glykosidhaltige Heilpflanzen sind *zur Selbstbehandlung aber nicht geeignet.*

Gerbstoffe

Das Wissen um die Gerbstoffe in Pflanzen ist so alt wie die menschliche Kultur. Schon in den ältesten Schriften der Ägypter wurde über die Ledergewinnung berichtet. Gerbstoffe führen Eiweiß in schwerlösliche Formen über und sind in vielen Heilpflanzen enthalten. Sie helfen bei Zahnfleischbluten, bei Erfrierungen und bei starker Schweißabsonderung. Gerbstoffe aber machen nicht nur Eiweiß schwer löslich, sondern vielfach auch Glykoside und Alkaloide. Wird nun ein Tee nicht vorschriftsmäßig aus verschiedenen Heilpflanzen gemischt, wobei die Gerbstoffe andere Wirkstoffe binden können, dann ist die Wirkung praktisch Null.

Bitterstoffe

Bitterstoffe sind ganz unterschiedliche Wirkstoffe, die nur den bitteren Geschmack gemeinsam haben. Im Altertum schon wurden alle bitter schmeckenden Pflanzen als heilkräftig angesehen und als Appetitanreger und zur Verdauungsförderung verwendet. Dazu dienen sie heute noch. Bei zu langer Anwendung können sie allerdings Magen und Darm überreizen und nervös machen.

Weitere Inhaltsstoffe

In den Heilpflanzen sind bisher 14 verschiedene Vitamine und sieben verschiedene Hormone gefunden worden. Außerdem Sekretine, Fermente, Glucokinine, Toxine, Flavone, Flavonone, Isoflavone, Xanthone, Saponine, Harze, Kampfer, Fette, Wachse, Eiweißstoffe, Amine, Aminosäuren, Betaine, Cholin, Muscarin, Amide, Purine, Pyrimidine und Hautreizstoffe (Acria).

Die Zubereitungsformen

Aufguß *(Infusum)*

Bei einem Aufguß werden zerkleinerte Heilpflanzenteile mit kochendem Wasser (ein Teil Naturstoff, zehn Teile Wasser) übergossen und dann unter mehrfachem Umrühren fünf bis zehn Minuten lang erhitzt. Den Aufguß ziehen lassen und dann abseihen. Der Aufguß eignet sich besonders für Teegemische, die aus zarten Blättern und Blüten bestehen. Diese zarten Heilkräuter können vom Wasser leicht ausgezogen werden. Für Wurzeln, Rinden und andere Holzteile ist diese Zubereitungsform nicht geeignet.

Kalter Auszug *(Infusum frigide paratum)*

Gilt als die beste Nutzungsform von Heilpflanzen. Der Rohstoff wird zerkleinert (ein Teil), danach werden zehn Teile kaltes Wasser zugesetzt. Zum Ausziehen der aromatischen Stoffe genügen bereits zwei bis drei Stunden, für Bitterstoffe sind zwölf Stunden erforderlich und für Harze 24 Stunden. In der Regel wird der Auszug abends angesetzt, am nächsten Morgen ist er trinkfertig. Wollen Sie das Teegemisch nicht kalt trinken, dann gibt es einen anderen Weg. Die Wirkstoffe mit der Hälfte der vorgeschriebenen Wassermenge (ein Teil zu fünf Teilen) kalt ansetzen, acht Stunden lang ziehen lassen, dann abseihen. Nun wird der Rückstand mit der anderen Hälfte der vorgeschriebenen Wassermenge heiß überbrüht und wiederum abgeseiht. Beide Auszüge werden jetzt gemischt. Das ist eines der wirkungsvollsten Verfahren der Heiltee-Zubereitung, da auch die Substanzen ausgezogen werden, die entweder nur im heißen oder nur im kalten Wasser löslich sind.

Tinktur *(Tinctura)*

Tinkturen sind ebenfalls Auszüge, die jedoch mit Wein oder mit Wasser verdünntem Alkohol gewonnen werden. Die zerkleinerte Droge wird mit verdünntem Alkohol übergossen und in einer gut verschlossenen Flasche zehn Tage lang in einem dunklen Raum abgestellt. Die Flasche muß täglich leicht durchgeschüttelt werden. In Tinkturen mit verdünntem Alkohol werden die meisten Wirkstoffe erschlossen. Alkaloide beispielsweise, Glykoside, ätherische Öle, Hormone, Gerbstoffe, Harze, Amara und Balsame gehen zum größten Teil in die Tinkturen über. Eine der bekanntesten Tinkturen für den Hausgebrauch ist die Arnikatinktur, die bei jeder Art äußerlicher Verletzungen, bei Zerrungen, Quetschungen, Blutergüssen und bei Furunkeln erfolgreich angewendet wird. Für diese Tinktur werden die Blüten verwendet. Eine kräftige Hand voll Arnikablüten auf einen halben Liter auf 40 Prozent verdünnten Alkohol, die Flasche gut verschließen und 14 Tage lang in einem warmen und nicht zu hellen Raum abstellen. In dieser Zeit muß die Flasche mehrmals leicht geschüttelt werden. Dann die Flüssigkeit abseihen und den Rückstand gut auspressen.

Saft *(Succus)*

Die Säfte von Heilpflanzen werden vielfach zu Frühjahrskuren verwendet. Beliebt ist vor allem die Löwenzahnkur zur allgemeinen Regeneration. Die Säfte werden mit Maschinen gewonnen, die die Pflanzen zerkleinern und zugleich die Säfte auspressen. Diese Säfte sind nicht haltbar und müssen täglich frisch gemacht werden.

Abkochung *(Decoctum)*

Von den Arzneipflanzen dürfen nur Wurzeln, Rinde und Holzteile abgekocht werden, da der Kochvorgang viele Wirkstoffe zerstört. Ein Teil stark zerkleinerter Arzneistoffe auf zehn Teile kalten Wassers, dann eine halbe Stunde unter mehrfachem Umrühren kochen und ziehen lassen. Die Pflanzenteile auspressen und dann das Ganze abseihen.

Pflanzenbrei *(Cataplasmatum)*

Die Breiumschläge sind heute vielfach vom elektrischen Heizkissen verdrängt worden, haben aber wegen ihrer vorzüglichen Wirkung beispielsweise bei Koliken und Blähungen immer noch ihre Berechtigung. Die bekanntesten Breiumschläge sind der aus Leinsamenmehl, aus Kamille und aus Hafergrütze.

Kräuterbäder

Immer mehr Menschen entdecken das Kräuterbad neu, tanken sozusagen Gesundheit und Schönheit in der Badewanne. Die Zubereitung ist verhältnismäßig einfach. Die Kräutermischung, die Sie wünschen, in einem Leinensäckchen verschließen, in die Badewanne legen und vom Badewasser ausziehen lassen. Wirkungsweise: Die aromatischen ätherischen Öle und sonstige Substanzen der Heilkräuter werden durch die Haut aufgenommen und dem Organismus zugeführt.

Tee

Ein medizinischer Tee soll aus nicht mehr als vier verschiedenen Heilpflanzen bestehen. Da ist einmal das Grund- oder Basismittel; dazu kommt oftmals ein Ergänzungsmittel, das die Heilwirkung verstärkt. Die dritte Substanz hat eigentlich schon keine medizinische Funktion mehr: Sie ist ein Füllmittel. Die vierte Substanz, Korriges genannt, ist nur noch eine Zutat für die Geschmacksnerven und das Auge. Medizinische Tees haben in der Regel die Eigenschaft, bitter zu schmecken. Die meisten medizinischen Tees sind ungiftig. Deshalb ist auch die Dosierungsfrage kein erstrangiges Problem. Es kann ruhig etwas mehr genommen werden, als angegeben ist. Die Erfahrung zeigt, daß die Kräutertees in der Mehrzahl zu dünn zubereitet werden. Sie machen nichts falsch, wenn Sie auf eine Tasse (150 ccm) ein bis zwei Teelöffel voll nehmen oder mit Daumen, Zeige- und Mittelfinger kräftig zulangen. Damit dürften Sie etwa zwei Teelöffel voll zu fassen bekommen.
Am besten wirkt medizinischer Tee, wenn jeweils eine Tasse davon morgens auf nüchternen Magen, nachmittags und vor dem Abendessen getrunken wird. Sebastian Kneipp sagte, Kräutertee sollte diätisch getrunken werden. Also langsam, in kleinen Schlucken. Mit einer gewissen inneren Bereitschaft.
Medizinischer Tee darf auch nicht mit Zucker gesüßt werden. Bittere Tees werden auch durch Zucker nicht genießbarer, da die Bitterstoffe in ihrer Wirkung stärker sind. Honig dagegen ist zu empfehlen. Bei Hustentees zum Beispiel verstärkt Honig sogar die Heilwirkung.
Tee mit aromatischen Drogen muß immer frisch zubereitet werden. Die Wirkstoffe gehen sonst verloren. Und noch etwas ist wichtig: Eine oder zehn Tassen eines medizinischen Tees bringen kaum Erfolg. Auch die Selbstbehandlung soll kurmäßig sein, muß also mindestens drei Wochen dauern, wenn Linderung oder gar Heilung erhofft wird.

Die wichtigsten und bekanntesten Heilpflanzen

Um dazu beizutragen, daß das Wissen um die Heilpflanzen wieder zum Allgemeingut wird, sind für dieses Kapitel etwa 50 Pflanzen ausgewählt worden. Maßgeblich war dabei, wie bedeutend oder wie bekannt diese Gewächse sind. Die ausführliche Darstellung soll es dem Leser erleichtern, Zugang zu finden zu einem Bereich, der einst so hohe Wertschätzung genossen hat.

Der Kenner wird an dieser Stelle sicherlich einige Pflanzen vermissen, so das Pfeilgift Curare, über das der Jesuitenpater F. X. Veigl nach seiner Rückkehr aus Südamerika berichtet hat. Letztlich ist es sein Verdienst, daß wir heute dieses Mittel zur Verfügung haben, das Operationen erleichtert, indem es den Spannungszustand der Muskulatur herabsetzt. Oder die Schlangenwurz, der Indiens Mahatma Gandhi einen guten Teil seiner unvergleichlichen Gelassenheit verdankte, die man allein östlicher Geisteshaltung zuzuschreiben geneigt war: Seine Mitarbeiter führten immer Tee aus dieser Pflanze mit sich, deren Wirkstoff heute zum Senken hohen Blutdrucks verwendet wird.

Oder den Rauschpfeffer aus Südostasien, der das Kavain enthält, mit seiner anregenden Wirkung auf das Gehirn. Oder die *Hypox rooperi*, die gelbe Männerblume, die einen Wirkstoff gegen Erkrankungen der Prostata enthält.

Aber auch einheimische Pflanzen fehlen in dieser Liste – etwa die Herbstzeitlose mit dem zur Krebsbehandlung (Leukämie) verwendeten Colchicin, das sonst als klassisches Mittel bei akuten Gichtanfällen gelten darf. Und der Spitzwegerich hat nur am Rande als Mittel zur Wundheilung Erwähnung gefunden; in der Volksmedizin steht er aber außerdem im Ansehen als wirksames Mittel gegen Lungenkrankheiten. Vor allem soll er bei richtiger Anwendung eine vorbeugende Wirkung entfalten.

Ein unerforschtes Kapitel. Die Wissenschaft hat bis heute nicht klären können, ob es mittels kurmäßiger Anwendung von Heilpflanzen möglich ist, einer Organschwäche entgegenzuwirken. Gerade das aber behaupten naturheilkundlich erfahrene Ärzte, gerade darin liegt nach ihrer Kenntnis das eigentliche Anwendungsgebiet der Heilpflanzen, offenbart sich das Prinzip ihrer Wirksamkeit: Sie bekämpfen nicht die Krankheitserreger und wirken nicht direkt auf Symptome ein, sondern sie regen die Selbstheilungskräfte des Organismus an. Zu dieser Veränderung des Milieus bedarf es zwar bis zum Eintreten des Erfolges einer regelmäßigen Anwendung über längere Zeit hinweg. Aber dafür besteht bei dieser Form der behutsamen und langfristigen Beeinflussung auch nicht die Gefahr schädlicher Nebenwirkungen.

Arnika *(Arnica montana)*

Wenn Pfarrer Kneipp die Kanzel betrat, erwachten nicht nur die Schläfer in den letzten Kirchenbänken. In Bad Wörishofen raunte man einander zu, daß die Donnerstimme des Predigers selbst die Toten auf dem Friedhof zu erwecken vermöge – hatte doch der »Wasserdoktor« gar vielen das Leben gerettet, so daß sie gleichsam von den Toten auferstanden waren.

Sebastian Kneipp wußte nicht nur die Heilkräfte des Wassers zu nutzen, er war zugleich ein Kenner der Heilpflanzen und ihrer Wirksamkeit. Diesem Wissen verdankte er auch seine ungebrochene Stimmkraft: »Wenn ihr Priester wäret und predigen müßtet, dann würde ich euch raten, vor der Predigt mit zwei bis drei Löffeln Arnikawasser zu gurgeln, und die Stimme wird um die Hälfte verbessert.« Er selbst hielt sich an dieses Rezept mit großem Erfolg – und nicht nur für sich. Einmal kam ein Sänger von weither angereist und krächzte und klagte, er müsse betteln gehen, wenn er seine Stimme nicht wiedererlange. Inhaliert habe er Tag und Nacht, auspinseln habe er sich lassen mit Höllenstein, geholfen habe aber bisher nichts. Pfarrer Kneipp sprach ihm Mut zu, veranlaßte ihn, sich einer Arnikakur zu unterziehen, und notierte dann: »Der Sänger hat seine Glockenstimme wiederbekommen.«

Kneipp rühmte immer wieder die vielfältigen Wirkungen der Arnika. Einmal hatte ein bissiges Pferd den Arm eines Fuhrknechts böse zugerichtet. Kneipp berichtet: »Die Wunde wurde nun schleunigst ausgewaschen mit Wasser, an welches Arnikatinktur gegossen wurde, hernach wurden die zerrissenen Teile soviel wie möglich geordnet, daß sie an die richtige Stelle zu liegen kamen. Weiter wurden Kompressen in etwas verdünnte Tinktur getaucht und aufs sorgfältigste überbunden, so daß nicht die geringste Luft an die Verwundung dringen konnte. Es stellte sich kein Fieber ein, der Schmerz verschwand rasch, das losgerissene Fleisch wuchs wieder zusammen, und die Verwundung heilte, so daß sie kaum noch sichtbare Narben zeigte. Welches Mittel hätte mehr geleistet?« Kneipp berichtet weiter von der Heilung des Maurergesellen, der vom Gerüst gefallen war und sich dabei den rechten Schenkel derart gequetscht hatte, daß er keinen Schritt mehr gehen konnte, und von jener des Knechtes Karl, der Holz gehackt hatte, wobei ihm die Axt entfahren und im Fuße steckengeblieben war. Er heilte mit Arnika die Wunden, die bissige Hunde gerissen hatten, er heilte Quetschungen und Blutergüsse und linderte Leibschmerzen mit Arnikaumschlägen.

Die Arnika ist das Musterbeispiel einer Heilpflanze mit Allgemein- und Breitenwirkungen, die den Heilungsprozeß des Körpers nicht nur anregen, sondern auch aktiv unterstützen; Arnika wirkt auf das Bindegewebe und zugleich auf das Nervengewebe, beeinflußt den Kreislauf

günstig und somit auch die Herztätigkeit. Sie kann äußerlich und innerlich angewendet werden, innerlich allerdings nur auf ärztliche Anordnung, da Arnika, in einer Überdosis genommen, Schwindelgefühl, Magenkrämpfe und sogar schwere Herzstörungen verursachen kann.
Der Arnika erging es wie vielen anderen Heilpflanzen: Im Mittelalter war ihre Wirksamkeit allgemein bekannt, dann aber geriet sie mehr und mehr in Vergessenheit, nur die Bauern sammelten noch die Blüten oder zogen die Pflanze in ihren Gärten, bereiteten aus Wurzeln und Blüten eine Tinktur und verwendeten sie bei Quetschungen, Verrenkungen, Verstauchungen, Muskelschmerzen, Blutergüssen und Wunden, die dann schnell und sauber verheilten.
Erst in letzter Zeit ist die Arnika wieder neu entdeckt worden, und immer mehr Wissenschaftler befassen sich mit der Heilpflanze. In den Blüten, den Blättern und der Wurzel sind als Wirkstoffe Flavonglucoside, Arnicin, ätherische Öle, Gerb- und Bitterstoffe und noch eine Reihe nicht näher bekannter Stoffe festgestellt worden, die sich mit Wasser oder anderen Lösungsmitteln ausziehen lassen (Extraktivstoffe).
Untersuchungen haben ergeben, daß diese Arnica-Flavonglucoside die Herzleistung steigern und die Sauerstoffverwertung fördern, also ein ernstzunehmender Wirkstoff für das Altersherz und gegen die Angina pectoris sind. Der auf Heilpflanzen spezialisierte Arzt Dr. Weiß berichtet in seinem »Lehrbuch der Phytotherapie« von einer Erfolgsquote von 72 bis 77 Prozent. Die belebende und herzberuhigende Wirkung stellt sich bereits nach dem Genuß von Arnikatee ein (von Goethe wird berichtet, daß er sich im Alter bei Herzbeschwerden Arnikatee zubereiten ließ), aber wie schon oben erwähnt, darf Arnikatinktur oder -tee nur auf Anordnung des Arztes eingenommen bzw. getrunken werden. Unbedenklich dagegen ist die Selbstbehandlung bei Mandelentzündungen, Raucherkatarrh, Schleimhautentzündung des Rachens und bei Abszessen im Rachen. Es sollte alle halbe Stunde gegurgelt werden, entweder mit Arnikatee oder verdünnter Arnikatinktur, höchstens zehn Tropfen auf ein Glas warmes Wasser. Auch hier verbessert der Arnikawirkstoff die Ernährung des Gewebes, außerdem fördert er die lokale Abwehrbereitschaft der Schleimhaut. Bei Abszessen sollte die Dosis auf einen Teelöffel Tinktur je Glas erhöht werden, und es sollte so heiß gegurgelt werden, wie der Patient es vertragen kann.
Aber auch bei neuralgischen Beschwerden, bei Rheuma und Gicht sowie bei akuten Gelenkentzündungen hat sich Arnika bestens bewährt. Das gilt für akute Erkrankungen ebenso wie für chronische Leiden. Für Einreibungen und Umschläge wird verdünnte Tinktur verwendet, ein Eßlöffel voll auf einen halben Liter Wasser. Für die Behandlung von eitrigen Wunden, von Quetschungen, Zerrungen, Verstauchungen und

Blutergüssen nimmt man drei bis vier Eßlöffel Arnikatinktur auf einen Liter Wasser.

Die Arnika ist eine relativ »junge« Heilpflanze. In den Schriften der Antike wird sie nicht erwähnt, der Name »Arnica« taucht erstmals im 14. Jahrhundert auf. 1612 berichtet der Botaniker Tabernaemontanus bereits ausführlich über die Anwendung der Heilpflanze: »Bei den Sachsen braucht es das gemeine Volk / denen so hoch hinuntergefallen / oder so sich sonst etwan mit Arbeyt verletzt haben: nemet eine Handt voll / sieden es in Bier / drincken des Morgents einen Trunck warmb davon / decken sich zu / und schwitzen...« Im 18. Jahrhundert rühmte der Wiener Arzt Dr. Collin die antiseptische Wirkung der Arnika. In den Jahren 1771 bis 1774 hat er, seinen Schriften nach zu urteilen, mit Arnika mehr als 1000 Patienten vom Wechselfieber geheilt. Auch bei Lähmungen und schwarzem Star hatte er mit der Heilpflanze Erfolg.

Im Aberglauben des Volkes spielte die Arnika eine große Rolle. In Süddeutschland war sie im Kult der Sommersonnenwende eine wichtige Pflanze. Arnika steht um den Johannistag in voller Blüte. Zu dieser Zeit gepflückt hat die Pflanze ihre größte Heilwirkung. Aus Arnika wurden Kränze geflochten und am Haus aufgehängt, um das Anwesen vor Blitzschlag zu schützen. In Mitteldeutschland wurde bei Gewitter getrocknete Arnika angezündet, und die Bäuerin sagte den Spruch auf: »Steckt Arnika an, steckt Arnika an, daß sich das Wetter scheiden kann.« In Süddeutschland und in Österreich wurde Arnika in Feldraine gesteckt, damit sie die Ernte schütze.

Auf die Heilkräfte der Pflanze beziehen sich viele Volksnamen. In der Mindener Gegend heißt sie »Stohupungohhen«, was etwa bedeutet »Steh auf und geh hin«, in Südtirol »Fallkraut«, im Ennstal »Wundkraut« und in Ostpreußen »Stichkraut«. Mancherorts wird die Arnika auch »Wohlverleih« genannt, was dahin gedeutet wird, daß die Arnika viele »Wohl verleihende« Eigenschaften besitzt.

Die Arnika wächst auf trockenem Moor, auf Waldwiesen und Gebirgswiesen sowie in Heidegegenden. Die Pflanze bevorzugt ungedüngten, humosen bis sandigen Boden, der zudem kalkarm sein muß. Wenn der Boden nicht zu mineralstoff- und kalkhaltig ist, läßt sich Arnika auch im Garten kultivieren.

Die Heilpflanze ist ausdauernd, der Stengel 20 bis 40 Zentimeter hoch, drüsig behaart und trägt meist nur einen Blütenkopf. Die Blütenblätter sind sonnen- bis orangengelb, außen etwas behaart und zungenförmig, sie enden abgestumpft in drei kleinen Zähnchen. Erntezeit ist Juni/Juli, je nach Standort. Geerntet werden die Blüten, denen die größte Heilkraft zugeschrieben wird. Die Blüten müssen im Schatten getrocknet werden, hinterher werden sie dann aus den Kelchen gezupft. Erntezeit für die Arnikawurzeln, die federkieldick und etwa fünf Zentimeter lang

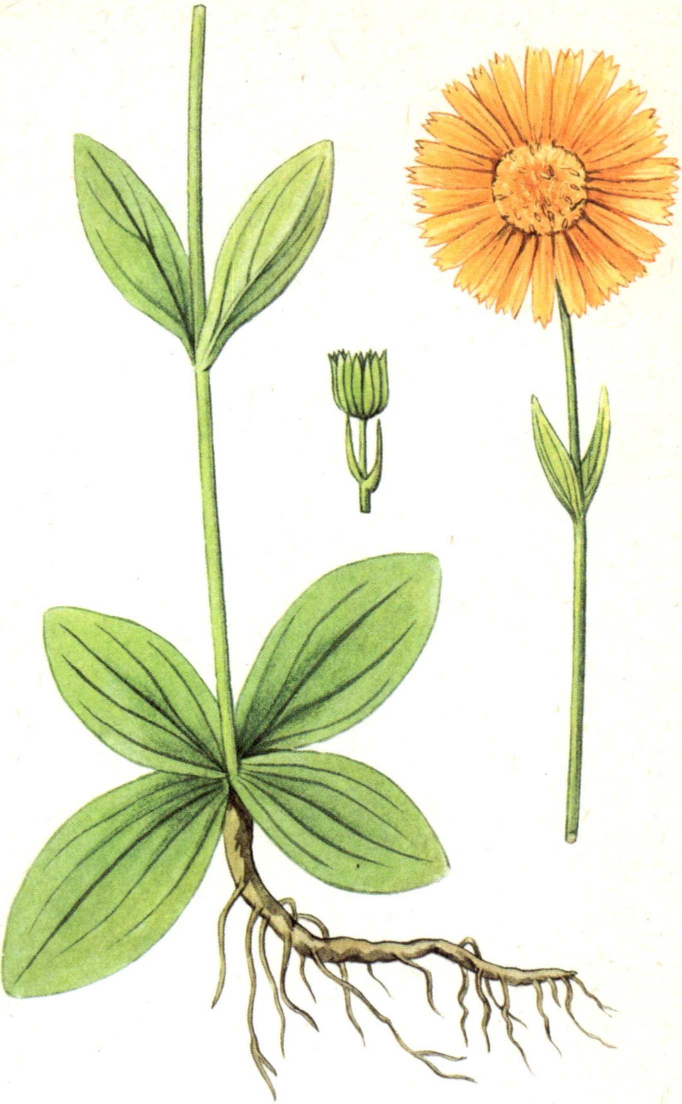

Arnika
Arnica montana

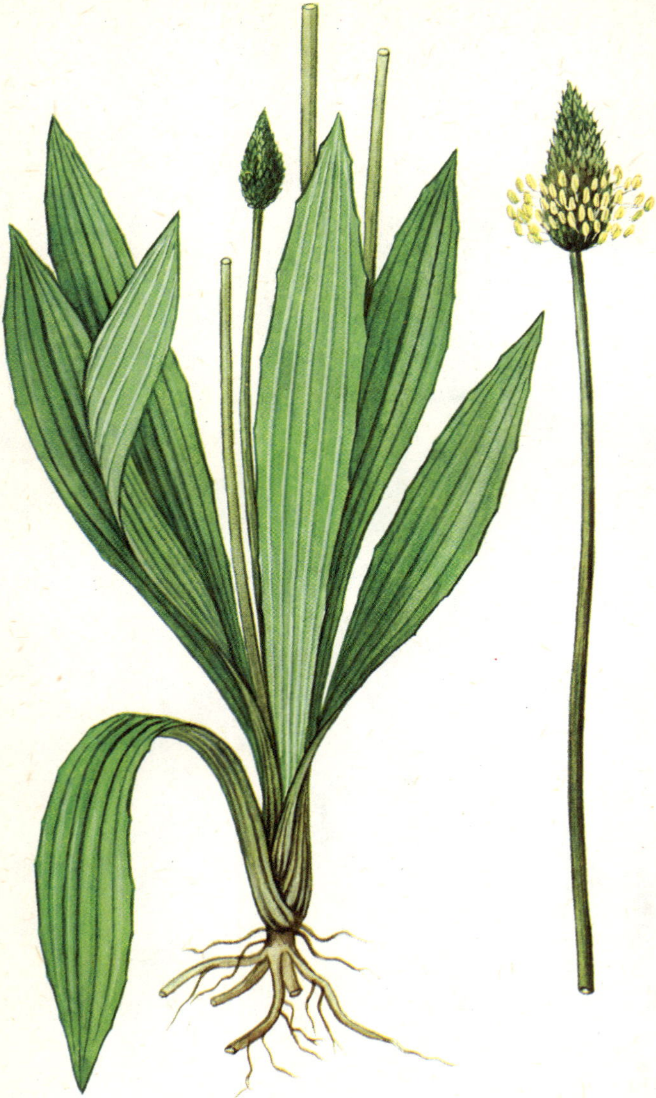

Spitzwegerich
Plantago lanceolata

sind, ist das Frühjahr und der Herbst. Für gewerbliche Zwecke darf in der Bundesrepublik die Arnika nicht gesammelt werden, für den Hausgebrauch ist dies jedoch erlaubt.
Arnikatinktur für äußere Anwendung kann in Spiritus angesetzt werden, Tinktur zum Gurgeln und zur inneren Anwendung unbedingt in gutem Kornbranntwein. Mischungsverhältnis: Die Flasche bis zu drei Viertel mit getrockneten Arnikablüten füllen, dann die Flüssigkeit zusetzen. Die Flasche zwei Wochen lang in einem nicht zu hellen Raum abstellen und in dieser Zeit öfter leicht durchschütteln.
Arnikatinktur kann bei guter Lagerung mehrere Jahre lang aufbewahrt werden.
Zuletzt noch ein Tip für Verwundungen unterwegs, da Sie ja Ihr Fläschchen Arnikatinktur nicht immer dabei haben werden: Sollten Sie sich bei Ausflügen verletzen, dann gibt es noch eine weitere Heilpflanze, die bei offenen Wunden erstaunliche Wirkung zeigt. Es ist der *Spitzwegerich*, ein Unkraut, das Ihnen auf Ihrem Wege beinahe auf Schritt und Tritt begegnet. Pflücken Sie sechs bis acht saubere Blätter dieser Pflanze, kneten Sie diese mit Ihren Fingern so lange, bis Saft zum Vorschein kommt, und träufeln Sie diesen auf die Wunde.

Baldrian *(Valeriana officinalis)*

Den Ärzten unter unseren Vorfahren sollten wir Bewunderung zollen. Der große Naturarzt Hufeland (1762–1836) schreibt über den Baldrian: »Er ist eines der besten Nervenmittel, die ich kenne, zur Stärkung und Regulierung des Nervensystems, wo er als Tee, am Morgen und Abend, täglich getrunken wird. Ich habe dadurch langwierige Nervenschäden, Hysterie und Krämpfe aller Art verschwinden sehen.« Um solche Feststellungen zu treffen, war Hufeland auf seine eigenen Beobachtungen und auf die Überlieferungen der Volksmedizin angewiesen. Jetzt wurde die Heilpflanze vom Institut für pharmazeutische Arzneimittellehre der Universität München wissenschaftlich analysiert. Dabei wurden Hufelands Beobachtungen bestätigt.
Baldrian ist tatsächlich eines der effektvollsten pflanzlichen Beruhigungsmittel und zudem in der Selbstbehandlung vielseitig anwendbar. Die Heilpflanze baut Erregungs- und Spannungszustände ab, beseitigt nervöse Störungen aller Art – nervöse Kopfschmerzen, nervös bedingte Verdauungsstörungen –, und sie hilft bei klimakterischen Beschwerden und bei Depressionen. Besonders wirkungsvoll ist der Baldrian als Einschlafmittel. Vor allem Menschen, die infolge nervöser Erschöpfung und geistiger Überarbeitung unter Schlafstörungen leiden, sollten immer Baldriantinktur in ihrer Hausapotheke vorrätig haben. Bei Frauen

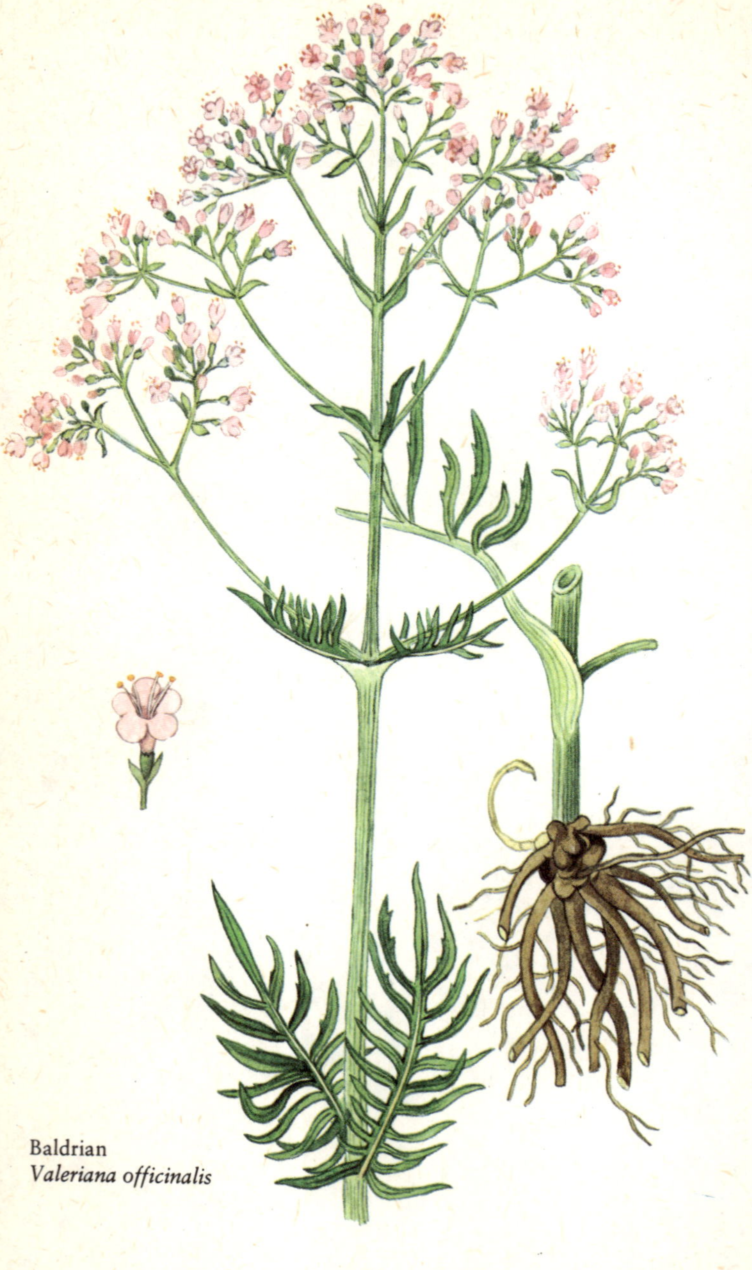

Baldrian
Valeriana officinalis

mildert Baldrian Erregungszustände während der Periode, und viele Ärzte verordnen ihn auch gegen die Beschwerden der Wechseljahre.
Die Hauptinhaltsstoffe des Baldrians sind zwei Alkaloide, Valerin und Chatinin, Gerbstoff, ein ätherisches Öl, aus dem die Valeriansäuren gewonnen werden, sowie Valepotriate. Diese Valepotriate sind die beruhigenden Wirkstoffe, zusätzlich haben sie eine krampflösende Wirkung – eine Tatsache, die früheren Generationen auch ohne exakte Analyse bekannt war. Wichtig ist auch, wie die Forscher bei ihren Untersuchungen ebenfalls feststellten, daß die Valepotriate eine zwar beruhigende und krampflösende Wirkung haben, jedoch nur in Verbindung mit dem ätherischen Öl der Pflanze und nur in dem speziellen Verhältnis zueinander, wie diese Inhaltsstoffe in der Heilpflanze vorkommen. Wenn man die Wirkstoffe der Pflanze einzeln anwendet, zeigen sie nicht die gleiche Wirkung wie in ihrem natürlichen Zusammenhang. Dr. Weiß schreibt dazu in seinem »Lehrbuch der Phytotherapie«: »So hat sich der Baldrian geradezu als Musterbeispiel dafür erwiesen, daß ... kein einheitlicher Wirkstoff zu finden ist, sondern daß erst das Zusammenwirken verschiedener Pflanzenwirkstoffe den therapeutischen Effekt ergibt.«
Die Heilpflanze war bereits den griechischen und römischen Ärzten des Altertums bekannt. Sie wurde als erwärmendes, harntreibendes und menstruationsfördendes Medikament angewendet, das auch gegen Seitenstechen und als Gegengift wirksam sein sollte. Die beruhigende Wirkung war damals anscheinend noch nicht bekannt. Die heilige Hildegard und Paracelsus betrachteten Baldrian als wertvolle Heilpflanze, und im Mittelalter wurde ihm eine aphrodisierende Wirkung zugeschrieben. Eine Handschrift aus dem 15. Jahrhundert aus dem Schloß Wolfsthurn bei Sterzing in Südtirol überliefert: »Wilter (willst du) gute freuntschaft machen under manne und under Weibe, so nym valerianun und stosz die czu pulver und gib ins czu trinken in Wein.«
Im Volksglauben war Baldrian bis weit ins 19. Jahrhundert, manchmal auch noch länger, ein hilfreiches Mittel gegen Hexen und die Pest. Philippine Welser, die Gattin des Erzherzogs Ferdinand von Tirol (Mitte des 16. Jh.), hatte ein Rezeptbuch zur Behandlung von Krankheiten verfaßt, in welchem sie riet, aus der Baldrianwurzel ein Pestwasser zu destillieren und gegen die Ansteckungsgefahr ständig eine Baldrianwurzel in den Mund zu nehmen. Die stark riechende Wurzel sollte auch Geister und den Teufel vertreiben. In Franken und in Hessen galt der Spruch: »Baldrian, Dost und Dill, kann die Hex' nicht, wie sie will.« Wenn eine Kuh kalbte, bekam sie drei Eimer Wasser zu saufen, worin Baldrian, Dost und Dill vermischt waren. Baldrianpflanzen wurden auch in den Wohnstuben der Bauernhäuser an die Decke gehängt, weil das Kraut sich angeblich bewegte, wenn eine Hexe eintrat.

Der Baldrian wächst in ganz Mitteleuropa in Wäldern, auf feuchten Wiesen und an Flußufern, kann aber auch in Hausgärten gezogen werden. Er gedeiht auf humosem und auch auf sandigem Boden. Die Staude wird zwischen 30 und 170 cm hoch, der gefurchte Stengel steht aufrecht, die Blätter sind unpaarig-gefiedert, die Blüten weiß bis hellrotlila. Der Wurzelstock ist kurz und walzenförmig, die einzelnen Wurzeln sind rund und fingerlang, außen braun und innen weiß. Geerntet wird die Wurzel, Erntezeit ist September bis Oktober. Die frische Baldrianwurzel ist geruchlos, der charakteristische Baldriangeruch, der Katzen anlockt, bildet sich erst beim Trocknen.
Verwendet werden Tee und Tinktur, wobei die Wirkung des Tees fast höher einzuschätzen ist. Für den Tee wird die getrocknete Wurzel fein zerrieben, der Tee wird aufgegossen, zwei Teelöffel voll auf eine Tasse. Baldriantee kann aber auch als Kaltmazerat getrunken werden, zwei Teelöffel voll mit einem Glas kalten Wassers übergießen und zehn bis zwölf Stunden stehenlassen, d. h., das morgens auf diese Weise zubereitete Getränk wird abends, das abends zubereitete am Morgen getrunken. Tee wird hauptsächlich genommen bei Schlafstörungen, bei Kopfschmerzen, bei klimakterischen Beschwerden und bei Spannungs- oder Erregungszuständen, er eignet sich auch für Kinder bei krampfartigen Schmerzen. Zur äußeren Anwendung (Muskelkrämpfe) empfiehlt sich Baldrianöl. Baldrianbäder wirken beruhigend. Baldriantinktur sollte man nicht selbst herstellen, sondern in der Apotheke kaufen. Wie viele Medikamente sollte auch Baldrian nicht ohne Unterbrechung über längere Zeit angewendet werden, da sonst Verstopfung und eine gewisse Gewöhnung eintreten können; alle drei Wochen sollte man eine Pause machen und eine andere Heilpflanze – z. B. Melisse – anwenden.

Bilsenkraut *(Hyoscyamus niger)* **giftig**

Wirklich unvorstellbar, was es in einer öffentlichen Sauna, wo die Menschen dicht gedrängt wie die Hühner auf der Stange zu sitzen pflegen, für Folgen hätte, wenn beim Aufguß Wirkstoffe des Bilsenkrauts zur Anwendung kämen, wie es in den Badestuben des Mittelalters bisweilen geschehen konnte. In alten Schriften ist nämlich zu lesen, daß schelmische Gesellen etwas Bilsensamen in den Ofen geworfen hätten und daß daraufhin die Badegäste mit den Reisigbesen aufeinander losgegangen wären. Es steht heute fest, daß Bilsenkraut Halluzinationen hervorrufen kann und – wenn es verbrannt wird – offenbar auch Aggressionen erzeugt.
Für die Ärzte gilt Bilsenkraut heute als ein wertvolles Medikament. Es wird erfolgreich angewendet bei Alterstremoren, den mehr oder weni-

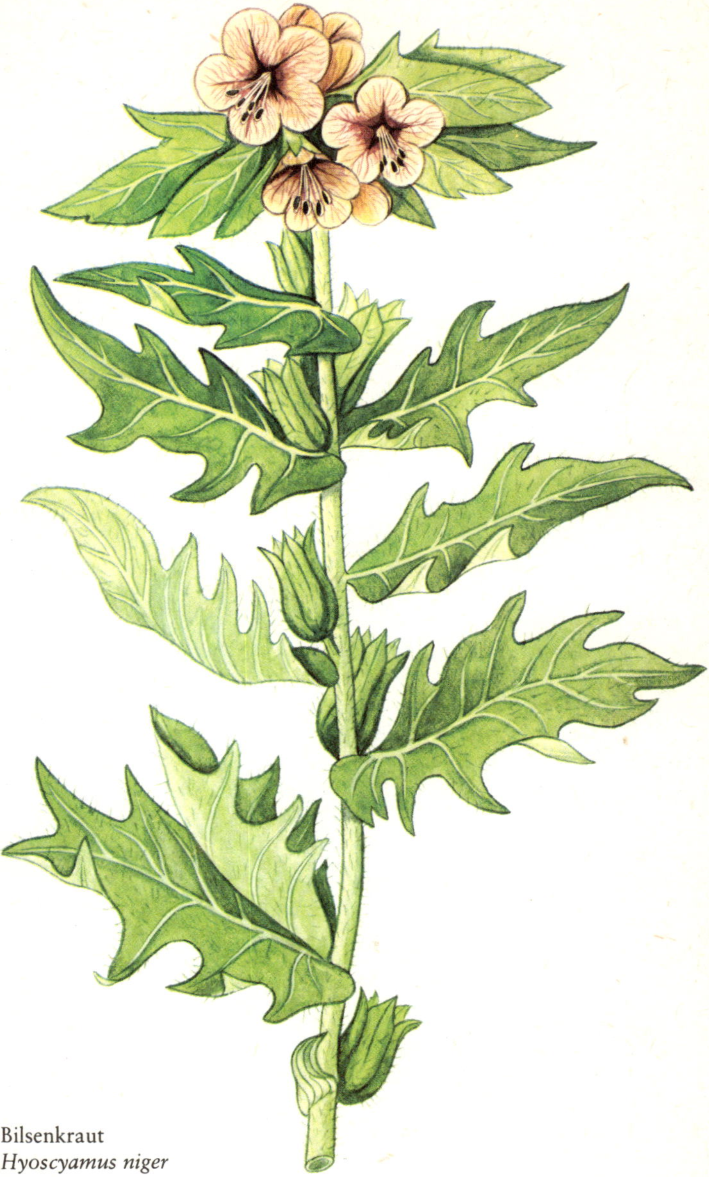

Bilsenkraut
Hyoscyamus niger

ger rhythmischen, unkontrollierten Zitterbewegungen einzelner Körperteile. Aber auch bei Schüttellähmungen, der Parkinsonschen Krankheit, ist Bilsenkraut eine erfolgversprechende Arznei. Rheumakranken verordnen die Ärzte das Öl aus dieser Pflanze als Einreibemittel. Bilsenkraut wirkt auf das gesamte Nervensystem und wird gerne bei starken Erregungszuständen angewendet, aber auch als schmerzstillendes und krampflösendes Mittel. Das Bilsenkraut kann hier als Ersatz von Opium angesehen werden, mit dem Vorteil, daß es keine Verstopfung hervorruft. Bilsenkraut wird angewendet gegen Reiz- und Krampfhusten, aber auch bei schwerer Form der Schlaflosigkeit, bei Nervenlähmung und Genickstarre, bei Alterssklerotikern nach Aufregungen und bei Alkoholikern, die im Delirium leben.
Das Bilsenkraut ist eine Pflanze, deren Giftigkeit schon von den Ärzten des Altertums für Heilzwecke genutzt wurde. Die indogermanischen Völker kannten und nutzten sie, Dioskurides beschreibt sie als Wahnsinn hervorrufend, während ihre frischen Blätter als Umschlag schmerzstillend wirken. Plinius empfahl sie bei Zahnschmerzen.
Bevor das Chloroform entdeckt wurde, verwendeten die Ärzte das Bilsenkraut als Narkotikum bei Operationen, heißt es in Schriften aus dem 15. Jahrhundert. Die Mediziner hatten beobachtet, daß Bilsenkraut in geringen Mengen Halluzinationen und dann sinnloses Schwatzen und zuletzt Tobsuchtsanfälle verursacht, aber auch, daß nach größeren Mengen zuerst Schlaftrunkenheit und dann Bewußtlosigkeit eintritt.
In der Zauberei und bei Hexen spielte das Bilsenkraut von jeher eine bedeutende Rolle, was ohne Zweifel auf seine sinnestäuschenden und betäubenden Eigenschaften zurückzuführen ist. Heute weiß man, daß die in der Pflanze enthaltenen Solanacengifte die abenteuerlichsten Visionen und auch Gefühle des Fliegens hervorrufen.
Das Bilsenkraut ist eine über ganz Europa und weite Teile Asiens verbreitete Pflanze. Es wird angenommen, daß die Zigeuner für diese Verbreitung gesorgt haben, da sie es über Jahrhunderte hinweg für ihre mannigfachen Künste verwendet haben. Die Pflanze ist zweijährig. Im ersten Jahr entwickelt sich eine sogenannte Grundrosette, im zweiten Jahr wachsen die bis zu einem Meter hohen und verästelten Stengel. Die großen Laubblätter sind länglich und grob gezähnt. Die Blüten sind schmutziggelb und von violetten Adern durchzogen. Blütezeit: Juni bis September. Die Frucht ist länglich und enthält kleine, zusammengedrückte Samen. Die gesamte Pflanze ist drüsenhaarig-zottig, klebrig und von widerlichem Geruch. Sie wächst auf Ödplätzen, an Hecken und an Wegrändern. Zur Arzneigewinnung wird sie angebaut.
Medizinisch verwendet werden die Blätter und die Samen. Zur Selbstmedikation eignet sich das Bilsenkraut nicht, da die genaue Dosierung der giftigen Inhaltsstoffe dem Fachmann überlassen werden muß.

Bohnenkraut *(Satureja hortensis)*

Im Volksglauben wird der Pflanze auch heute noch – vor allem in Frankreich – eine aphrodisierende Wirkung nachgesagt; im Mittelalter war man von dieser Wirkung so überzeugt, daß in manchen Klöstern der Anbau der Pflanze untersagt war.
Sicher ist, daß das Bohnenkraut verdauungsfördernde Eigenschaften besitzt, außerdem bekämpft es Blähungen. Es hilft gegen Durchfall und bringt bei Darmkoliken und Magenkrämpfen Linderung. Der Genuß von Bohnenkrauttee wird Diabetikern empfohlen, da er durstlindernd wirkt.
Das Bohnenkraut wurde bei uns zuerst im 9. Jahrhundert erwähnt. Lonicerus verordnete Bohnenkraut bei Leber- und Magenleiden und empfahl Umschläge aus dem Absud der Pflanze bei Gicht. Matthiolus rühmte die Wirkung der Pflanze bei Koliken und Appetitlosigkeit sowie als Aphrodisiakum.
Die Heilpflanze stammt aus den Ländern um das Schwarze Meer, verbreitete sich aber im Laufe der Jahrhunderte über ganz Mitteleuropa, Asien und in Nordamerika. Die Pflanze ist ein- bis zweijährig und kommt vielfach verwildert an felsigen Hängen und auf Geröllhalden vor, wird aber auch oft in Hausgärten gezogen. Das Bohnenkraut ist eine sehr wärmebedürftige Pflanze, die nährstoffreichen und lockeren Boden liebt.
Es gibt zwei Arten von Bohnenkraut: Wintersaturei oder Winterbohnenkraut *(Satureja montana)* und Sommersaturei *(Satureja hortensis)*, auch Pfefferkraut genannt. Letzterer ist widerstandsfähiger gegen Kälte und Feuchtigkeit und kommt wild häufiger vor. Beide Arten enthalten ganz ähnliche Wirkstoffe.
Die Pflanze wird bis zu 30 Zentimeter hoch und ist stark verästelt. Die Sprossen sind mit kurzen Gliederhaaren und vielen violetten Drüsenschuppen besetzt, die Äste sind buschig, die Blätter schmal, ganzrandig und von grauer Farbe. Die Blüten sind winzig, weiß oder rosafarben. Blütezeit: Von Ende Juni bis September. Wird das Bohnenkraut im eigenen Garten gepflanzt, müssen die Samen im April ausgesät werden.
Geerntet wird die Pflanze kurz vor der Blüte. Das Heilkraut wird knapp über dem Boden abgeschnitten und gebündelt in einem luftigen Raum zum Trocknen aufgehängt.
Als Zubereitungform ist Tee aus den zerriebenen Blättern zu empfehlen, ein Teelöffel auf eine Tasse, kochend überbrühen, zehn Minuten lang ziehen lassen und nach den Mahlzeiten schluckweise heiß trinken. Fein verrieben kann das Bohnenkraut auch Speisen zugesetzt werden, es verbessert den Geschmack und macht schwere Gerichte leichter verdaulich.

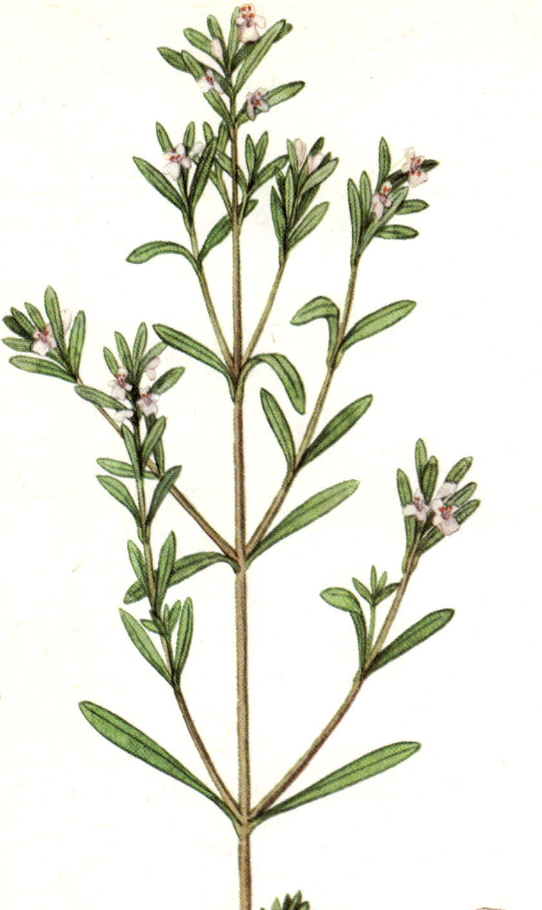

Bohnenkraut
Satureja hortensis

Brennessel *(Urtica dioica)*

Im Altertum schrieb man der Brennessel eine stimulierende Wirkung zu. Petronius, der römische Dichter und Günstling Neros, berichtet, daß durch das Peitschen mit einem Brennesselstrauß die sexuelle Leistungsfähigkeit des Mannes gesteigert werden könne.

In den arabischen Ländern wird die Brennesselpeitsche heute noch gegen viele Leiden, hauptsächlich aber gegen Rheumatismus, angewendet. Der auf Heilpflanzen spezialisierte Arzt Dr. R. Fritz Weiß bedauert in seinem »Lehrbuch der Phytotherapie«: »Eine viel zu wenig bekannte und geübte Behandlung des Rheumatismus ist das Schlagen mit frischen Brennesseln. Es erscheint auf den ersten Blick heroisch, wird aber gut vertragen und immer wieder gelobt. Das in den Brennhaaren enthaltene Nesselgift tritt in die Haut ein und ruft ein wohliges, stundenlang anhaltendes Wärmegefühl hervor. Besonders wirksam soll es bei Lumbago (Hexenschuß) und Ischias sein.« Bei dieser Therapie ist aber ein bestimmter Behandlungsablauf zu beachten. Sie darf nur einmal am Tag angewendet werden, und auch das nur drei Tage hintereinander, dann folgt eine dreitägige Pause. Nach der Behandlung darf der Körper nicht mit kaltem Wasser in Berührung kommen, da sonst das anhaltende Wärmegefühl verschwindet und statt dessen ein lästiges Brennen einsetzt. »Es handelt sich hier um eine besondere Art der Reiztherapie«, erläutert Dr. Weiß. Auch die oben erwähnte sexuelle Anregung ist vermutlich so zu erklären.

Die Brennessel, von den meisten Menschen als lästiges Unkraut mißachtet, ist eine vielseitige und eine der heilkräftigsten Arzneipflanzen. Ihre Inhaltsstoffe sind die Ameisensäure, Tannin, Histamin, viel Eisen und Chlorophyll, eine ganze Reihe von Mineralstoffen, pflanzliche Enzyme und Vitamin C. Die Pflanze wirkt allgemein regenerierend und körperstärkend, weshalb sie bei keiner Frühjahrskur fehlen darf, ja sogar ihr wesentlicher Bestandteil sein sollte. Der hohe Eisengehalt der Brennessel fördert die Bildung der roten Blutkörperchen, die wiederum für eine ausreichende Sauerstoffzufuhr zu den Geweben sorgen. Die Pflanze enthält Reizstoffe, die auf Magen, Darm, Leber und Gallenblase günstigen Einfluß ausüben. Die Brennesselkur wird mit Tee oder ausgepreßtem Saft durchgeführt, empfehlenswert ist auch Salat aus jungen Brennesseln, außerdem kann man Brennesseln wie Spinat zubereiten.

Als vorzügliches Arzneimittel ist die Brennessel bei Rheuma und Gicht anzusehen; Brennesseltee bewirkt eine Verstärkung der Ausscheidung von Harnsäure über die Nieren und ermöglicht eine Ausschwemmung der Harnsäure aus dem Gewebe. Bei Blasen- und Nierenleiden ist die harntreibende Wirkung von Nutzen, die von Harnsteinen verursachten Schmerzen werden gelindert. Die Brennessel hilf bei Durchfall und Hä-

morrhoiden. Bei Frauen, die unter unregelmäßiger Menstruation leiden, bringt sie den monatlichen Zyklus wieder in Ordnung. Sie stillt auch Blutungen aus Nase und Wunden.
Bei Erkältungskrankheiten baut sie die lästige Verschleimung ab, und befreit die Atemwege. Bei Mundinfektionen und Zahnfleischentzündungen kann mit Brennesselabsud erfolgreich gegurgelt werden. Die Brennessel wird gegen Haarausfall angewendet. Geschätzt wird sie auch in der Schönheitspflege, da sie die Haut reinigt.
Als Heilpflanze ist sie seit dem Altertum bekannt. Hippokrates erwähnt den Heilwert der Pflanze, die heilige Hildegard verordnete sie regelmäßig bei vielen Krankheiten, Hieronymus Bock stellte die Brennessel an den Anfang seines großen Kräuterbuches und wunderte sich: »Auß der kalten rauhen erden schlieffen vil hitziger gewechs / des man sich wol mag verwundern / als fürnemlich die gemeine brennende Nessel.«
Wegen ihrer brennenden Wirkung war die Brennessel immer schon gefürchtet, was der Pflanze im Aberglauben zwangsläufig große Bedeutung verschaffte. War sie zum Beispiel einem Menschen wohlgesonnen, dann zog sie die Krankheiten auf sich und vernichtete sie mit ihrem Gift. Hatte das Vieh im Stall die Mauch (eine Fußkrankheit), dann mußten durch einen Zaun hindurch drei Brennesseln abgebrochen und dabei der Spruch aufgesagt werden: »Die eine ist für den Ochs, die andere ist für den Fuß, die dritte ist, die heilen muß.« In vielen Gegenden Deutschlands war die Brennessel ein magisches Abwehrmittel gegen Schädlingsbefall auf den Feldern. Vor der Aussaat mußte die Bäuerin noch vor Sonnenaufgang an den vier Ecken des Feldes je eine Brennessel in den Boden stecken. Heute verwendet man Brennesseljauche zur biologischen Schädlingsbekämpfung.
In Teilen Schwabens wurde am Gründonnerstag ein Salat aus Brennesseln gegessen, weil dann die betreffende Person das ganze Jahr über nicht an Geldmangel zu leiden hätte. In Ungarn werden noch heute gebietsweise in der Pfingstnacht ganze Büschel Brennesseln samt den Wurzeln ausgerissen und feierlich nach Hause getragen; dort werden die Tiere so lange damit geschlagen, bis nur mehr Stengel übrigbleiben. Die Bauern glauben, daß nun das ganze Jahr über die Tiere vor Hexen geschützt seien, da sie das Brennesselgift nicht vertragen könnten und deshalb gar nicht erst solch einen Stall betreten würden.
Die Brennessel ist eine ausdauernde Pflanze und wird bis zu eineinhalb Meter hoch. Der aufrechte Stengel ist dicht mit Brennhaaren besetzt, die Blätter sind gegenständig, gestielt, eiförmig bis länglich und haben einen gezähnten Rand. Die Blüten sind klein und grün und sitzen an lockeren Rispen. Blütezeit: Juni bis August. Die Brennessel wächst mit Vorliebe an Mauern, in Ruinen, auf Schuttplätzen, auf Ödland und an Wegrändern. Gesammelt werden Blätter, Blüten und das junge Kraut,

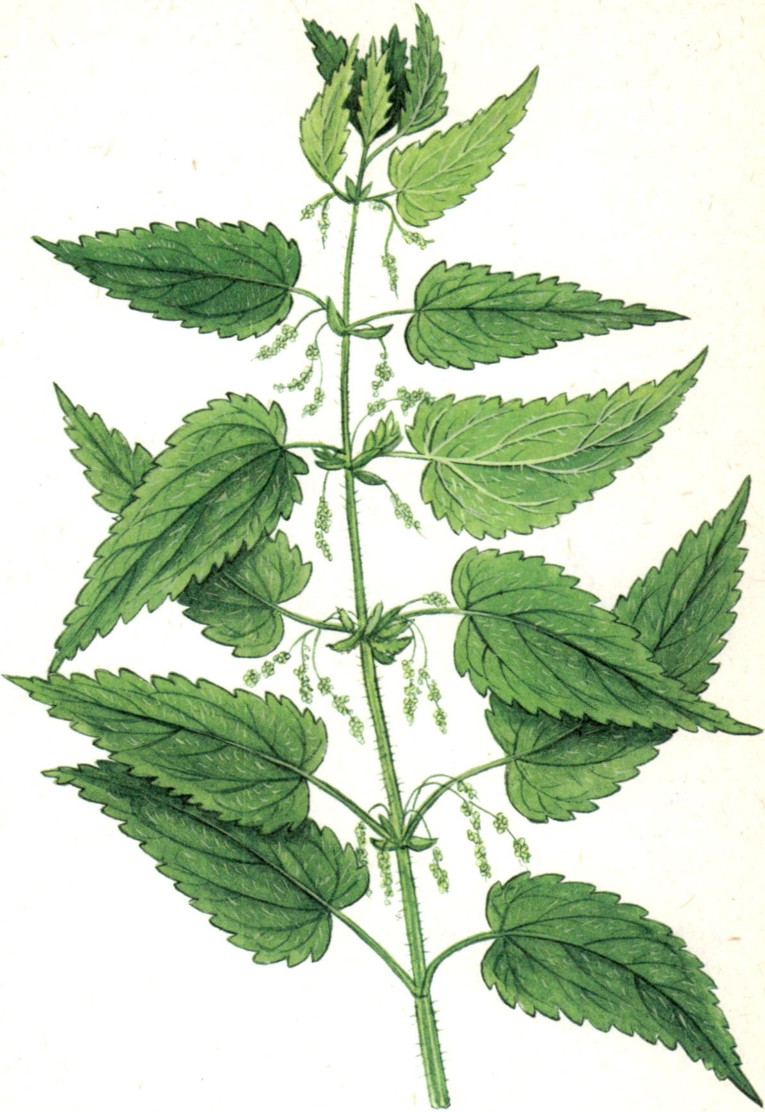

Brennessel
Urtica dioica

das am besten schon Ende April bis spätestens Mitte Mai geschnitten wird. Die Blätter werden kurz vor der Blüte gesammelt, Kraut und Blätter trocknen am vorteilhaftesten im Schatten auf einem Balkon oder in einem luftigen Raum. Zur Saftgewinnung kann die frische Brennessel bis tief in den Herbst hinein verwendet werden.
Brennesselkuren sollten bis zu einem Monat dauern. Zu Frühjahrskuren werden die Blätter verwendet, ein Teelöffel voll auf eine Tasse, die heiß vor den Mahlzeiten getrunken wird. Für alle anderen Leiden und Beschwerden, gegen die Brennesseln in der Selbstmedikation eingesetzt werden können, wird das gesamte Kraut verwendet: Ebenfalls einen Teelöffel voll auf eine Tasse Wasser und fünf Minuten lang kochen lassen, morgens, mittags und abends davon eine Tasse heiß und sehr langsam trinken. Der Absud wird zum Gurgeln und als Lotion zur Hautpflege verwendet; der Absud aus der Brennesselwurzel gilt als wirksames Mittel bei Haarausfall, muß aber über lange Zeiträume hinweg angewendet werden.

Fingerhut, Roter *(Digitalis purpurea)* giftig

Wenn es um Fortschritt geht, haben Forscher noch nie einen Weg gescheut – nicht einmal Schleichpfade im finsteren Tann: Die Überlieferung berichtet, daß das bekannteste Herzmittel auf diese Weise Eingang in die Medizin gefunden hat. Der englische Arzt Dr. Withering hatte erfahren, daß ein Kräuterweiblein wassersüchtigen Patienten auch dann noch helfen konnte, wenn die Gelehrten mit ihrer Kunst längst am Ende waren.
Withering ließ die Frau beobachten und stellte fest, daß sie den Roten Fingerhut sammelte. Daraufhin hat Withering 1876 den Roten Fingerhut als Mittel gegen die Wassersucht in die Medizin eingeführt, ohne zu erkennen, daß er ein hochwirksames Herzmittel gefunden hatte.
»In den hohen dunckeln Wäldern/ und in den finstern feuchten dälern/ an den orten da man kolen brennt/ als umb die eisenschmitten« – so ein »Kreuterbuch« aus dem 16. Jahrhundert – wird der Rote Fingerhut auch jetzt noch gesammelt. Es ist nämlich bis zum heutigen Tag nicht gelungen, ihn in großen Beständen zu kultivieren.
Arzneimittel aus dem Fingerhut, besser bekannt als Digitalispräparate, sind heute die am meisten verabreichten Herzmittel. Sie werden bei Pumpschwäche des Herzens (Herzinsuffizienz) angewendet und sind vor allem bei Herzjagen (Tachykardie) unersetzlich. Die Wirkstoffe wirken dämpfend oder hemmend auf die Reizleitung, wodurch die Überleitung der Impulse vom Herzvorhof zur Herzkammer, die den Herzschlag auslösen, erschwert wird.

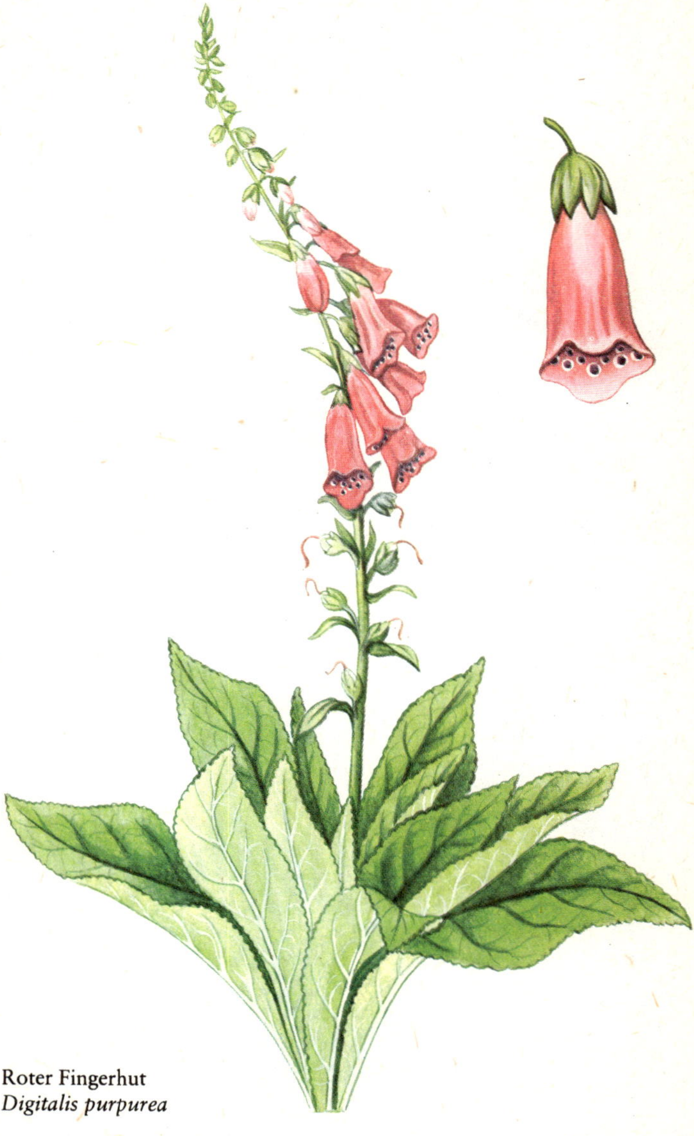

Roter Fingerhut
Digitalis purpurea

Kummer bereiten den Ärzten allerdings die häufig registrierten Vergiftungserscheinungen mit diesem Medikament. Vor allem deswegen, weil sie schon bei Dosierungen auftreten können, die als medizinisch notwendig gelten. Der Grund dafür liegt darin, daß ein Herz um so empfindlicher gegenüber Digitalis reagiert, je stärker es vorgeschädigt ist.
In der Antike war die *Digitalis purpurea* nicht bekannt, was wohl darauf zurückzuführen ist, daß sie in Griechenland und Italien nicht wächst. Bei uns spielt sie seit ihrer Einführung in die offizielle Medizin eine große Rolle. In der Volksmedizin wurde sie schon vorher gegen Wassersucht und damit in Zusammenhang stehende Symptome ebenso angewendet wie gegen Abszesse und gegen Krampfanfälle in der Schwangerschaft.
Der Rote Fingerhut ist eine zweijährige Pflanze, die bis zu 1,50 Meter hoch wird. Im ersten Jahr entwickelt sich eine Blattrosette, im zweiten stehen die eilanzettlichen Blätter dicht entlang dem Stengel. Die großen Blüten bilden eine Traube, die bis zu einem Meter lang werden kann. Sie haben einen fünfzipfeligen Kelch mit glockiger Krone und strahlen in einem frischen Purpurrot. Die Form der Blüten hat dem Fingerhut seinen Namen gegeben. Blütezeit: Juni bis August. Das Braunwurzgewächs gedeiht in Mittelgebirgen, vor allem im Harz und im Schwarzwald.
Das Kraut wird von professionellen Pflückern gesammelt und von der pharmazeutischen Industrie verarbeitet. Von jeder Selbstmedikation ist dringend abzuraten.

Fingerhut, Wolliger *(Digitalis lanata)* **giftig**

Die Pflanze hat ähnliche Wirkungen und Nebenwirkungen wie der Rote Fingerhut. Allerdings wird alten Menschen und Patienten mit Nierenkrankheiten von der Einnahme abgeraten, weil die mangelnde Ausscheidung gefährliche Folgen haben kann.
Der Wollige Fingerhut stammt aus den Steppengebieten nördlich des Schwarzen Meeres. Seinen Namen hat er aufgrund seiner dichten Behaarung, die ihn vor Flüssigkeitsverlust schützt. Auch der Wollige Fingerhut wird über einen Meter hoch, er hat kleine, grundständige, lineal-lanzettliche Blätter. Die großen Blüten stehen in einer lockeren Traube. Sie sind unten grünlich- oder gelblichweiß und haben im bauchigen Teil eine gelblichbräunliche Netzung. Blütezeit: Juni bis August. Die Pflanze wird geschätzt, weil sie sich feldmäßig anbauen läßt.
Der Hauptwirkstoff der Pflanze ist das Digoxin. Vorsicht! Nur unter ärztlicher Kontrolle einnehmen. Zur Selbstbehandlung ungeeignet.

Fenchel *(Foeniculum vulgare)*

Der Fenchel ist eine uralte Heilpflanze. Hippokrates, Dioskurides und Paracelsus benutzten die Pflanze als milchtreibende Medizin sowie bei Hunde- und Schlangenbissen. Plinius berichtete, daß sich die Schlangen, nachdem sie ihre Haut abgestreift hatten, mit Fenchelsaft die Augen stärkten, was auch gut für den Menschen sei. Die heilige Hildegard behandelte ihre Patienten mit Fenchel, wenn sie verschleimt waren; und im Mittelalter wurde dem Fenchel das Gedicht gewidmet: »Dem Fieber und dem Gifft kan Fenchel widerstehen / Er macht den Magen rein, und dient recht hell zu sehen.«

Die Griechen hielten Fenchel für ein erotisch stimulierendes Kraut, und in manchen Gegenden Deutschlands ist die Pflanze bis in unser Jahrhundert als Aphrodisiakum angesehen worden. In einer 1571 in Frankfurt veröffentlichten Aberglauben-Sammlung ist nachzulesen: »Der alter Weiber Philosophey sagt vom Fenchel: So ein schwanger Fraw ir Kind mehr in der rechten Seiten tregt und gern Fenchel und Gevögel isset und hört gern von Ritterspiel sagen, so tregt sie ein Sohn.«

Pfarrer Kneipp schreibt: »Die Fenchelkörner dürfen in keiner Hausapotheke fehlen, da das Leiden, in welchem sie Hilfe schaffen, gar so häufig vorkommt; ich meine die Kolik mit ihrer Begleitschaft, den krampfartigen Zuständen. Schnell siede die Mutter ein Löffel voll Fenchel in einer Tasse Milch fünf bis zehn Minuten lang und gebe den Heiltrank dem Kranken so warm wie möglich.«

Zur inneren Anwendung eignet sich am besten der Fencheltee, ein halber bis ein Teelöffel voll Samen auf eine Tasse Wasser, überbrühen und ziehen lassen. Dieser Tee sollte vor den Mahlzeiten heiß getrunken werden, da er weitaus besser schmeckt als kalter Fencheltee, obwohl die Wirkung dieselbe ist. Fencheltee ist windtreibend, bekämpft schnell und nachhaltig Verdauungsstörungen, hilft bei Magenbeschwerden und wirkt beruhigend und stärkend.

Aus Kraut und Samen kann ein Absud hergestellt werden, der harntreibende Eigenschaften besitzt und bei Nierenentzündungen angewendet werden kann, außerdem ist er als Gurgelwasser ein schmerzlindernder und heilender Naturstoff bei Halsentzündungen.

Gegen Augeninfektionen hilft ein Mazerat aus Fenchelsamen. Zehn Teile destilliertes Wasser mit zwei Teilen 45prozentigem Alkohol vermischen und darin den Fenchelsamen eine Stunde lang ziehen lassen. Mit dieser Flüssigkeit die Augen täglich mehrmals auswaschen.

Breiumschläge, aus Blättern und Blüten in einem Mörser zubereitet, helfen gegen Stauungen in den Brüsten.

Fenchelöl darf nur auf Anweisung des Arztes angewendet werden. In zu hoher Dosierung kann Fenchelöl Erregungszustände verursachen

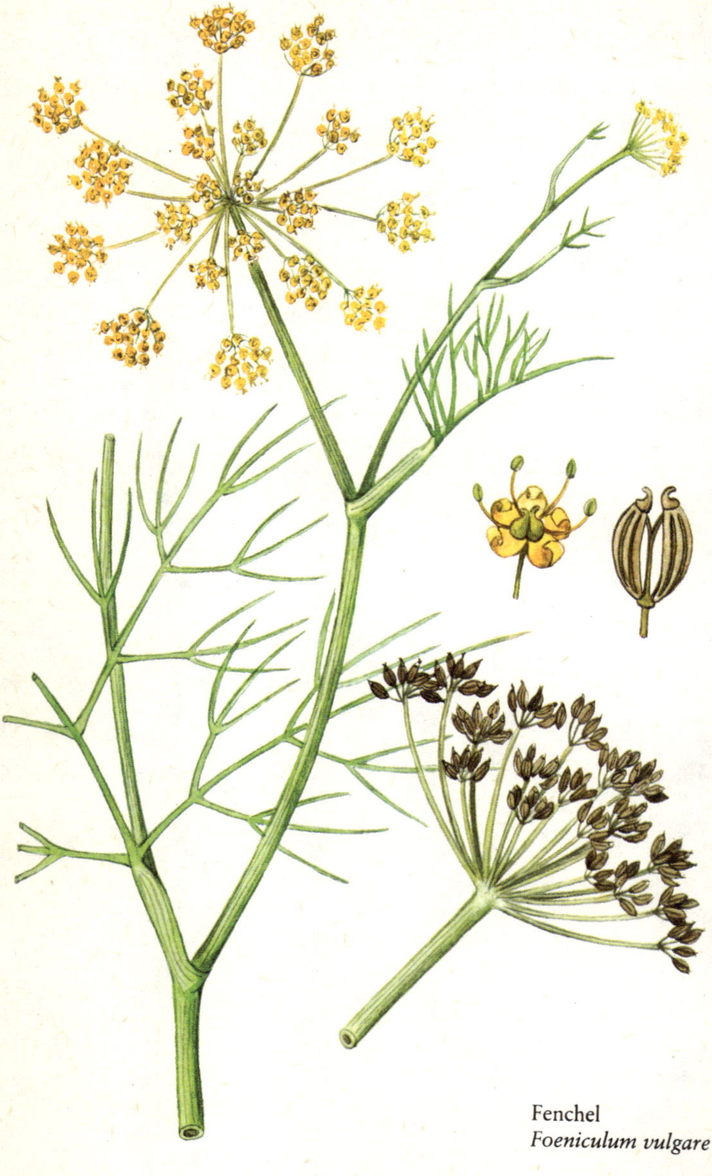

Fenchel
Foeniculum vulgare

und Halluzinationen auslösen; in der Schwangerschaft kann eine Fehlgeburt die Folge sein. Dazu muß noch angemerkt werden, daß diese Symptome nur durch das aus den Fenchelsamen isolierte Fenchelöl verursacht werden. Kraut und Samen mit ihrer Vielfalt von Wirkstoffen sind auch in höherer Dosis unschädlich.
Der Fenchel ist eine zweijährige Pflanze, die bis zu zwei Meter hoch werden kann. Die Pflanze wird meist feldmäßig oder in Gärten angebaut, kommt aber vielfach in felsigem Gelände aud auf kalkhaltigem Boden auch verwildert vor, wächst aber nicht in großen Mengen wild. Die Wurzel ist spindelförmig, der Stengel stielrund und fein gerillt. Die Blätter sind sehr fein zerteilt, also drei- bis mehrfach gefiedert und mit pfriemartigen Zipfeln. Die Blüten sind gelb und stehen in zehn- bis zwanzigstrahligen Dolden, die Früchte sind gelbbraun und haben charakteristische braune Ölstriemen. Blütezeit: Juli bis August.
Von der Heilpflanze werden heute eigentlich nur noch die Samen verwendet, die gut reif geerntet werden müssen. Erntezeit: Anfang bis Ende September des zweiten Jahres, je nach Lage und Witterung früher oder später. Die Samen sollten in einem schattigen Raum bei ständigem Luftdurchzug nachtrocknen.
Man sollte den Fenchel nicht sammeln, sondern entweder im eigenen Garten ziehen oder den Samen kaufen, denn der wild wachsende Fenchel kann leicht mit dem sog. Wasserfenchel verwechselt werden, der an Gräben und Sümpfen gefunden wird und der weitaus weniger wirksame Substanzen enthält.

Ginseng *(Panax Ginseng)*

Im alten China war der Genuß der Ginseng-Wurzel dem Kaiserhaus vorbehalten und dem Volk bei Todesstrafe verboten. Als sie im 17. Jahrhundert nach Europa gebracht wurde, probierte sie Frankreichs Sonnenkönig Ludwig XIV. am eigenen Leibe aus. Und noch zu Beginn des 19. Jahrhunderts war sie um vieles wertvoller als Gold.
Die Wurzel mit der menschenähnlichen Form, die damals jahrzehntelang in den koreanischen Urwäldern heranreifen mußte, war ebenso unerschwinglich wie heißbegehrt. Stand sie doch in dem Ruf, Alter und Krankheit besiegen, das Leben verlängern, die Liebesfähigkeit erhalten und jünger und schöner machen zu können. Erst in unserer Zeit wurde das Ansehen der Wunderwurzel durch einen Werberummel ohne Beispiel und durch die Überschwemmung des Marktes mit unechten Produkten arg ramponiert. Und das zu einem Zeitpunkt, als die Wissenschaftler hinter den mystischen Schleiern auf einen echten Kern gestoßen waren.

Vor allem scheint Ginseng den Gehirnstoffwechsel günstig zu beeinflussen und die allgemeine Widerstandskraft zu verbessern. Die Wurzel hilft gegen Nervenschwäche und bei großer körperlicher und geistiger Belastung. Neben einer Verbesserung der Konzentrationsfähigkeit wurde eine Verkürzung der Reaktionszeit registriert. Die seelische Stimmungslage wurde in Versuchen mit dem Naturstoff ebenso gebessert wie die Schlaflosigkeit. Auch die allgemeine körperliche Leistungsfähigkeit nahm eindeutig zu.

In der ostasiatischen Volksmedizin gilt die »Wurzel des Himmels« als Allheilmittel. Ihre hohe Verehrung seit Jahrtausenden verdankt sie der Ähnlichkeit mit einem Menschenantlitz. Die Legende will wissen, daß sie den Menschen zur Erlösung von allem Leid vom allmächtigen Berggeist geschenkt worden sei. Holländische Weltreisende brachten die Ginseng-Wurzel 1610 erstmals nach Europa. Aber erst seit sie in großen Mengen angebaut wird, sind erschwingliche Präparate auf dem Markt.

Ginseng ist eine mehrjährige Staude mit einer dicken, rübenförmigen Wurzel von gelblichweißer Farbe. Sie hat langstielige lanzettliche Blätter an einem rund einen halben Meter hohen Stengel und kleine, grünlichweiße, in Dolden stehende Blüten. Das Sammeln der in den Bergwäldern Koreas und der Mandschurei wildwachsenden Wurzeln spielt heute kaum noch eine Rolle, obwohl Ginseng in dieser ursprünglichen Form eine noch bessere Wirksamkeit haben soll. Heute wird die Arzneipflanze in mehreren Ländern Asiens feldmäßig kultiviert. Es dauert fünf bis sieben Jahre, bis die Wurzel geerntet werden kann. Das wirkt sich auf den Preis aus und reizt zu Fälschungen.

Ginseng wird heute in erster Linie in der Altersmedizin angewendet. Nach überschwenglicher Begeisterung und kritischer Ablehnung hat der Naturstoff die Bewährungsprobe bestanden und wird zur Stabilisierung der Psyche und zur Hebung der geistigen und körperlichen Leistungsfähigkeit eingesetzt. Bei der Selbstmedikation muß darauf geachtet werden, daß nur wenige standardisierte Präparate auf dem Markt sind; bei allen anderen schwankt der Wirkstoffgehalt stark. Gefährliche Nebenwirkungen sind keine bekannt.

Holunder *(Sambucus nigra)*

Was in manchen Gegenden die Trauben bedeuten, das sind in anderen die Holunderbeeren, die für eine zwei- bis dreiwöchige Kur verwendet werden; eine Tasse Saft täglich aus den vitaminreichen Beeren sollte für eine solche blutreinigende Kur getrunken werden, man kann aber auch Tee aus den Blüten zubereiten. Holunder hat außerdem eine regenerie-

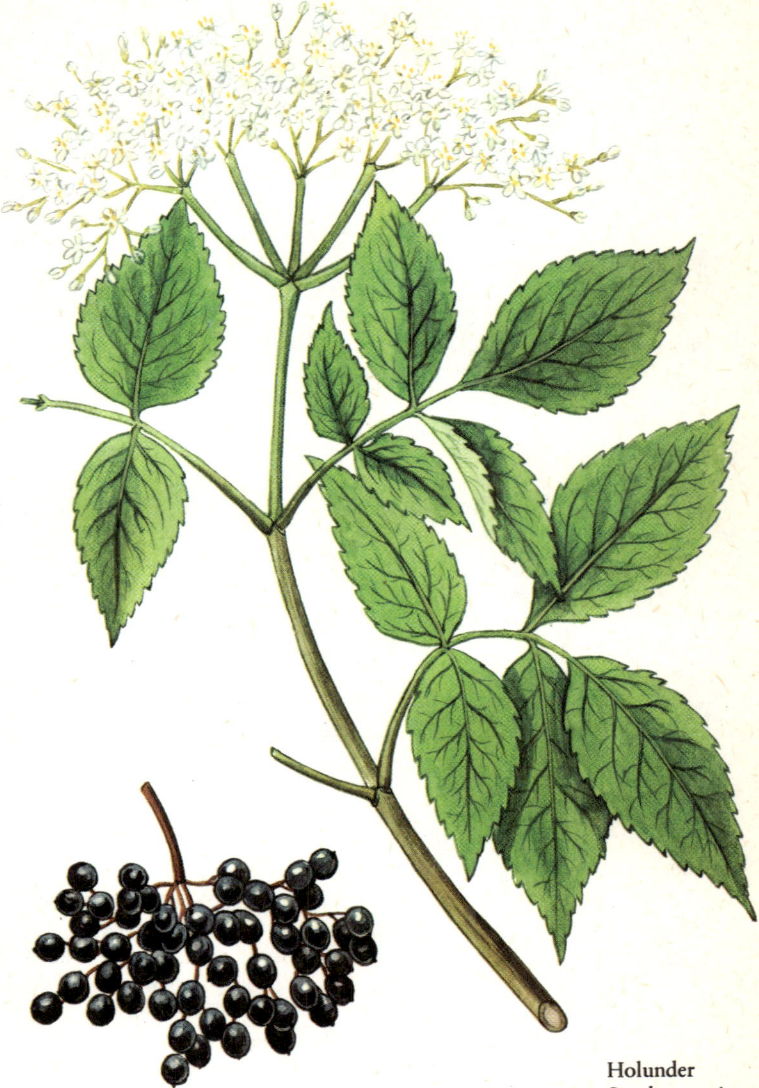

Holunder
Sambucus nigra

rende Wirkung, er stärkt Nieren, Magen und Darm. Diesen aufbauenden und die Widerstandskraft steigernden Effekt kann man sich bei Grippe und Erkältungskrankheiten zunutze machen, am besten zur Vorbeugung, aber auch zur Behandlung. Tee aus Holunderblüten wirkt auswurffördernd und schweißtreibend. Bei Halsentzündung ist der Tee zum Gurgeln zu empfehlen. Blätter und Rinde enthalten harntreibende Substanzen. Ein Absud daraus war früher ein von den Ärzten gern angewendetes Mittel gegen Wassersucht.
Reife Beeren helfen bei Bronchialkatarrh und Nervenentzündungen. Die tschechischen Ärzte Jokel und Epstein gaben Patienten, die an schmerzhaften Trigeminusneuralgien litten, täglich 20 Gramm Saft aus Holunderbeeren und konnten in mehreren Fällen dadurch eine Linderung der Schmerzen feststellen. Ähnliche Erfolge wurden bei Ischias erzielt. Hier waren Patienten mit hartnäckigem Ischias nach 23 Tagen schmerzfrei.
Schon die griechischen Ärzte im 5. und 4. Jahrhundert v. Chr. kannten den Holunder als wassertreibendes, abführendes und fiebersenkendes Heilkraut. Dioskurides empfahl die Holunderwurzel bei Wassersucht und die Blätter bei Entzündungen.
Der Aberglaube, daß die innere Rinde des Holunders, von unten nach oben geschabt, als Brechmittel und, von oben nach unten geschabt, als Abführmittel wirke, ist vermutlich auf Albertus Magnus zurückzuführen, hat sich aber mancherorts bis heute erhalten.
Der Holunder wächst in ganz Europa als Strauch oder Baum, der bis zu sieben Meter hoch werden kann. Die Rinde des Baumes ist hellbraun bis grau und rissig, die Äste sind glatt. Der Hohlraum in Stamm und Ästen ist mit einem schneeweißen Mark gefüllt. Die Blätter sind unpaarig-gefiedert, laubartig, eiförmig bis länglich, der Rand ist gesägt. Die gelblichweißen Blüten sind in flachen Doldenrispen geordnet. Aus ihnen entwickeln sich die schwarzen, kirschkerngroßen Beeren, die mit zunehmender Reife die Dolde nach unten ziehen. Blütezeit: Juni bis Juli. Die Blüten riechen aromatisch süß, in Teig ausgebacken, ergeben sie eine wohlschmeckende Süßspeise.
In der Selbstbehandlung werden die Beeren, die Blätter, die Blüten und die innere Rinde von jungen Ästen verwendet. Die Beeren werden geerntet, wenn sie tiefschwarz sind (von den Stielen befreien und gründlich trocknen, da sie sonst schimmeln), Blüten und Blätter zu Beginn der Blüte. Auch die Blütendolden müssen schnell und sorgfältig getrocknet werden, da sie sich nur in sehr gutem Trockenzustand lagern lassen.
Holundertee muß in großen Mengen getrunken werden, wenn sichtbare Erfolge auftreten sollen, am zweckmäßigsten zwei Tassen hintereinander, und das mehrmals täglich. Ein gehäufter Teelöffel voll auf ein Glas Wasser, überbrühen und zugedeckt zehn Minuten lang ziehen lassen.

Sehr heiß trinken. Der Tee aus der getrockneten Bastrinde, als »Ausräummittel« für schlechte Magensäfte zum Beispiel, muß abgekocht werden, da sich sonst die Inhaltsstoffe nicht auflösen. Ein Teelöffel voll Rinde auf ein Glas Wasser. Der Saft aus den Beeren wird in Sirupform aufbewahrt. Die Beeren kochen, den Saft dann abseihen und durch ständiges Rühren zu Sirup verkochen. Als Lagerbehälter eignet sich hier ein Steingefäß.

Frische Beeren, in größeren Mengen genossen, wirken leicht abführend und erzeugen bei empfindlichen Menschen Übelkeit und schließlich Erbrechen. Arzneiliche Dosierungen jedoch sind völlig harmlos.

Hopfen *(Humulus lupulus)*

»Hopfen und Malz, Gott erhalt's«, sagt man in Bayern und meint damit das Bier, in dem Hopfen als Bittermittel ein wesentlicher Bestandteil ist. Seit dem 8. Jahrhundert wird der Hopfen für die Bierherstellung kultiviert, und seit dieser Zeit ist er auch als Heilpflanze bekannt. In einem englischen Kräuterbuch aus dem 11. Jahrhundert werden bereits seine guten Eigenschaften beschrieben, und die klassischen Kräuterbücher des Mittelalters erwähnen den Hopfen als harntreibendes, blutreinigendes und menstruationsförderndes Mittel.

Schon Paracelsus und Mattioli waren die beruhigenden und schlaffördernden Eigenschaften der Pflanze bekannt, die – wie wir heute wissen – auf den Inhaltsstoff Lupulin zurückzuführen sind. Die Wirkung des Lupulins kann bei empfindlichen Personen so stark sein, daß sie bei der Hopfenernte schläfrig werden.

Außerdem enthält der Hopfen pflanzliche Hormone, die dem Östrogen entsprechen und tatsächlich menstruationsfördernd sein können; es wurde häufig beobachtet, daß sich bei jungen Mädchen, die tagelang Hopfenzapfen pflückten, die Menstruation verfrüht einstellte.

Noch weiß man nicht genau, ob dieses dem Östrogen verwandte Hormon für die sexuell dämpfende Wirkung des Hopfens bei Männern verantwortlich ist oder ob noch andere Wirkstoffe eine Rolle spielen. Tatsache ist jedenfalls, daß mit Hopfen sexuelle Neurosen bei Männern, nächtliche Samenergüsse und vorzeitige Samenergüsse beim Geschlechtsverkehr zuweilen erfolgreich bekämpft werden können.

Wirksam ist Hopfen auch bei nervösen Magenleiden, Erregungszuständen und gegen starke Schmerzen bei Gicht und Rheumatismus. Die Pflanze hat außerdem eine wassertreibende Wirkung bei Harnverhalten, Harnträufeln und Harnsäureablagerungen.

Der Hopfen ist ein ausdauerndes, drei bis sechs Meter hohes, rechtswindendes Schlinggewächs. In unseren Breiten wächst er vielfach noch

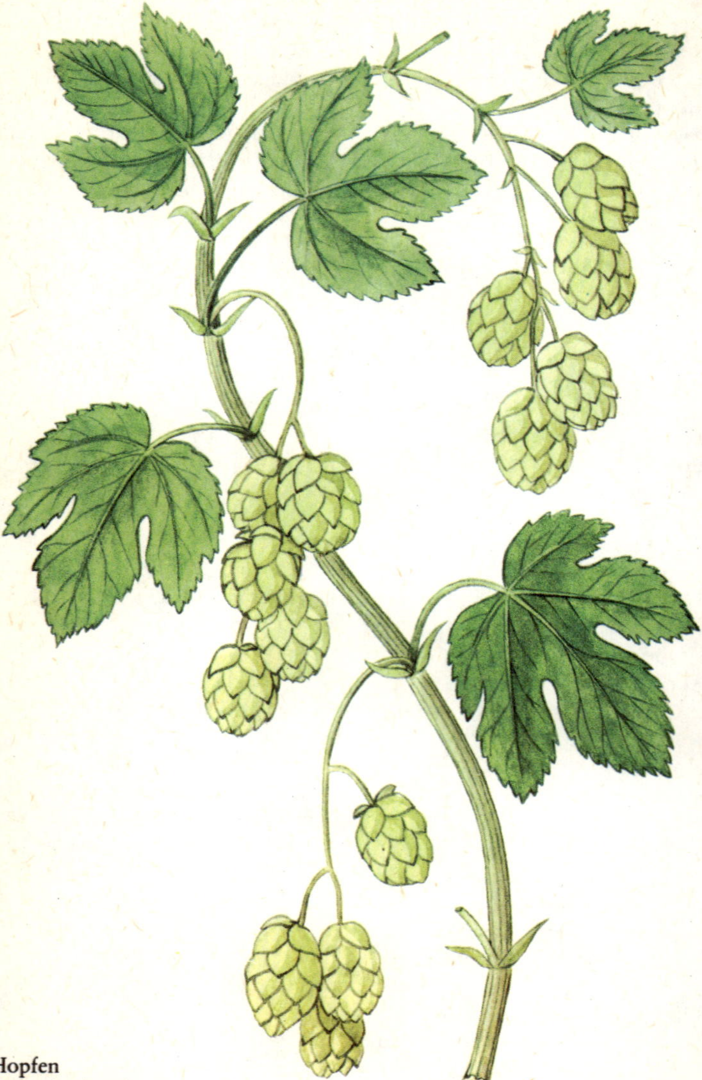

Hopfen
Humulus lupulus

wild in feuchten Niederungen und an Flußufern. Die Pflanze ist zweihäusig. Die männlichen Blütenstände tragen grünlichgelbe, hängende Rispen, die weiblichen Blütenstände bilden Scheinähren, die zu walzenförmigen Zapfen reifen. Der Zapfen ist eilänglich, hängend und von gelblichgrüner Farbe; die Schuppen des Zapfens sind innen mit gelblichrötlichen Drüsen besetzt, die den Bitterstoff Lupulin enthalten. Die Blätter sind gegenständig, langgestielt, rauhhaarig und grobgesägt. Blütezeit: Juli und August.
Geerntet werden die Hopfenzapfen im September. Die Zapfen werden zu Bündeln gebunden und in einem luftigen Raum rasch getrocknet. Hopfen sollte nicht länger als ein Jahr gelagert werden, da er sehr rasch seine Wirksamkeit verliert.
Beim Trocknen lassen sich die Drüsen von der Innenseite der Zapfen ablösen, und aus den Drüsen wird das Lupulin als feines gelbes Pulver gewonnen, das aber in dieser konzentrierten Form nur auf Anordnung des Arztes und in der von ihm bestimmten Dosierung angewendet werden darf, da eine zu hohe Dosierung zu Lähmungserscheinungen führen kann.
Keinerlei Gefahr besteht jedoch, wenn aus dem gesamten Hopfenzapfen ein Tee für die Selbstbehandlung zubereitet wird; im Tee ist das Lupulin in so geringer Dosierung vorhanden, daß keinerlei Schädigung möglich ist, wohl aber eine heilsame Wirkung. Bei Schlaflosigkeit, bei Nervosität, nervösen Magenleiden, Harnbeschwerden, sexueller Übererregbarkeit und als »Sexbremse« genügen täglich drei Tassen Tee: einen Eßlöffel von den getrockneten Zapfen auf eine Tasse heiß überbrühen und zehn Minuten lang zugedeckt ziehen lassen. Vor den Mahlzeiten heiß trinken.

Huflattich *(Tussilago farfara)*

Der Arzneimittelforscher Professor Schulz hielt es mit dem alten Sprichwort: »Probieren geht über Studieren.« Er berichtete 1919 in einer Vorlesung seinen Studenten: »Ich hatte erfahren, daß eine Mischung von gleichen Teilen Tabak und Huflattichblättern viel von älteren Leuten geraucht werden, die an chronischer Bronchitis leiden. Daraufhin habe ich zunächst das Mittel einmal selbst probiert und dabei gefunden, daß man diese Mischung ganz gut rauchen kann. Dabei bemerkte ich, daß die Schleimhaut des harten Gaumens auffallend glatt und schlüpfrig wurde und eine vermehrte und leichte Expektoration von Bronchialschleim erfolgte. Ich gab dann an andere Raucher von der Mischung ab, und sie bestätigten ohne weiteres diese von mir bemerkte Erscheinung.«

Es handelt sich dabei jedoch nicht um eine Neuentdeckung, sondern um eine Wiederentdeckung. Denn schon Dioskurides sagte vom Huflattich, bei trockenem Husten und Schweratmigkeit sei es gut, wenn der Rauch der angezündeten Blätter mit dem Mund aufgenommen und hinuntergeschluckt werde. Plinius beschreibt das noch ausführlicher: »Gegen veralteten Husten sollen die Huflattichwurzeln auf Zypressenkohlen gelegt und der Rauch durch einen Trichter eingesogen werden.« Marcellus Empiricus gibt im 5. Jahrhundert folgendes Rezept: »Gegen Husten. Das Kraut soll bei abnehmendem Monde zur Ebbezeit an einem Donnerstage gesammelt und in einem neuen, mit glühenden Kohlen gefüllter Topf gebracht werden. Diese werden oben mit Asche bedeckt und mit einem Rohr wird dann der Rauch in den Mund eingesogen, bis er alle Blutgefäße und den Magen durchdringt.« Und ein Dr. Schambach berichtete 1858, daß in der Göttinger Gegend die Huflattichblätter von armen oder geizigen Bauern unter den Tabak gemischt und geraucht wurden. Von einer Heilwirkung des Huflattichrauches war diesen Bauern allerdings nichts bekannt.
Huflattich ist aus den heute zu kaufenden Hustenteemischungen nicht wegzudenken, ebensowenig aber auch aus den Hausapotheken, wo er zur Vorbeugung und zur Selbstmedikation immer vorrätig sein sollte. Er dient Erwachsenen und Kindern zur Vorbeugung gegen Erkältungskrankheiten. Werden im Frühjahr und im Herbst mindestens 14tägige Kuren damit durchgeführt, dann können abrupte Klimawechsel besser überstanden werden, die Anfälligkeit gegen Grippe und Erkältungen wird vermindert.
Huflattich kann mit erstaunlichem Erfolg angewendet werden bei Husten aller Art, bei Heiserkeit, Bronchitis und Asthma. Aber auch bei Staublunge (Silikose) und chronischen Lungenblähungen ist er ein linderndes Mittel. Das ist von Bedeutung, weil die eigentlichen Ursachen dieser Krankheitszustände auch mit den Medikamenten der modernen Medizin nicht zu beseitigen sind. Huflattich, der neben Schleim einen Bitterstoff und einen Gerbstoff enthält, erleichtert vor allen Dingen das morgendliche Abhusten, das vielen Kranken Schwierigkeiten bereitet.
Altbekannt sind aber auch noch andere Heilwirkungen des Huflattichs. Pfarrer Kneipp empfahl ihn bei Engbrüstigkeit, ebenso bei Fieber, bei dem die Blätter, wenn sie auf die Brust gelegt werden, ein kühlendes Mittel darstellen. Er wendete Huflattich zudem bei offenen Geschwüren und bei offenen Beinen an, wenn die Wunden blau, schwarz und stark entzündet waren. Beim Unterschenkelgeschwür (Ulcus cruris), einem sehr verbreiteten Leiden, sind aufgelegte Huflattichblätter ein linderndes und oftmals heilendes Medikament. Aber auch bei Venenentzündungen, Schwellungen, Entzündungen und Brandwunden bringt Huflattich eine Erleichterung.

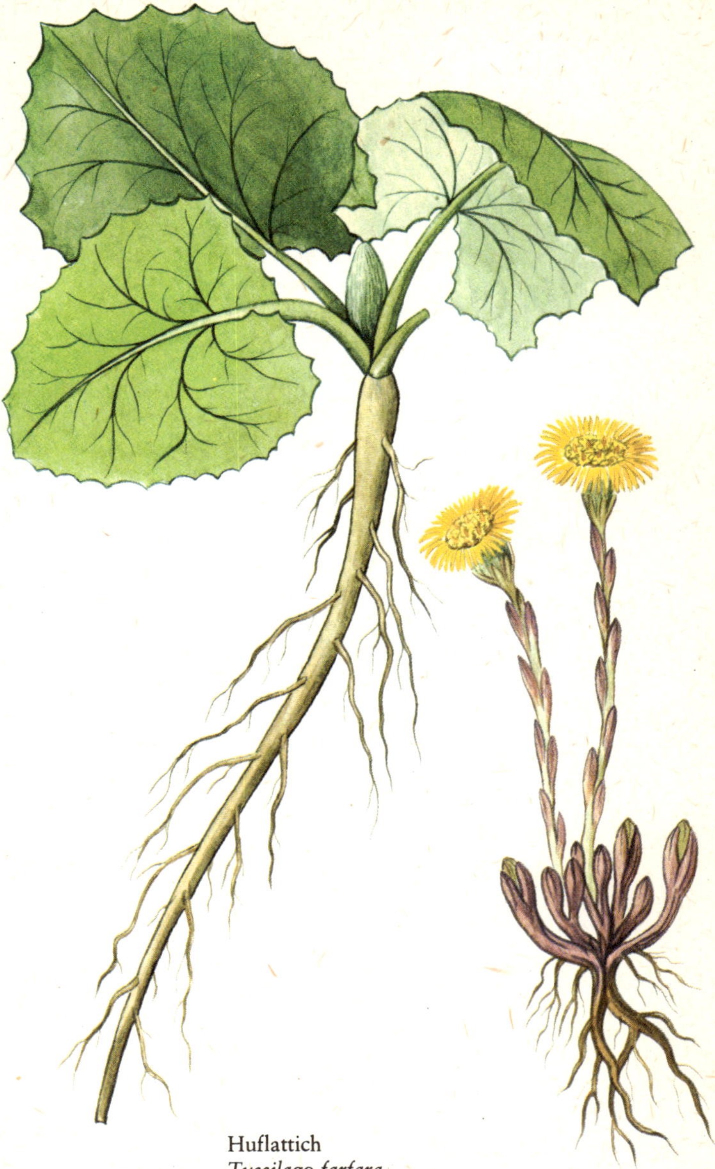

Huflattich
Tussilago farfara

Der Huflattich ist ein Unkraut und wächst überall in Europa auf Ton-, Lehm- und Kalkböden, an Wegrändern und Böschungen. Die Pflanze ist ausdauernd, das Kraut wird bis zu 30 Zentimeter hoch, und zeitig im Frühjahr, oftmals schon im Februar, erscheinen an den braunschuppigen Blütenstengeln die goldgelben Blüten. Nach dem Abblühen entwickeln sich die gestielten Laubblätter. Die Oberseite ist grün und glatt, die Unterseite graufilzig. Gesammelt werden im Frühjahr die Blütenköpfe und im Mai dann die Blätter, die, locker aufgelegt, in einem warmen Raum getrocknet werden müssen.
Zur Vorbeugung und zur Selbstbehandlung der genannten Erkrankungen eignet sich am besten der Huflattichtee: ein bis zwei Teelöffel voll auf eine Tasse Wasser, aufbrühen und ziehen lassen. Diesen Tee mehrmals am Tag heiß trinken. Auch bei chronischen Erkrankungen der Atmungsorgane bringt der Tee schnell Erleichterung.
Bei chronischer Bronchitis kann auch ein Absud zubereitet werden, dessen Dämpfe man dann unter einem Tuch einatmet. Für die äußere Behandlung sind getrocknete Blätter in starkem Absud (drei Teile Kräuter, sieben Teile Wasser) und als Kompresse anwendbar, wirkungsvoller aber sind frische Blätter, die entweder im ganzen aufgelegt oder in einem Mörser zu Brei zerstampft werden. »Sie ziehen aus den Geschwüren die Hitze«, sagte Pfarrer Kneipp.
Anmerkung für Nichtraucher: Die Wasserauszüge haben eine weitaus größere Wirkung als getrocknete Huflattichblätter, die mit Tabak vermischt in der Pfeife geraucht wurden.

Immergrün *(Vinca minor)* **giftig**

Im Bundesanzeiger Nummer 173 vom 18. September 1986 wurde die Monographie der Heilpflanze »Immergrün« durch eine sogenannte Aufbereitungskommission veröffentlicht. Unter der Rubrik »Bewertung« ist zu lesen: »Da die Wirksamkeit von Immergrünkrautzubereitungen nicht ausreichend belegt ist, ausreichende Plasmaspiegel an Vincamin mit der Droge und Drogenzubereitung nicht erreicht werden und der Verdacht einer Blutbildveränderung durch Untersuchung am Menschen nicht ausgeräumt wurde, ist die therapeutische Anwendung

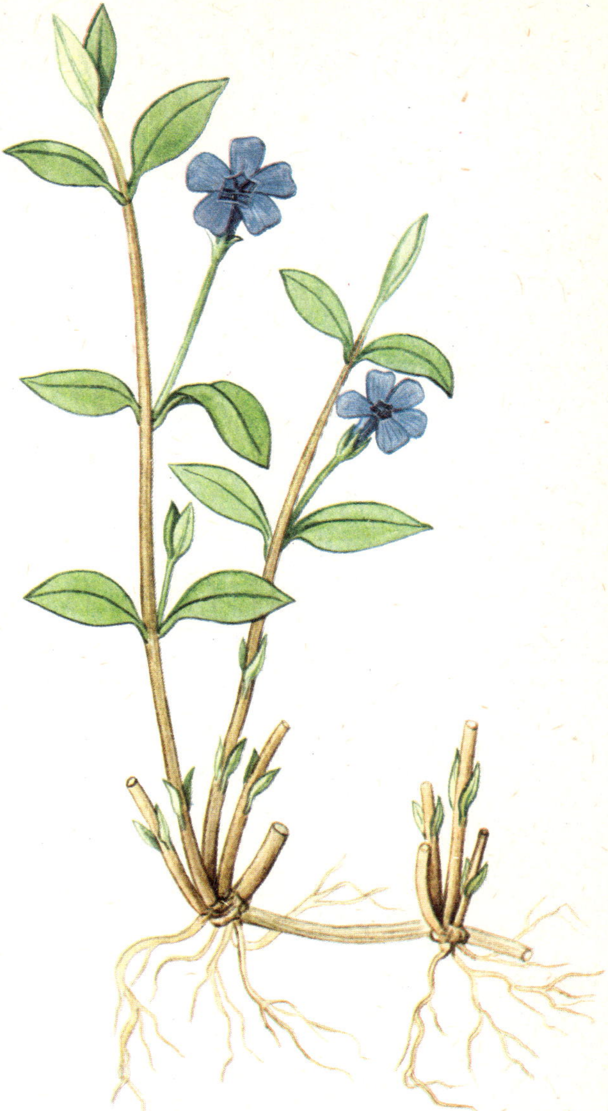

Immergrün
Vinca minor

der Droge und ihrer Zubereitungen nicht vertretbar.« Das Bundesgesundheitsamt verhängte daraufhin ein Zulassungsverbot als Arzneimittel über die seit alters her bewährte Heilpflanze und entfachte damit einen Streit unter Experten. Denn die in einem Tierversuch festgestellte Blutbildveränderung konnte in einem anderen Tierversuch nicht erhärtet werden.
Das Amt jedoch beharrt aus Gründen der Vorsicht auf einem Verbot. Damit wurde ein Medikament vom Markt genommen, das bisher mit Erfolg zur Verbesserung der Sauerstoffversorgung des Gehirns, zur Verhütung von Gedächtnis- und Konzentrationsschwäche, zur Verbesserung des Merk- und Denkvermögens und der geistigen Leistungskraft, aber auch zur Verhütung eines vorzeitigen Alterns der Gehirnzellen, also auch als Geriatrikum angewendet worden ist.
In vielen Kräuterbüchern des Mittelalters wurde das Kleine Immergrün als hilfreiches Mittel gegen Kopfschmerzen, Schwindelanfälle und Gedächtnisstörungen angeführt. Empfohlen wurde es aber auch bei Reizbarkeit, Unruhe, Sprach- und Verhaltensstörungen; angewendet wurde es weiterhin bei Schwächezuständen, zur Stärkung der Widerstandskraft, bei Durchfall, Weißfluß, Halsleiden, Mandelentzündungen, Halsschmerzen und Zahnschmerzen. Alte Ärzte empfahlen es zudem bei Wassersucht, verwendeten es als wassertreibendes und blutreinigendes Mittel. Zur Blutstillung, zur Wundheilung und als Bittermittel wurde das Immergrün gleichfalls erfolgreich angewendet.
Als Heilpflanze war das Immergrün schon Dioskurides bekannt, nach dessen Ansicht »die Blätter und Stengel mit Wein getrunken, den Durchfall beseitigen«. Matthiolus berichtete 1662 in seinem Kräuterbuch, daß es gegen Blutspeien, bei Nasenbluten und übermäßiger Menstruation anzuwenden sei. Und Madame de Sevigné riet 1664 ihrer Tochter, die an einer Brustentzündung erkrankt war, sie solle das allerdings recht bittere Immergrün dagegen anwenden, das sei entschieden die beste Arznei.
Bis ins 19. Jahrhundert wurde das Immergrün als Mittel gegen Hexen und Zauberei angesehen. An Walpurgis gaben die Bauern ihren Tieren Immergrün ins Futter, weil man glaubte, daß sie dann nicht mehr verhext werden konnten.
Aber auch als Orakel hatte das Immergrün eine Bedeutung. Junge Mädchen warfen am Karfreitag zwei Blätter der Pflanze in einen Bach; trieben die Blätter aufeinander zu, dann war ein ernstzunehmender Freier in Sicht. Silvester wurde ein Blatt in einen mit Wasser gefüllten Krug gelegt; wurde das Blatt über Nacht schwarz, so bedeutete das den Tod, wurde es gefleckt, zeigte es Krankheit an, und blieb es grün, dann wurde auch der betreffende Mensch das ganze Jahr über von Krankheiten verschont.

Das Immergrün wächst wild in ganz Süd- und Mitteldeutschland, nur vereinzelt im Norden. Es ist ein ausdauernder Halbstrauch mit waagerecht kriechenden Wurzeln. Der Stengel wird bis zu 20 Zentimeter hoch, die Blätter sind immergrün, lederartig, glänzend, kahl, lanzettartig geformt und oftmals grob gesägt. Die Blüten sind veilchenblau und haben einen fünfteiligen Kelch. Die Pflanze findet man in den Wäldern oft in der Nähe von Buchen. Als Zierpflanze und Bodendecker wird sie auch in Gärten kultiviert. Die Pflanze benötigt kalkhaltige Böden.

Johanniskraut *(Hypericum perforatum)*

Das Johanniskraut mit den leuchtenden goldgelben Blüten, die funkelnd wie eine Krone über der Pflanze schweben, mit den hellen Blättern, die (durch die vielen durchscheinenden Punkte) wie perforiert aussehen, ist eine der schönsten Pflanzen unserer heimischen Flora und wegen seiner Heilwirkung seit Jahrhunderten bekannt und geschätzt.
Erst kürzlich wurde eine neue Eigenschaft der Pflanze entdeckt. Daß sie beruhigend wirkt, wußte schon Paracelsus, der sie gegen »tolle Phantasien« empfahl, neuerdings wurde auch noch festgestellt, daß das Johanniskraut sogar gegen depressive Zustände eingesetzt werden kann; wird es doch als »Arnika der Nerven« bezeichnet, weil es bei nervösen Beschwerden eine gute Wirkung hat. Angst, Unruhe und Depressionen sind heute weitverbreitete Erscheinungen, unter denen unzählige Menschen leiden. Diese Leiden gehen in der Regel von den vegetativen Zentren im Gehirn aus, das die Unrast, den Lärm und den Streß unserer Zeit nicht mehr voll verkraften kann.
Wissenschaftler der neurochirurgischen Abteilung der Universitätsklinik Homburg/Saar haben herausgefunden, daß die Inhaltsstoffe des Johanniskrauts auf jene Teile des Gehirns wirken, die einen Ausgleich gegen diese Belastungen schaffen sollen.
Weiter wird Johanniskraut bei Schlaflosigkeit, Magengeschwüren, Magenschleimhaut-Katarrh (Gastritis), bei schlecht heilenden Wunden und nach Operationen bei Wund- und Narbenschmerzen angewendet. Aber auch bei psychisch bedingtem Bettnässen ist es ebenso angebracht wie bei Blasen- und Nierenbeschwerden und bei Koliken. Gynäkologen schätzen das Johanniskraut auch als Medikament bei Regelstörungen, bei schmerzhaften Regelblutungen und bei Entzündungen der Gebärmutterschleimhaut.
Im 19. Jahrhundert widerfuhr dem Johanniskraut ein ähnliches Schicksal wie den meisten Heilpflanzen: Es geriet in Vergessenheit. Dabei hatten die Ärzte früherer Zeiten bei der Behandlung mit Johanniskraut beste Erfolge gehabt.

Dioskurides (40–90 n. Chr.) berichtete schon über vier verschiedene Hypericum-Arten und empfahl sie bei Ischias und Brandwunden. Hippokrates nannte das Johanniskraut ein kühlendes und entzündungswidriges Medikament und verwendete es bei Lungenkrankheiten. Hieronymus Bock rühmte es als blutstillend, wundheilend, harntreibend und wirksam bei Fieber und Ischias. Im Mittelalter gab es kein Kräuterbuch, in dem das Johanniskraut nicht beschrieben und seine Wirkung breit dargestellt wurde.
In der Volksmedizin wird Johanniskrautöl zur Behandlung von Hämorrhoiden angewendet, und zwar örtlich mit Hilfe einer Spritze ohne Nadel, zwei- bis dreimal täglich. Nach wenigen Wochen bilden sich in vielen Fällen auch große Knoten zurück, was mit modernen Medikamenten nur selten erreicht wird. In Kleinrußland wird Johanniskrautaufguß der ganzen Pflanze gegen Hämorrhoiden getrunken.
Das Johanniskraut hat viele Namen, es wird Hexenkraut genannt, Blutkraut, Unserer lieben Frauen Gras, Christi Kreuzblut, Johannisblut und Herrgottswundenkraut. Der heute gebräuchliche Name »Johanniskraut« wird daraus abgeleitet, daß die Heilpflanze am Johannistag am schönsten blüht.
Zerquetscht man die Blüte mit den Fingern, so tritt ein blutroter Saft aus, der die Haut blauviolett färbt. Dieser rote Saft war der Anlaß für viele Sagen. So sollte er das Blut Christi gewesen sein, und zur Zeit des Dreißigjährigen Krieges wurde er als das Blut des Apostels Johannes angesehen und die Pflanze entsprechend verehrt. Es wurde ihr eine große Kraft zugesprochen, die nicht nur viele Gebrechen heilen, sondern auch vom Menschen alles Böse abwehren konnte.
Viel Aberglauben war mit der Pflanze verknüpft: In manchen Gegenden Deutschlands durfte das Kraut nur in der Geisterstunde nach dem Johannistag geerntet werden, da es um Schlag ein Uhr alle Heilkräfte verlieren sollte. Waren Hexen eingefangen, so wurde ihnen vor der Folterung der rote Saft der Johanniskrautblüten eingeflößt, da sie dann angeblich die Wahrheit sagen mußten.
Das Johanniskraut wächst auf trockenen Urgesteins- oder Kalkböden, an sonnigen Hügeln und Berghängen, an Wegen und an Mauern, und es ist über ganz Europa verbreitet. Die Pflanze ist leicht zu erkennen. Die Blätter brauchen nur gegen das Licht gehalten zu werden, dann kann man im Blatt eine große Zahl durchscheinender Punkte entdekken. Der Stengel, und das ist eine große Ausnahme unter den Pflanzen, ist nur zweikantig, die gelben Blüten stehen in Trugdolden. Das Johanniskraut blüht von Juni bis September. Geerntet oder gesammelt wird das blühende Kraut, das etwa 25 Zentimeter tief abgeschnitten wird. Zum Trocknen wird es zu kleinen Bündeln gebunden und in luftigen Räumen aufgehängt. Die Droge ist lichtempfindlich und sollte des-

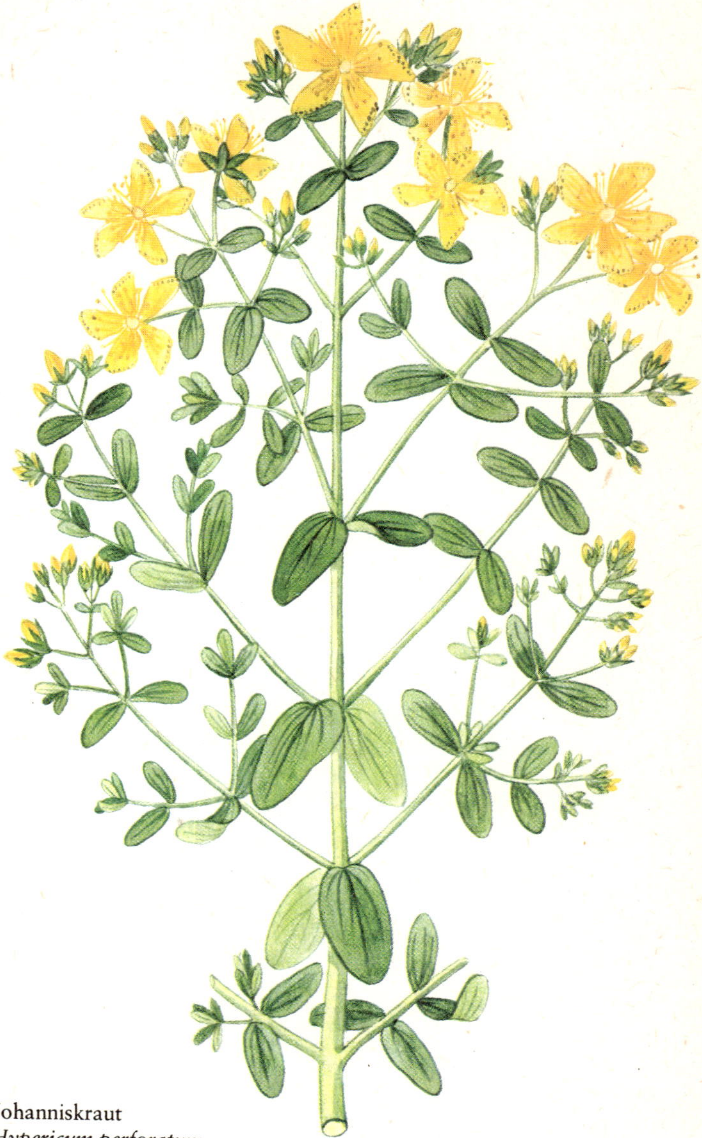

Johanniskraut
Hypericum perforatum

halb gut verschlossen an nicht zu heller Stelle aufbewahrt werden.
Für das Johanniskrautöl werden die frischen Blüten verwendet. Ein Teil soeben gesammelter Blüten auf zehn Teile Pflanzenöl (Sonnenblumenöl, Mohnöl), diesen Ansatz dann an einem hellen Ort, besser noch im Sonnenlicht, so lange (vier bis fünf Wochen) stehenlassen, bis das Öl eine tiefrote Farbe angenommen hat. Das Öl dann abseihen und in einer dunklen Glasflasche verschlossen aufbewahren. Es kann zur äußeren Anwendung bei Wunden und Rheuma eingesetzt werden. Bei innerer Anwendung (Magen) sollte vorher der Arzt gefragt werden.
Gegen nervliche Beschwerden ist Tee gut geeignet, ein Teelöffel voll auf ein Glas Wasser, überbrühen und dann etwa zehn Minuten lang ziehen lassen. Heiß getrunken wirkt der Tee am kräftigsten.
Bei der Selbstmedikation mit Johanniskraut ist aber unbedingt darauf zu achten, daß man sich nach innerer Anwendung nicht allzusehr der Sonne aussetzt. Die Pflanze enthält nämlich einen Wirkstoff (Hypericin), der bei intensiver Sonneneinstrahlung Hautentzündungen hervorruft. Aufmerksam geworden ist man auf diese Tatsache, als bei Kühen, die auf der Weide reichlich Johanniskraut gefressen hatten und dann zur Verdauung in der Sonne lagen, Hautreizungen auftraten.

Kaffee *(Coffea)*

Die Schreckensnachricht verbreitete sich in Windeseile. Das Getränk aus den Bohnen des Kaffeestrauchs war im 17. Jahrhundert auch in Europa bekannt geworden, und die Ärzte waren in einen heftigen Gelehrtenstreit über den Wert des Kaffees als Arznei verwickelt. Da berichtete ein Reisender aus Persien, daß die Manneskraft eines Sultans durch Kaffeegenuß nachgelassen habe. Daraufhin habe man einen allzu wilden Hengst nicht kastriert, sondern ihm Kaffee eingeflößt. Tatsächlich sei er dadurch lammfromm geworden.
Machte Kaffee zum Liebesgenuß untauglich? Ein halbes Jahrhundert später ließ Friedrich der Große auf Kaffee so hohe Steuern erheben, daß sich nur wenige seiner Untertanen dieses Genußmittel leisten konnten. Offiziell wurde diese Anordnung mit den vielen Devisen begründet, die dem Land durch die ständig steigenden Kaffeeimporte verlorengingen. Kenner des Hofes allerdings meinten, daß der König befürchtete, der Genuß des Kaffees vermindere die Geburtenrate und er habe dann zu wenige Soldaten. Den Siegeszug des Kaffees konnte aber auch der Alte Fritz nicht verhindern...
Kaffee ist heute mit Abstand das beliebteste Getränk, und impotent macht es mit Sicherheit nicht. In der richtigen Dosierung wirkt Kaffee

anregend, beeinflußt die Herztätigkeit und den Kreislauf günstig und steigert die geistige Leistung.
Es spielt eine entscheidende Rolle, ob es sich um den »hochtourigen« oder den »niedertourigen« Konstitutionstyp handelt. Dieser verträgt den Kaffee besser als jener. Überdosierung erzeugt Unruhe, Nervosität, Schlaflosigkeit. Aber so paradox es klingen mag: Wer durch zu großen Konsum des Genußmittels Kaffee schlaflos geworden ist, kann durch das Heilmittel Kaffee wieder davon befreit werden. Er muß nur ungeröstete Kaffeebohnen kauen, deren Faserstoffe entgiftend wirken.
Das Koffein aus der Kaffeebohne wird heute vielfach medizinisch angewendet. Es hilft bei Erschöpfungs- und Schwächezuständen, bei den sogenannten nervösen Herzleiden und bei Herzschwäche, weiterhin bei Hysterie, Neuralgien hysterischer sowie hypochondrischer Art und bei nervösen Kopf- und Zahnschmerzen. Außerdem wirkt es harntreibend. In Krankenhäusern wird Koffein bei akuten Infektionskrankheiten, bei Kollaps, bei drohender Atemlähmung und bei Herzstillstand verabreicht.
Der Kaffee als Genußmittel wurde vermutlich erst im 14. Jahrhundert im Hochland von Äthiopien entdeckt. Ein Jahrhundert später gelangte er nach Arabien, wo er begeistert aufgenommen wurde, da die Araber den Kaffee als Ersatzanregungsmittel für den vom Koran verbotenen Alkohol betrachteten. In Deutschland erwähnte der Arzt Leonhard Rauwolf aus Augsburg erstmals 1574 den Kaffee, den er auf einer Reise in Kleinasien kennengelernt hatte. Anfang des 17. Jahrhunderts erkannten geschäftstüchtige holländische Kaufleute, welche Marktlücke sich hier auftat und brachten ganze Schiffsladungen nach Europa.
Schon bald entdeckten Ärzte Heilwirkungen in der Kaffeebohne und verwendeten sie bei Fieber, Kopfweh, Beschwerden des Wasserlassens und vielen anderen Leiden. Andere Ärzte wiederum lehnten den Kaffee ab, weil er mehr Schaden als Nutzen bringe, ja sie brachten sogar Todesfälle damit in Verbindung.
Der Kaffeebaum stammt aus Westafrika und wird heute in vielen tropischen Ländern kultiviert. Der Baum ist immergrün und kann bis zu sechs Meter hoch werden, wird aber zur Erleichterung der Ernte in der Regel nur als Strauch bis zu einer Höhe von drei Metern gezogen. Die Früchte sind kirschgroß, erst grün, dann rot und zuletzt violett. Sie enthalten meist zwei Samen, die erst beim Rösten den charakteristisch aromatischen Geschmack entwickeln.
Neben Tabak ist Kaffee heute das bevorzugte Genußmittel. Die Bundesrepublik importiert jährlich mehr als 300000 Tonnen, der Export der Kaffee-Erzeugerländer hat mittlerweile rd. 2,5 Millionen Tonnen erreicht, davon kommen etwa 1,2 Millionen Tonnen jährlich aus Brasilien, das erst 1727 die erste Kaffeepflanze aus Cayenne erhielt.

Menschen mit zu niedrigem Blutdruck (Hypotonie) wissen den Kaffee besonders zu schätzen. Er ist für sie Labsal und Arznei, weil er sie durch Anregung des Kreislaufs am Morgen erst richtig in Schwung bringt. Nachteilig kann sich Kaffee auf ein geschädigtes Herz auswirken, besonders bei Rhythmusstörungen und Herzjagen.
Außer dem Koffein machen vielen Menschen aber auch die Röstreizstoffe zu schaffen, die – wie der Name schon sagt – beim Röstprozeß entstehen. Eine Gastritis (Magenschleimhautentzündung), Magen- oder Darmgeschwüre, eine Entzündung der Bauchspeicheldrüse, Gallensteine, Lebererkrankungen bewirken meist, daß Bohnenröstkaffee nicht oder nur schlecht vertragen wird. Aufstoßen und Sodbrennen, Magenbeschwerden, Völlegefühl, Gallenkoliken und Durchfall können die Folge sein. Wer auf diese Weise reagiert, sollte auf Produkte ausweichen, deren Röststoffgehalt vermindert ist. Diese Kaffeesorten beginnen sich ebenso durchzusetzen wie koffeinfreier Kaffee.

Kamille *(Matricaria chamomilla)*
Arzneipflanze des Jahres 1987

In vergangenen Jahrhunderten wurde die Kamille als Heilpflanze völlig verkannt. Noch 1915 spottete der Chirurg Willinger, Professor für Zahnheilkunde an der Universität Berlin, »die einzige Wirkung, die er von Kamillentee in der Stomatologie (Lehre von den Krankheiten in der Mundhöhle) gesehen habe, sei eine Gelbfärbung der Zähne« seiner Patienten gewesen.
Im Jahre 1987 suchten hingegen sieben Wissenschaftler und fachkundige Experten im Auftrag des Verbandes Deutscher Drogisten die »Arzneipflanze des Jahres«, und wurden ausgerechnet bei der Kamille fündig. Seit einigen Jahrzehnten ist bekannt, daß die Kamille eine unserer vielseitigsten und wertvollsten Heilpflanzen ist. Als sie wissenschaftlich »auseinandergenommen« worden war, stellte sich heraus, daß jede ihr zugeschriebene Heilwirkung belegt werden konnte. Das hatte schließlich zur Folge, daß sie als erstes Heilkraut mit dem Prädikat »Arzneipflanze des Jahres« ausgezeichnet wurde. Entsprechend dem Bekanntheitsgrad ihrer Heilwirkung ist auch der Verbrauch gestiegen. Vor dem Zweiten Weltkrieg wurden in Deutschland jährlich rund 80 Tonnen verbraucht, 1971 waren es allein in der Bundesrepublik 130 Tonnen, heute liegt der Konsum bei über 2000 Tonnen.
Die Kamille hat drei große Wirkungsgebiete. Einmal lindert und heilt sie Entzündungen, zum anderen ist sie krampfstillend und hilft bei Koliken, drittens ist sie ein vortreffliches Wundheilmittel.

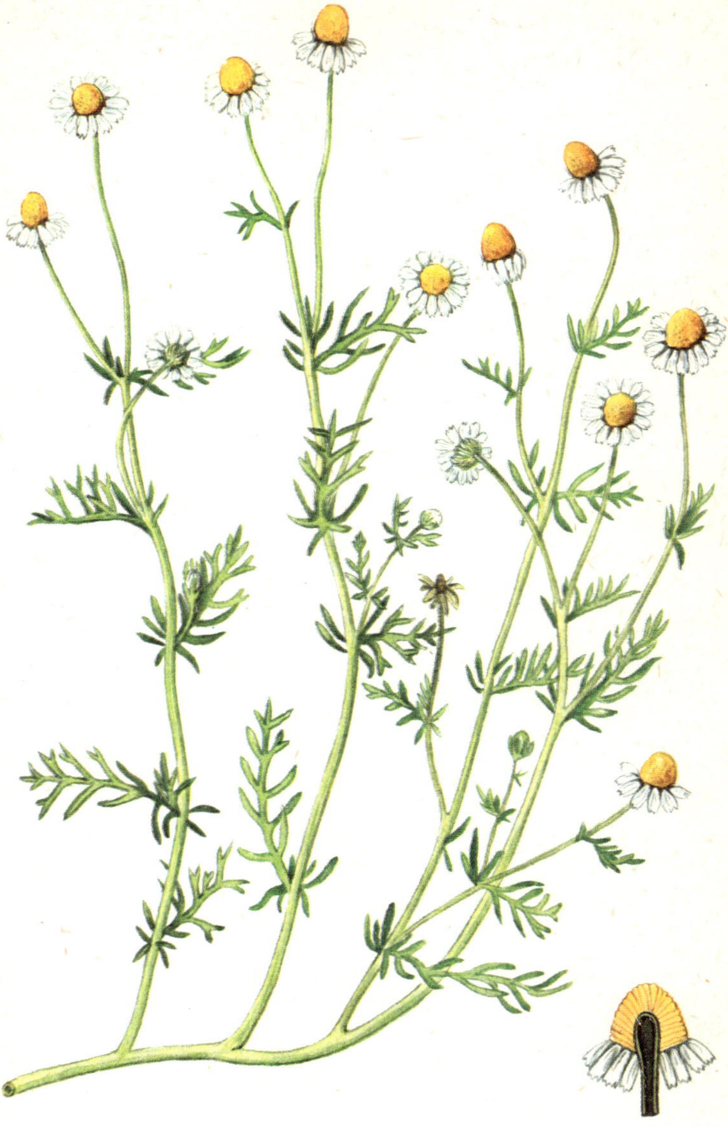

Kamille
Matricaria chamomilla

Empfehlenswert ist die Kamille vor allem bei den alltäglichen Magen- und Darmbeschwerden wie Völlegefühl oder Blähungen, die nach zu üppigem oder übermäßigem Essen, aber auch nach übermäßigem Nikotin- und Alkoholgenuß auftreten. Akute und chronische Magenschleimhautentzündungen und Magengeschwüre können mit Kamille gelindert oder sogar geheilt werden. Die Kamille ist eine mild wirkende, und völlig unschädliche Arznei. Sie kann deshalb auch schon kleinen Kindern bei Magen- und Darmbeschwerden in Form von Tee gegeben werden. Neuerdings ist eine weitere Eigenschaft der Heilpflanze entdeckt worden. In Verbindung mit Milchzucker stimmt sie das Darmmilieu um, die für eine funktionierende Verdauung unerläßliche Darmflora wird gefördert, während schädliche Bakterien bekämpft werden.
Frauen schätzen die Kamille als linderndes Medikament bei Unterleibsbeschwerden, hier macht sich der krampflösende Effekt bemerkbar. Oftmals genügen schon zwei Tassen Kamillentee, sehr heiß und langsam getrunken, um die Beschwerden abklingen zu lassen. Bei allen Erkrankungen der Atemwege, aber auch bei Entzündungen der Stirnhöhle, ist Kamillendampf ein höchst wirksames Mittel, aber auch Entzündungen der Kiefernhöhle können mit Kamille bekämpft werden.
Ein bewährtes Hausmittel ist Kamille bei Zahnschmerzen, Mittelohrentzündung, Trigeminusneuralgie oder anderen Gesichtsschmerzen. Außerdem kann die Kamille bei Reizbarkeit und innerer Unruhe erfolgreich angewendet werden.
Äußerlich (Umschläge oder Bäder) wird die Kamille bei schlecht heilenden Wunden, Furunkeln und Unterschenkelgeschwüren angewendet, sie erweicht Abszesse, beseitig Hautausschläge und reinigt die Haut. Die Kamille ist ein wesentlicher Bestandteil vieler Hautpflegemittel.
Schmerzlinderung kann mit Kamille sehr schnell erreicht werden, der Heilungsprozeß dagegen währt länger, deshalb muß sie kurmäßig über mehrere Wochen, wenn nicht Monate eingenommen werden.
Es gibt verschiedene Arten der Kamille. Am wirkungsvollsten ist jedoch die »echte Kamille« *(Matricaria chamomilla)*. Sie ist einjährig und wird etwa 30 bis 50 Zentimeter hoch. Der Stengel ist verzweigt, die wechselseitig angeordneten Blätter sind gefiedert und haben zarte, grüne Spitzen. Die Blütenköpfe sind endständig und sitzen an langen, dünnen Stielen. Die Blüten haben Scheibenform mit einem fünfzähnigen Saum, der Blütenkorb ist nach oben gewölbt und die ihn umgebenden zwölf bis 18 weißen Zungenblüten wölben sich abwärts. Blütezeit: Mai bis September. Der Geruch der Blüte ist kräftig aromatisch, der Geschmack schwach bitter.
Neben der Echten Kamille kommen bei uns noch die »Hundskamille« und die »Strahlenlose Kamille« wild vor. Die Hundskamille ist medizi-

nisch bedeutungslos. Sie unterscheidet sich durch ihren Geruch von der Echten Kamille, ein weiteres Unterscheidungsmerkmal bietet die Blüte. Bei der Echten Kamille wölbt sich der Blütenboden kegelförmig nach oben und ist innen hohl, bei der Hundskamille dagegen ist der Blütenboden kaum vorgewölbt und innen markig. Außerdem stehen bei der Hundskamille die weißen Blütenblätter waagerecht ab, während sie bei der Echten Kamille abwärts gebogen sind.

Bei der Strahlenlosen Kamille fehlen diese charakteristischen weißen Randblüten völlig. Sie ist ein niedriges Unkraut, das in großen Mengen vorkommt und einen strengeren (beinahe unangenehmen) Geruch ausstrahlt als die Echte Kamille.

Die Echte Kamille ist keine ausgesprochene Kulturpflanze, die sich erfolgversprechend in Gärten ziehen lassen würde. Deshalb ist es empfehlenswert, sie zu sammeln, sie wächst in unseren Breitengraden in ausreichender Menge wild. Zu finden ist sie auf sandigen bis lehmigen Äckern, auf Schuttplätzen, an Feldwegen und vielfach auch als »Unkraut« in Gärten. Selbstverständlich kann die Kamille auch gekauft werden, sie ist als Importware aus aller Welt verhältnismäßig teuer. Außerdem besitzt die deutsche Kamille mit 0,6 bis 1,0 Prozent mehr ätherisches Öl als die Kamille aus Ungarn, dem Haupteinfuhrland, die 0,3 bis 0,56 Prozent ätherisches Öl enthält.

Verwendet werden die Blüten, die von Mai bis August bei möglichst trockenem Wetter gesammelt werden sollten. Die Trocknung muß rasch und an einem schattigen Ort erfolgen.

Die bevorzugte Arznei ist der Kamillentee, der bei akuten Schmerzzuständen und chronischen Leiden nicht nur Linderung, sondern – mit der nötigen Ausdauer – auch Heilung bringen kann. Der Tee ist anzuwenden bei allen akuten und chronischen Magen- und Darmbeschwerden und Erkrankungen. Einen gehäuften Eßlöffel voll Kamille auf ein Glas Wasser, heiß überbrühen und zehn Minuten lang ziehen lassen. Kamillentee sollte mehrmals täglich und immer vor den Mahlzeiten heiß getrunken werden, da er auf diese Weise am besten auf die Schleimhäute von Magen und Darm einwirken kann.

Bei Magen- und Zwölffingerdarmgeschwüren empfehlen sich Rollkuren mit starkem Kamillentee (zwei bis drei volle Eßlöffel auf ein Glas Wasser). Diese Rollkuren können ohne besondere Anleitung selbst durchgeführt werden. Morgens nüchtern zwei Tassen Kamillentee trinken und hinterher zehn Minuten lang auf dem Rücken liegen, dann zehn Minuten auf der rechten Seite, dannach zehn Minuten auf der linken Seite. Zuletzt legt man sich zehn Minuten auf den Bauch. Diese Rollkur dauert 10 bis 14 Tage.

Zur Selbstbehandlung von Erkrankungen der Atemwege und der Nebenhöhlen im Kopf eignet sich am besten ein Kamillenabsud. Eine kräf-

tige Handvoll des Naturstoffes auf zwei bis drei Liter Wasser, kurz aufkochen lassen und die Dämpfe dann unter einem Tuch so heiß wie möglich einatmen. Dieser Absud kann mehrmals verwendet werden.
Äußerlich als Umschlag kann dieselbe Mischung genommen werden, allerdings nicht als Absud, sondern als Aufguß. Die Kamille heiß überbrühen, ziehen lassen und so warm wie möglich auflegen.
Ähnliche Wirkung kann man auch mit Kamillenbädern erzielen. Dem Bad einen Aufguß von 100 Gramm Kamille beigeben. Das Kamillenbad ist besonders anzuraten bei schlecht heilenden Wunden, bei Hämorrhoiden, da es krampfstillend wirkt, und bei chronischen Ekzemen.

Knoblauch *(Allium sativum)*

Bis vor wenigen Jahren noch wurde angenommen, daß Knoblauch stinken müsse, um seine vielseitigen Heilwirkungen zu entfalten. Und so kam es, daß viele Menschen auf die Anwendung dieses wertvollen Naturstoffes verzichteten, weil der intensive Geruch, der jeden Knoblauchesser unweigerlich umgibt, sie störte. Nun aber braucht niemand mehr auf die Segnung dieser Arzneipflanze zu verzichten. In Labors ist es nämlich gelungen, Knoblauch aufzubereiten, ohne daß Wirkstoffe verlorengehen. Flüssiger Knoblauch, in Kapseln verpackt, ist fast völlig geruchlos. Somit kann jetzt Knoblauch in der medizinisch empfehlenswerten Dosis täglich eingenommen werden, ohne daß Familie, Kollegen und Nachbarn durch den penetranten Geruch gestört werden.
Die Heilwirkungen der Pflanze sind besonders vielseitig. Als erstes ist die anregende Wirkung auf den gesamten Organismus anzuführen. Knoblauch wirkt sekretionsfördernd auf Magen, Darm und Galle, er tötet Keime und begünstigt die für die Verdauung wichtigen Kolibakterien; er beruhigt und senkt den Blutdruck, fördert aber auch die Durchblutung und senkt den Cholesterinspiegel. Erst kürzlich wurde wissenschaftlich festgestellt, daß Knoblauch die Fließeigenschaften des Blutes verbessert, was auch zur Senkung des Cholesterinspiegels führt. Sogar eine Erniedrigung von krankhaft erhöhtem Blutdruck konnte nachgewiesen werden.
Wir wissen, daß die im Knoblauch enthaltenen ätherischen Öle mit ihren schwefelhaltigen Kohlenwasserstoffen nicht nur den intensiven Geruch verursachen, sondern auch eine stark antibiotische Wirkung haben. Neben diesem Allysulfid wurden organische Rhodanverbindungen gefunden, denen der blutdrucksenkende Effekt zugeschrieben wird, außerdem mehrere Fermente, die eine bessere Sauerstoffausnutzung und damit eine bessere Durchblutung fördern. Weiterhin enthält der

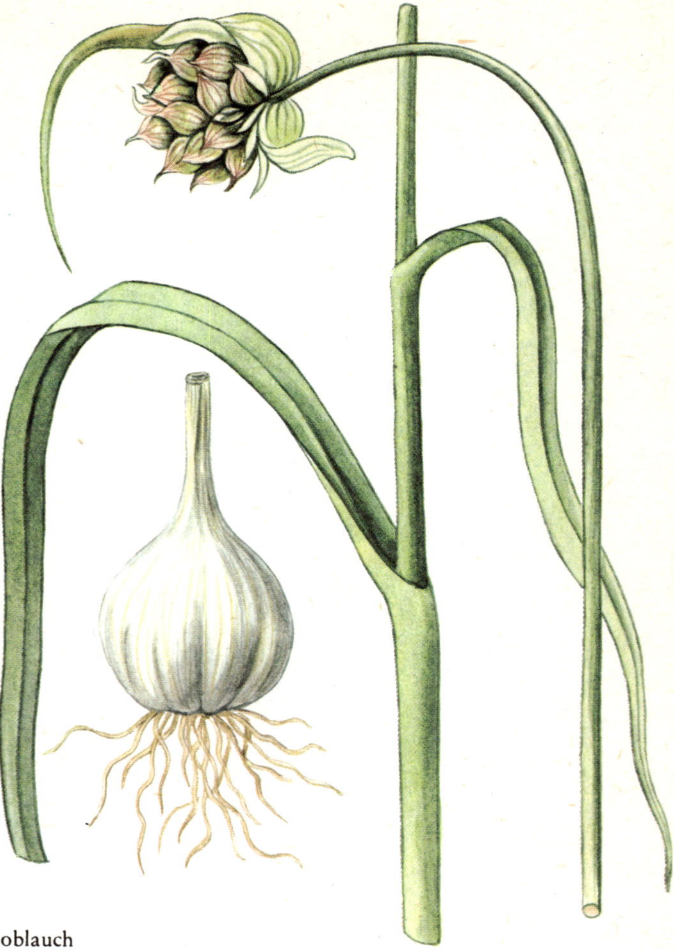

Knoblauch
Allium sativum

Knoblauch weibliche und männliche Sexualhormone, die seine stimulierende Wirkung erklären, sowie eine ganze Reihe von lebensnotwendigen Mineralsalzen, Vitaminen und Spurenelementen.
Interessant ist, daß die blutdrucksenkende Wirkung nur durch die kurmäßige Anwendung von ganz frischem Knoblauch erzielt werden kann, während am Institut für Pharmakologie an der Universität Sofia die Lebensdauer von Mäusen durch Verabreichung von altem, abgelagertem Knoblauch verlängert wurde. Es wird behauptet, daß die Bulgaren –

deren Langlebigkeit bekannt ist – regelmäßig solchen »abgelagerten« Knoblauch verzehren.
Bereits im Altertum wurde der Knoblauch zu Heilzwecken verwendet und als kräftigendes und regenerierendes Mittel angesehen. Herodot berichtet, daß beim Bau der Cheopspyramide auf Anweisung der Priesterärzte für Knoblauch-, Zwiebel- und Rettichkost insgesamt 1600 Silbertalente (etwa 7,5 Millionen Mark) aufgewendet wurden, um die Arbeiter gesund und bei Kräften zu halten. Hippokrates verordnete Knoblauch bei Blähungen, Schwere im Kopf und bei Harnverhaltung. Nach Deutschland wurde die Pflanze von den Römern gebracht. Die heilige Hildegard benutzte Knoblauch gegen Gelbsucht, Paracelsus empfahl ihn als Mittel gegen die Pest und außerdem als nachgeburtförderndes Medikament. Lonicerus verwendete Knoblauch gegen Würmer, Matthiolus rühmte ihn als Mittel gegen Koliken, Nierensteine und als schlafbringende Arznei. In vielen Klöstern dagegen war im Mittelalter der Anbau von Knoblauch untersagt. Die Äbte befürchteten, daß Knoblauch den Mönchen sexuelle Probleme bereiten könnte.
Der Knoblauch kommt nur noch in einigen Mittelmeerländern wild vor und wird in ganz Europa kultiviert. Die Pflanze wird bis zu einem Meter hoch, der Stengel ist stielrund und kahl, ganz unten bilden sich meist fünf Blätter, die sehr lang und zugespitzt sind. An der Stengelspitze sitzt eine Blütendolde, die von 25 bis 30 eirunden Brutzwiebelchen gebildet wird. Der Stengel sprießt aus einer kleinen Hauptzwiebel im Boden, die von mehreren, fast gleich großen Tochterzwiebeln (den sogenannten Knoblauchzehen) umgeben ist. Die verschiedenen Zwiebeln sind von weißen häutigen Schalen eingehüllt, die das gesamte Gebilde faustgroß erscheinen lassen. Blütezeit: Juli bis August. Erntezeit ist im Herbst.
Zur Selbstbehandlung werden nur die Knoblauchzehen verwendet. Sie können roh (ein bis zwei Zehen täglich) oder gerieben als Brotauflage gegessen werden. Die Knoblauchzehen lassen sich aber auch zu Saft verarbeiten, der allerdings mit drei Teilen Mineralwasser verdünnt werden sollte. Täglich vor den Mahlzeiten einen Eßlöffel davon einnehmen. Außerdem gibt es noch die Knoblauchtinktur, fünf Zehen 48 Stunden lang in verdünnten Alkohol legen und ausziehen (mazerieren) lassen. Täglich 20 Tropfen davon nehmen.
Es gibt verschiedene Möglichkeiten, den intensiven Knoblauchgeruch etwas zu mildern: Milch hilft, ebenso das Kauen von Petersilie, Kaffeebohnen oder Kerbel. Gegen die Ausscheidungen aus Lunge und Haut allerdings gibt es kein wirksames Mittel. Berufstätigen kann deshalb nur empfohlen werden, Knoblauchkuren am Wochenende durchzuführen, und zwar drei Monate lang, während die übliche Knoblauchkur vier bis sechs Wochen dauert. Oder einfach Knoblauch in Kapselform einnehmen.

Lein, Flachs *(Linum usitatissimum)*

Über Jahrhunderte hinweg galt er als Wundermittel, Wunder aber sollten wir nicht erwarten. Tatsächlich hat Leinsamen viele Qualitäten, nur muß der Patient – wie ja überhaupt bei der Behandlung mit Heilpflanzen – Geduld aufbringen, denn der Naturstoff wirkt nicht schlagartig, sondern die Wirkung zeigt sich erst allmählich.
Menschen, die an chronischer Stuhlverstopfung und bzw. oder Hämorrhoiden leiden, schätzen diese »sanfte« Wirkung, da keinerlei Reizwirkung auftritt, die das Leiden verschlimmern würde. Leinsamen ist kein ausgesprochenes Abführmittel, sondern eher ein Darmfüllmittel und ein ausgezeichnetes Darmgleitmittel. Die Inhaltsstoffe der Samen (5–6% Schleim, 30–40% Leinöl, 20% Eiweiß) haben zuerst einmal die Eigenschaft, zu quellen, den Darm zu füllen, und dadurch die Peristaltik anzuregen, die öligen Bestandteile unterstützen dann die Gleitfähigkeit.
Bei der Behandlung mit Leinsamen spielt die Verwendungsform eine Rolle: Um die Darmtätigkeit anzuregen, sollen die Leinsamenkörner erst im Darm quellen, werden also in der naturbelassenen Form eingenommen. Aber auch bei chronischen Magen- und Darmerkrankungen kann Leinsamen Linderung bringen; in diesem Fall soll der Leinsamen in bereits gequollener Form angewendet werden. Der Schleimgehalt hat dann eine schützende und dadurch regenerierende Wirkung auf die Schleimhäute; hierfür weicht man den Samen in Wasser ein und läßt ihn über Nacht mazerieren. Auszüge aus Leinsamen finden auch Anwendung bei Blasenkatarrh; Umschläge mit Leinsamen helfen bei Nieren- und Gallenkoliken, bei Magenkrämpfen, bei Gliederschmerzen, Hexenschuß, entzündlichen Schwellungen aller Art, bei Furunkeln, Geschwüren und bei manchen Hautleiden. Leinsamenöl lindert den Schmerz bei Verbrennungen (allerdings hilft bei leichten Verbrennungen am allerbesten kaltes Wasser, schwere Verbrennungen sind nur vom Arzt zu behandeln!).
Lein ist eine der ältesten Kulturpflanzen, die wir kennen, sie wurde bereits seit der Jungsteinzeit angebaut, und der Samen der Pflanze *(Semen Lini)* ist eines der ältesten und immer noch eines der gebräuchlichsten Heilmittel.
Nach den Darstellungen auf ägyptischen Bauwerken läßt sich die Flachskultur bis ins 14. Jahrhundert v. Chr. zurückverfolgen. Herodot war der Ansicht, daß die aus Leinwand gefertigten Kleider von Prunksucht zeugten; Theophrast erwähnte Leinsamen als Mittel zur Bekämpfung des Hustens, Dioskurides wendete ihn als erweichendes Mittel an, und Hildegard von Bingen empfahl ihn bei Koliken aller Art.

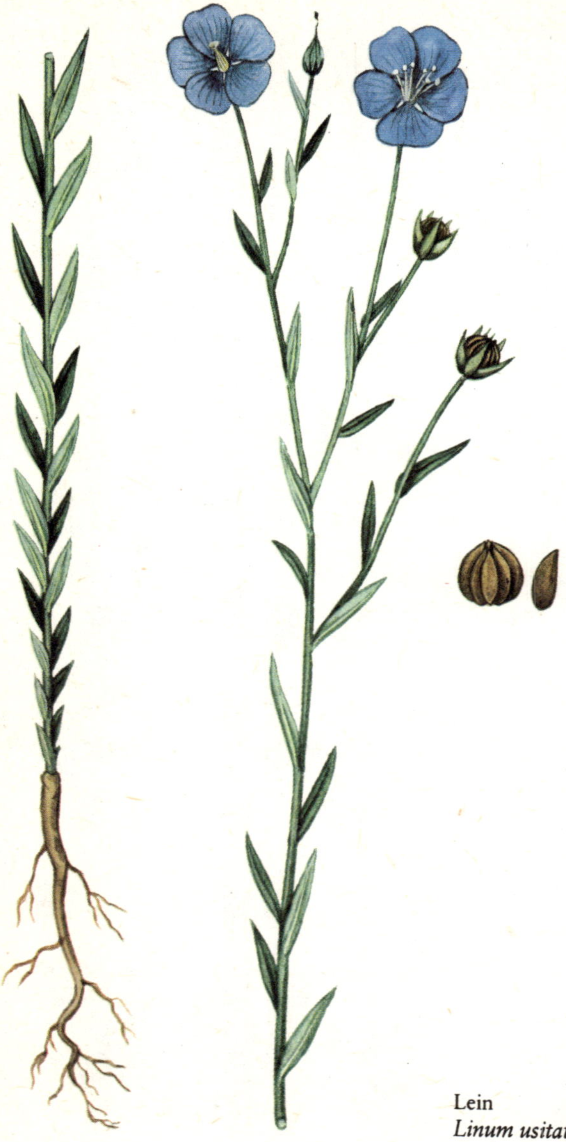

Lein
Linum usitatissimum

Der Lein wird feldmäßig angebaut. Die Pflanze wird bis zu einem Meter hoch, die Blätter sind lanzettförmig und dicht besetzt. Die Blüten sind blau, die Frucht ist eine sechs bis acht Millimeter lange Kapsel, die bis zu zehn Samen enthält. Erntezeit ist August. Der Lein wächst auf fast allen Böden, die allerdings nicht zu naß sein dürfen.
Für die Hausapotheke wird Leinsamen am zweckmäßigsten in Apotheken oder Reformhäusern gekauft. Wichtig: Die Samen müssen bis zum Gebrauch luftabgeschlossen verpackt bleiben, weil das im Leinsamen enthaltene Öl sonst innerhalb einer Woche ranzig wird.
Bei der Selbstbehandlung ist zu beachten, daß Leinsamen in ausreichender Menge genommen wird, bei Verstopfung zwei Eßlöffel vor den Hauptmahlzeiten, bei Magen- und Darmerkrankungen einen Teelöffel voll auf einen Viertelliter Wasser, zwölf Stunden mazerieren lassen, kalt trinken. Die Aufschließung der Wirkstoffe wird beschleunigt, wenn man gemahlenen Samen verwendet.
Zur äußeren Anwendung sollte man frisch gemahlenen Leinsamen verwenden, der mit weichem, abgekochten Wasser, oder noch besser mit Regenwasser, zu einem Brei verrührt wird. Dieser Brei wird unter ständigem Rühren aufgekocht und dann auf einem Leintuch auf die zu behandelnde Stelle gelegt. Dabei soll der Brei so heiß sein, wie der Patient es gerade noch vertragen kann. Dieser Brei kann mehrmals aufgewärmt und verwendet werden, wiederum ist aber darauf zu achten, daß das Leinöl nicht ranzig wird.
Bei Erkrankungen der Atmungsorgane hilft Leinsamentee, dazu nimmt man zwei Teelöffel auf eine Tasse, kurz aufkochen, dann zehn Minuten ziehen lassen.
Auf der Haut erzeugt Leinsamen gelegentlich eine leichte Reizung, ansonsten kann dieser Naturstoff über Monate hinweg angewendet werden, ohne daß irgendwelche Nebenwirkungen auftreten.

Lindenblüten *(Flores tiliae)*

Probieren geht über studieren, sagten sich zwei amerikanische Wissenschaftler in Chicago. Der Streit, ob Arzneimittel aus Pflanzen besser wirken als Antibiotika, lasse sich am einfachsten dadurch entscheiden, daß man die Probe aufs Exempel mache.
Die Mediziner verordneten 55 an Grippe erkrankten Kindern Bettruhe und gaben ihnen Lindenblütentee zu trinken. 37 an Grippe erkrankten Kindern wurde ebenfalls Bettruhe verordnet und auch sie bekamen Lindenblütentee, zusätzlich aber noch Sulfonamide. Weitere 67 an Grippe erkrankte Kinder wurden ausschließlich mit Antibiotika behandelt.

Zu ihrer Überraschung stand es am Ende der vergleichenden Untersuchung 10 : 1 für den Lindenblütentee. Die nur mit Bettruhe und Lindenblütentee behandelten Kinder waren mit Abstand am ehesten wieder gesund. Es traten auch keine Komplikationen auf, wie etwa akute Mittelohrentzündung. Die chemotherapeutisch und mit Antibiotika behandelten Kinder brauchten eine merkbar längere Zeit, bis sie den Infekt überwunden hatten, auch traten bei diesen Kindern Komplikationen auf.

Lindenblüten sind ein altes Hausmittel bei Erkältungen. Die Wirkung ist auf den schweißtreibenden Effekt und auf eine allgemeine Abwehrsteigerung zurückzuführen. Lindenblütentee wirkt aber auch krampfstillend und beruhigend. Mütter, deren Kinder nervös sind oder Einschlafschwierigkeiten haben, können diese Symptome mit Lindenblüten bekämpfen. Älteren Menschen helfen sie ebenfalls, wenn sie deprimiert sind und nicht schlafen können. Auch wird den Lindenblüten eine reinigende und blutverdünnende Wirkung nachgesagt. Sie sind zudem leicht harntreibend, was für Gicht- und Rheumakranke wichtig ist, und sie fördern die Körperentgiftung.

Im vergangenen Jahrhundert wurden in der Volksmedizin neben den Blüten auch noch die Samen der Linde, die Blätter, die Rinde, der Saft des Baumes und Holzkohle aus Lindenholz angewendet. Der Samen wurde benutzt bei Nasenbluten, roter Ruhr und Diarrhöe, die Blätter gegen Krämpfe, als Menstruationsregulator und als harntreibendes Mittel. Der Rindenabsud diente als Gurgelwasser bei Mundfäule und zum Reinigen von Wunden; die mehlfein verriebene Holzkohle wurde bei Sodbrennen, bei Koliken und bei Magenkrämpfen verwendet; der Saft, im Frühjahr angezapft, als Blutreinigungs- und Haarwuchsmittel.

Mittlerweile sind in anderen Heilpflanzen Inhaltsstoffe analysiert worden, mit denen diese Krankheiten wirkungsvoller bekämpft werden können. Als Mittel bei Erkältungskrankheiten aber ist und bleibt der Lindenblütentee unschlagbar.

Die Lindenblüten waren als Heilmittel im Altertum unbekannt, auch in den Kräuterbüchern des Mittelalters werden sie noch nicht angeführt. Bei den Germanen war die Linde der Frau Holle geweiht und galt als heiliger Baum. Römer und Germanen bevorzugten das Lindenholz zum Schienen von Beinbrüchen. Erst im 18. Jahrhundert tauchte Lindenblütentee verbreitet als Hausmittel auf. Pfarrer Kneipp empfahl ihn als »trefflich bei altem Husten, bei Verschleimungen der Lunge und der Luftröhre, bei Unterleibsbeschwerden, die ihren Ursprung in der Verschleimung der Niere haben«.

Die Blüten können an der Winter- und an der Sommerlinde, die bei uns jedoch nur noch selten wild vorkommen, gesammelt werden. Die Som-

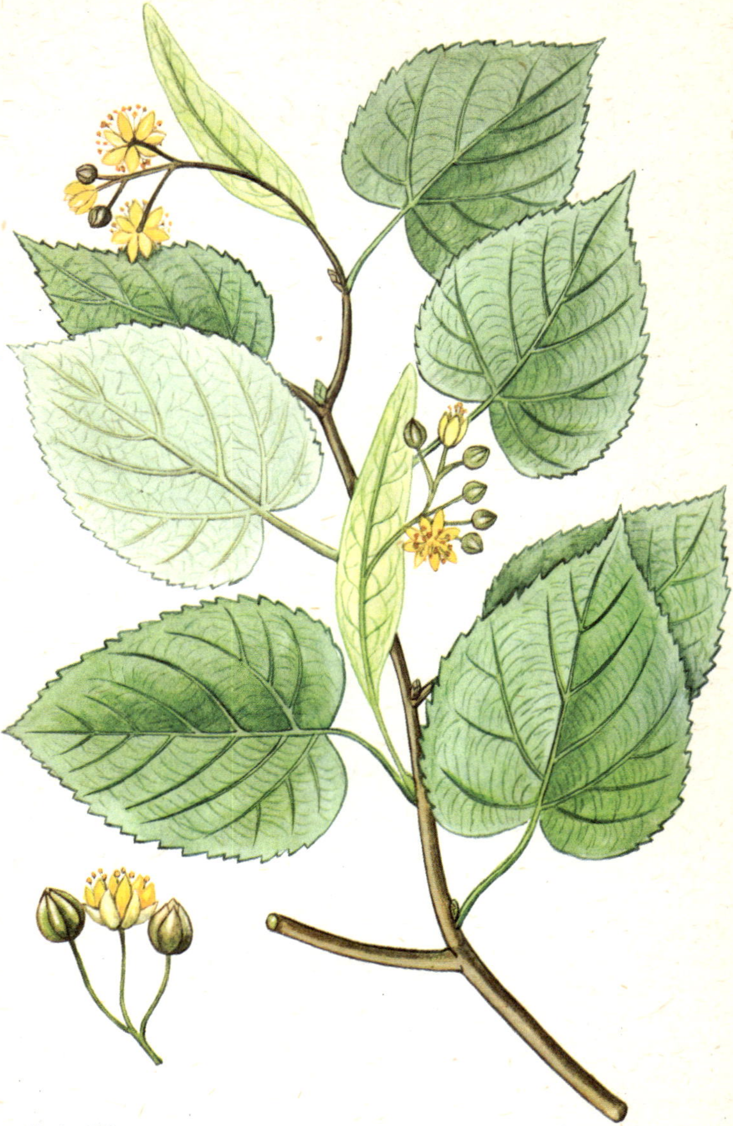

Lindenblüten
Flores tiliae

merlinde schlägt früher aus und blüht auch etwa zwei Wochen früher als die Winterlinde. Ihre Blätter sind größer und auf der Unterseite kurzhaarig, die Blätter der Winterlinde sind beiderseits kahl, unterseits meergrün und in den Nervenwinkeln rostrot gebartet. Die Winterlinde wird 18 bis 24 Meter hoch, diese Höhe erreicht sie in einem Alter von etwa 180 Jahren. Die Sommerlinde kann bis zu 30 Meter hoch werden und wird mit Vorliebe als Park- und Alleebaum gepflanzt. Die Sommerlinde blüht im Mai, die Winterlinde meist erst im Juni. Die Blüten schmecken angenehm aromatisch.
Gesammelt werden die Blüten mit dem sogenannten Hochblatt, auch Deckblatt genannt, das wie ein Zünglein mit der Blüte verbunden ist. Die Blüten müssen im Schatten bei Zugluft sehr schnell getrocknet werden, da sonst die ätherischen Öle entweichen. Diese verflüchtigen sich auch sehr schnell bei der Lagerung. Spätestens nach einem Jahr haben die Lindenblüten ihre Heilkraft verloren.
Zur Selbstbehandlung bei Erkältungskrankheiten und grippalen Infekten überbrüht man die Lindenblüten, einen Teelöffel voll auf ein Glas, den Tee zehn Minuten ziehen lassen und so heiß wie möglich in langsamen Schlücken mehrmals täglich trinken. Das gleiche gilt für andere Beschwerden, die mit Lindenblüten bekämpft werden können.

Löwenzahn *(Taraxacum officinale)*

Während des Deutsch-Französischen Krieges 1870/71 hatte der Bataillonsarzt Dr. Seggel vom Bayerischen 1. Armeekorps alle Hände voll zu tun, weil einige Kürassierbrigaden an Gelbsucht erkrankt waren. Als die Epidemie mehr und mehr um sich griff, fiel Dr. Seggel auf, daß eine Brigade völlig verschont blieb. Der Arzt versuchte, die Ursache dieses Phänomens zu ergründen: Gesunde und Kranke existierten unter den gleichen Lagerbedingungen, nur in der Verpflegung gab es einen Unterschied – die nicht erkrankte Brigade hatte zusätzlich frischen Löwenzahn als Beilage zur Gulaschkanonenernährung erhalten. Der Arzt ordnete an, daß auch die anderen Brigaden diese Zusatznahrung erhielten, und bald darauf klang die Epidemie ab. Wissenschaftler, die Jahrzehnte später den Bericht von Dr. Seggel analysierten, waren der Ansicht, daß der Löwenzahn keinen Wirkstoff enthält, der die Gelbsucht günstig beeinflussen kann, so daß vermutlich nicht der Löwenzahn die Epidemie gestoppt habe, sondern daß die Erkrankungen zu diesem Zeitpunkt sowieso am Abklingen waren.
Heute weiß man mehr über den Löwenzahn, und es ist durchaus möglich, daß Dr. Seggel richtig beobachtet hat. Der Löwenzahn enthält die Vitamine B und C, den Bitterstoff Taraxin und weitere Substanzen, die

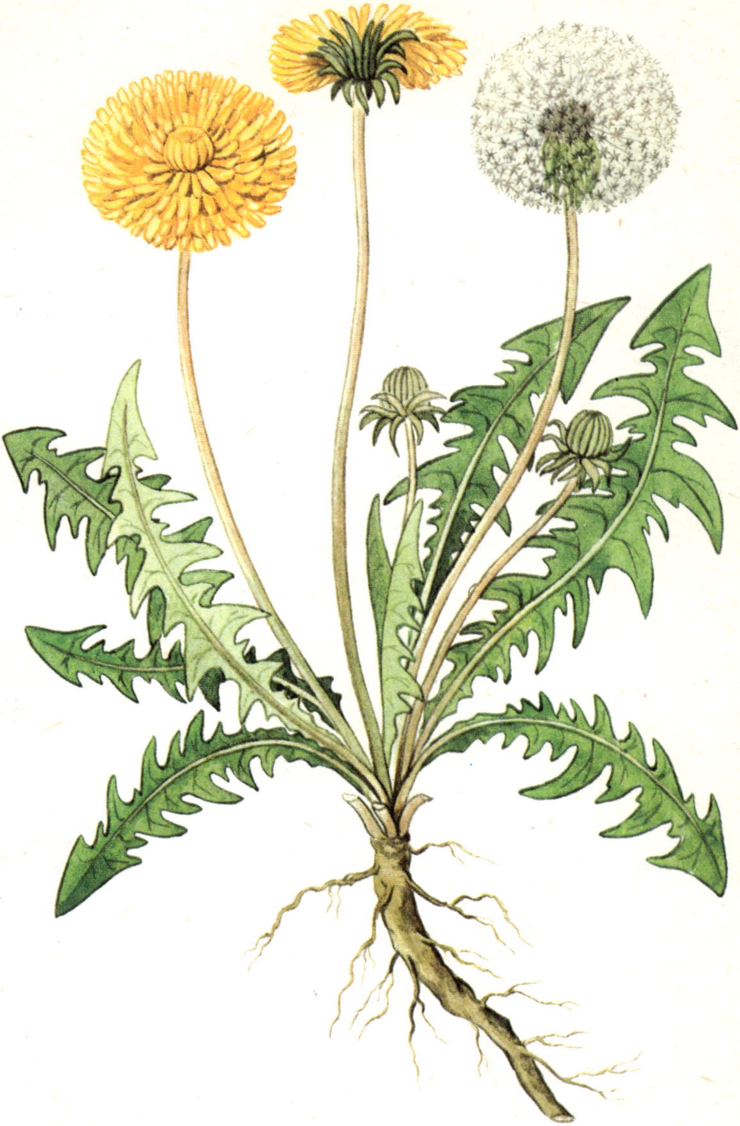

Löwenzahn
Taraxacum officinale

bisher nicht näher analysiert wurden. Fest steht, daß die Gesamtheit der Wirkstoffe die Arbeit von Leber und Nieren anregt. Leberschwellungen, Gelbsucht und typhöses Fieber werden günstig beeinflußt.
Löwenzahn fördert auch die Magenarbeit und die Sekretion der Bauchspeicheldrüse, er hilft besonders bei mangelhafter Fettverdauung, bei Magenschleimhautentzündung (Gastritis) und bei Blähungen. Er wirkt zudem harntreibend, blutreinigend und schützt vor Skorbut. Die harntreibende Wirkung wiederum hat einen günstigen Einfluß bei rheumatischen Leiden, die allgemein verdauungsfördernden Substanzen des Löwenzahns bekämpfen Gallenleiden, ja sollen sogar angeblich die Bildung von Gallensteinen verhindern. Wie bei allen Naturarzneien muß die Behandlung mit Löwenzahn über einen längeren Zeitraum erfolgen.
Der Löwenzahn wird erstmals im 11. Jahrhundert in den Schriften arabischer Ärzte als Heilpflanze erwähnt. Im 13. Jahrhundert taucht der Löwenzahn in den Kräuterbüchern deutscher Mönche auf. Sie empfahlen ihn bei Augenentzündungen und als Schönheitsmittel. 1546 schrieb Hieronymus Bock: »Die Weiber pflegen sich auch under augen mit diesem wasser zu weschen/ verhoffen dadurch ein lautter angesicht zu erlangen/ und die rote purpur oder bläterlin [Sommersprossen] damit zu vertreiben.« Um 1750 wurde der Löwenzahn als Heilmittel für Lungenschwindsucht genannt, und der Leibarzt Friedrichs des Großen, Ritter von Zimmermann, wollte die fortgeschrittene Wassersucht des Königs mit Löwenzahnsaft heilen.
Die Bezeichnung *Taraxacum* kommt aus dem Arabischen, der deutsche Name ist aus der Form der Blätter abgeleitet worden. In vielen Gegenden wird der Löwenzahn auch nach seinen heilenden Eigenschaften bezeichnet. Wegen seiner harntreibenden Wirkung wird er in Baden »Seichkraut«, im Bergischen Land »Pißblom« und in Frankreich »Pissenlit« genannt.
Warzen sollten verschwinden, wenn man sie am dritten Tag des abnehmenden Mondes mit Löwenzahnsaft einrieb. Ein unbekannter Mönch schrieb im 16. Jahrhundert: »Etliche bilden ihnen ein, wann mit dem Safft ermelten [erwähnten] Krautes bestrieche, daß man bey großen Herrn und Fürsten angenehm dadurch werde und auch erhalten könne, was man begehre. Allein seyn solches Fabeln.«
Löwenzahn ist fast in ganz Europa und Nordamerika verbreitet. Die Heilpflanze wächst in so großen Mengen wild, daß ein Anbau im eigenen Garten sich erübrigt. Das Kraut wird bis zu 30 Zentimeter hoch, die Blätter sind grobgesägt, länglich lanzettartig und bilden eine grundständige Rosette. Der Stengel ist glatt, der Blütenkopf klobig, die Zungenblüten sind gelb bis goldgelb, der Wurzelstock ist mehrköpfig, und die Pfahlwurzel reicht bis zu einem halben Meter in den Boden.

Die zarten Blätter des Löwenzahns können im Frühjahr als Salat zubereitet werden. Für Tee verwendet man die Blätter auch im Sommer, Erntezeit für die Wurzel ist der Herbst. Die Wurzeln werden gereinigt, in Scheiben geschnitten und geröstet. Die so getrocknete Wurzel wird dann gemahlen, das Pulver als Tee verwendet oder (wie Zichorie) in kleinen Prisen dem Kaffee zugesetzt. Löwenzahn hat keinerlei schädliche Nebenwirkungen und kann als medizinischer Tee viele Wochen lang getrunken werden.

Maiglöckchen *(Convallaria majalis)* giftig

Darin gleichen die Blumen den Frauen: Sie werden um so mehr geschätzt, je schöner sie anzusehen sind. Der Schein kann allerdings trügen. Vom Maiglöckchen wissen wir zum Beispiel, daß diese strahlende, betäubend riechende Zierpflanze zu den giftigsten Kräutern zählt, die in unseren Breiten wachsen.
Aber, so hat schon Paracelsus erkannt – die Dosis macht es aus, ob ein Mittel ein Gift ist oder nicht. Richtig dosiert können die Gardenolydglykoside leichtere oder mittelschwere Formen der Leistungsschwäche des Herzens beheben. Eine Wirkung auf das Reizleitungssystem wie der Fingerhut haben sie aber nicht.
In den medizinischen Schriften taucht das Maiglöckchen erst im 15. Jahrhundert auf. Matthiolus preist es als stärkendes Mittel für das Herz und »alle edlen Teile« des Körpers an. Lonicerus bezeichnet es als Vorbeugungsmittel gegen den Schlaganfall. Andere Ärzte des Mittelalters verwenden die Pflanze als nervenstärkendes Mittel und bei Gedächtnisschwäche, Herzklopfen und Lähmungen. Im 18. Jahrhundert verschwindet sie dann für 200 Jahre fast völlig aus dem Arzneischatz.
Das Maiglöckchen hat ähnliche therapeutische Wirkungen wie der Fingerhut, ist aber weniger toxisch und die Wirkstoffe kumulieren nicht.
Das Maiglöckchen ist eine ausdauernde, bis zu 30 Zentimeter hohe Pflanze mit kriechendem, weit verzweigtem Wurzelstock, aus dem zwei langgestielte, ovale und zugespitzte Blätter und ein Blütenstengel treiben. Die Blüten sind weiß, glockenförmig, kurzgestielt und haben einen gezackten Rand. Sie stehen in einseitigen Trauben. Die Frucht ist eine rote Beere. Blütezeit: Mai bis Juni. Die Pflanze wächst vor allem in Laubwäldern und in Gebüschen auf Urgestein, in Gärten wird sie als Zierpflanze angebaut. Der Wurzelstock steht unter Naturschutz, die betäubend riechende Blüte darf gepflückt werden. In der Medizin wird das gesamte Kraut verwendet. Die ganze Pflanze ist giftig, am giftigsten sind die Beeren. Alle Maiglöckchenpräparate sind rezeptpflichtig und zur Selbstmedikation ungeeignet.

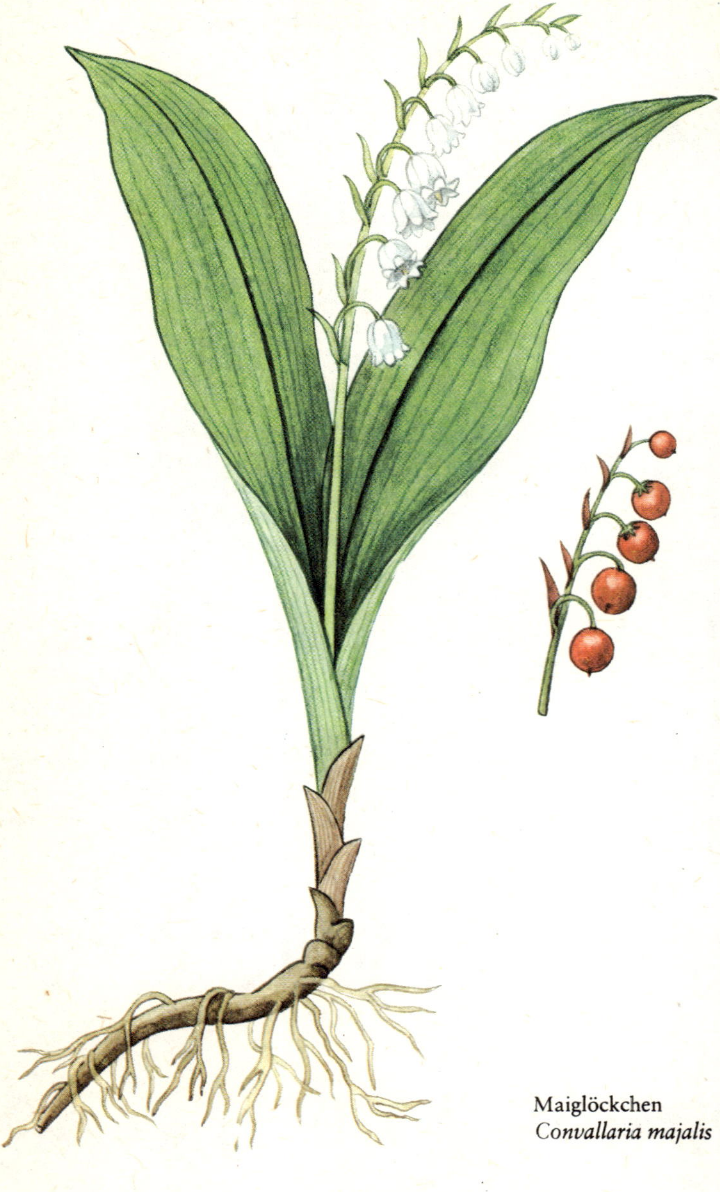

Maiglöckchen
Convallaria majalis

Malve *(Malva silvestris)*

Wie sollte im 16. Jahrhundert ein Mann feststellen, ob seine Braut unberührt in die Ehe ging? Ein Schweizer Kräuterbuch riet, den Urin des Mädchens über eine Malve zu gießen. Falls diese innerhalb von drei Tagen verdorrte, sei die Auserwählte keine Jungfrau mehr. Man kann sich unschwer vorstellen, wieviel Unheil der Erfinder dieses »Teststreifens« seinerzeit angerichtet haben mag.

Die Malve ist eine der ältesten Heilpflanzen. Der griechische Dichter Hesiod erwähnt sie bereits im 9. Jahrhundert v. Chr. Bei Ostra an der Lausitz wurden Malvensamen aus der Eiszeit gefunden, was darauf schließen läßt, daß die Heilpflanze schon zu jener Zeit bekannt war. Dioskurides verordnete die Malve bei Blasenleiden und »Beschwerden in den Eingeweiden«. Hieronymus Bock bezeichnet sie als »ein sonderliche Artznei für die Schwindsucht« und verwendete sie bei »allen schmerzlichen hitzigen Presten des gantzen leibs«.

Die Malve enthält Schleim- und Gerbstoffe sowie das Anthozyan Malvin. Diese Wirkstoffkombination bekämpft alle Krankheiten, die von Entzündungen begleitet sind, hauptsächlich aber in den Atmungsorganen. Malventee hilft bei Katarrhen der oberen Luftwege, bei Angina, bei Heiserkeit und bei Bronchitis. Aber auch bei Reizungen im Verdauungssystem, bei Entzündung der Magenschleimhaut und bei Störungen des Harnsystems ist die Malve eine erfolgversprechende Arznei, wenn sie über längere Zeiträume eingesetzt wird.

Äußerlich angewendet hilft die Malve bei Schwellungen und lindert zugleich den Schmerz. Die Wurzeln sind ein ausgezeichnetes Mundpflegemittel, weil sie Infektionen vorbeugen. Die Malve ist auch ein gutes Hautpflegemittel, bei Akne, Furunkeln und gegen Juckreiz.

Die Heilpflanze wird bis zu einem Meter hoch, ist zweijährig und selten ausdauernd. Die Wurzel ist spindelförmig, der Stengel behaart und ästig, die Blätter sind ebenfalls behaart, rund und lappig, mit gesägtem Rand. Die Blüten stehen in Büscheln in den Blattachseln und sind violett bis rosarot. Blütezeit: Juli bis September. Sammler finden die Malve an trockenen und sonnigen Stellen an Acker- und Wegrändern. Die Pflanze kann aber auch im eigenen Garten gezogen werden, sofern genügend Sonne einfällt und der Boden nicht zu schwer ist.

Geerntet werden die Blätter und Blüten kurz vor dem Aufblühen und die Wurzeln, die nur gebürstet und nicht gewaschen werden sollten, im Herbst. Blätter und Blüten müssen im Schatten und bei gutem Luftdurchzug schnell getrocknet werden, da sie sehr anfällig gegen Schimmel und Fäulnis sind.

Zur inneren Anwendung ist Malventee am besten geeignet, er kann sowohl aus Blüten und Blättern als auch aus der getrockneten und gerie-

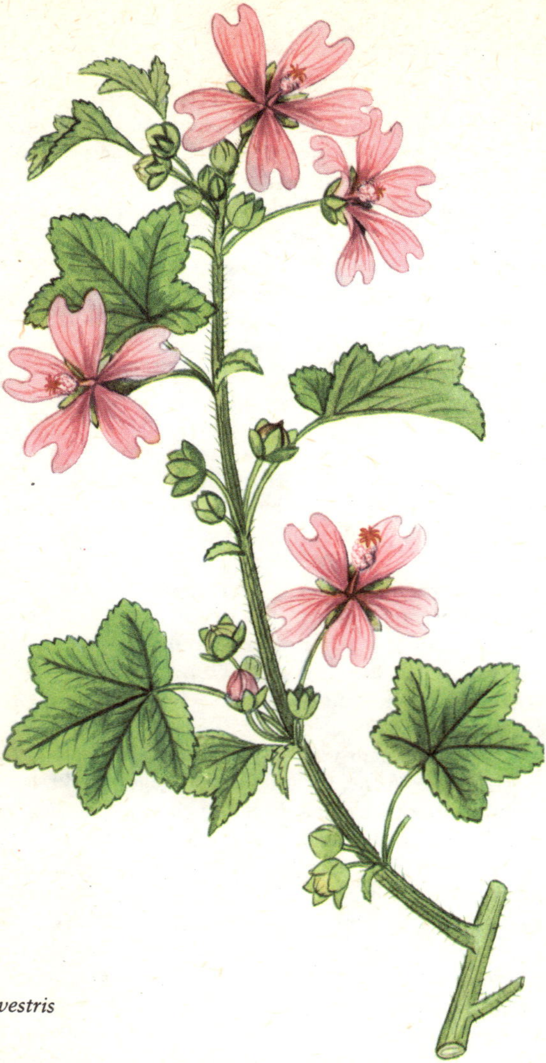

Malve
Malva silvestris

benen Wurzel zubereitet werden; ein gehäufter Teelöffel auf eine Tasse, vor den Mahlzeiten heiß trinken. Zum Gurgeln und für die äußerliche Anwendung (Kompressen) verwendet man einen kräftigen Absud, eine Handvoll des Naturstoffes auf einen Liter Wasser. Tee wie Absud müssen täglich frisch zubereitet werden.

Mariendistel *(Silybum marianum)*

Wissen Sie, was Glück im Unglück ist? Wenn eine ganze Familie eine Pilzsuppe verspeist, in die aus Versehen ein Knollenblätterpilz geraten ist, dann handelt es sich zweifellos um ein Unglück. Wenn diese Familie aber trotzdem überlebt, dann hat sie Glück im Unglück gehabt.

Bisher ist nur ein einziger Wirkstoff bekannt, der die Leber erwiesenermaßen vor solch starken Giften schützen kann. Ausgerechnet dieses Mittel, das bisher nur in ganz wenigen Krankenhäusern angewendet wird, ist in einem Krankenhaus in Salerno in solch einem Fall erstmals bei einer Pilzvergiftung erprobt worden – mit Erfolg!

Der Wirkstoff, um den es sich handelt, ist das Silymarin aus der Mariendistel. Seine Eigenschaften sind sowohl vorbeugend als auch heilend. In der Medizin wird Silymarin also nicht nur zur Behandlung von Erkrankungen der Leber eingesetzt, sondern auch zum Schutz vor Lebergiften.

Die Heilpflanze wurde schon von den alten Griechen geschätzt, geriet aber später in Vergessenheit. Im Mittelalter erwähnt Hildegard von Bingen die Mariendistel. Seit dem 16. Jahrhundert ist die Pflanze als Lebermittel bekannt, 1968 wurde der Wirkstoff Silymarin isoliert.

Alten Legenden zufolge soll der Name der Pflanze daher stammen, daß Milch aus den Brüsten der Gottesmutter beim Stillen des Jesuskindes auf die Blätter getropft und dort verlaufen ist. Anlaß für diese Vorstellung sind die weißen Adern auf den Blättern. Das kommt auch in den volkstümlichen Bezeichnungen »unserer frouwen distel« und »Liebfrauenmilch« zum Ausdruck.

Die Mariendistel ist ein Korbblütler mit einem ästigen Stengel, die glänzendgrünen Blätter sind dornig und gelappt, die Blütenköpfe purpurrot. Blütezeit: Juli bis August. Die großen Früchte sind braunfleckig und behaart. Die einjährig überwinternde oder zweijährige Pflanze bildet in Steppengebieten Südeuropas oder Nordafrikas bis zu zwei Meter hohe Distelwälder. Bei uns gedeiht sie als Zierpflanze in Gärten oder wild auf Schuttplätzen und Wiesen.

Die Anwendung von Medikamenten mit dem Wirkstoff Silymarin führt bei Leberkranken zunächst zu einer deutlichen Besserung des Allgemeinbefindens. Bei Patienten mit akuter Leberentzündung wurde eine Verkürzung der Krankheitsdauer registriert.

Auch die chronische Leberentzündung wird günstig beeinflußt. Sogar bei der sogenannten aggressiven Form, deren ungünstiger Verlauf sonst kaum beeinflußt werden kann, zeigen sich deutliche Besserungen. Bemerkenswert ist auch der Rückgang der entzündlichen Prozesse bei der Leberzirrhose. Bei der alkoholbedingten Fettleber wurden ebenfalls Besserungen beobachtet.

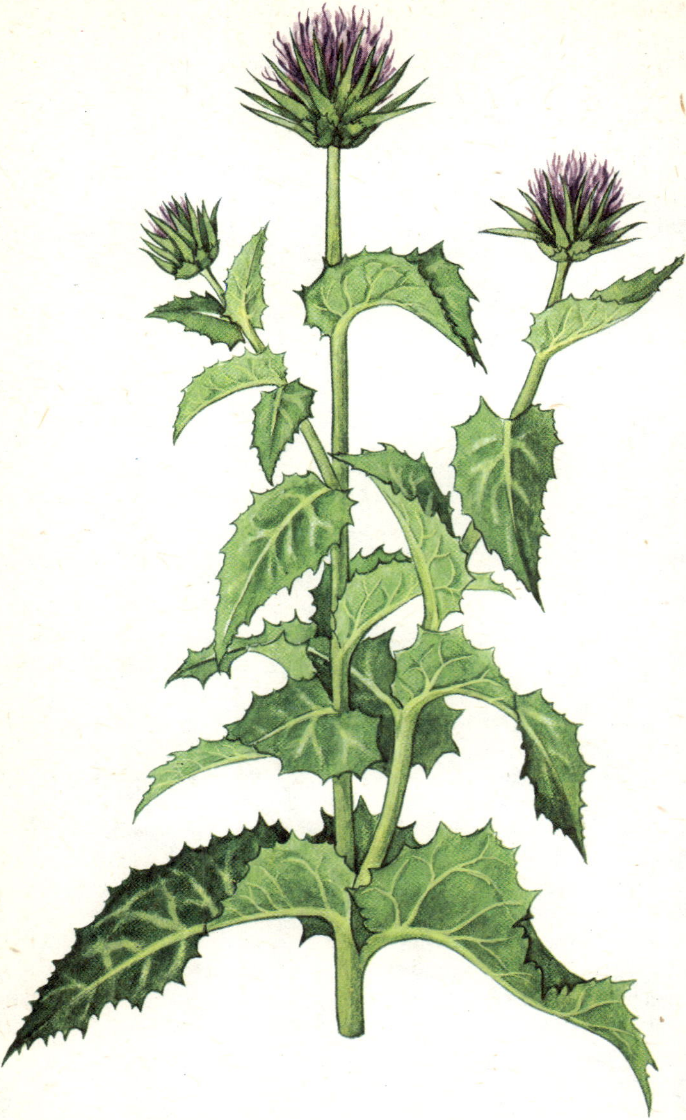

Mariendistel
Silybum marianum

Die Schutzwirkung der Mariendistel wurde auch gegen die unerwünschten Nebenwirkungen von Medikamenten erprobt; dies ist deswegen so wichtig, weil nicht selten eine notwendige Behandlung wegen solcher Nebenwirkungen abgebrochen werden muß. Besonders gefürchtet sind die Auswirkungen der Narkosegifte. Auch vor diesen bietet der Wirkstoff der Mariendistel Schutz.
Die Selbstbehandlung kann vor allem die Therapie chronischer Leberleiden unterstützen. Einen Teelöffel Früchte mit heißem Wasser übergießen und zehn Minuten lang ziehen lassen. Mehrmals täglich eine Tasse heiß vor den Mahlzeiten trinken.

Meerzwiebel *(Scilla maritima)* **giftig**

Vermutlich wurde schon, solange es Menschen gibt, nach Verjüngungsmitteln Ausschau gehalten. Sie sollten die Jugend zurückbringen oder das Leben verlängern.
In der Antike wurde der Meerzwiebel eine solche Wirkung zugeschrieben. In den Schriften der Gelehrten wird das Beispiel eines Mannes angeführt, der durch den regelmäßigen Genuß dieser Zwiebel 117 Jahre alt geworden sein soll. So vorsichtig man derartige Berichte auch aufnehmen muß – in diesem Fall ist allerdings ein ursächlicher Zusammenhang möglich: Eine Pumpschwäche des Herzens bewirkt aus vielen Gründen dessen Voralterung. Herzglykoside können in richtiger Dosierung solche Prozesse aufhalten und Sauerstoffmangelzustände beheben. Dadurch wird eine krankhafte Voralterung vermieden bzw. aufgehalten oder rückgängig gemacht, was als Verjüngung registriert wird.
Der Wirkstoff Proscillaridin der Meerzwiebel steht in der Skala zwischen dem Digitoxin und dem Strophanthin. Er wird verhältnismäßig gut vertragen. Besonders in den Mittelmeerländern, wo sie wächst, wird die Meerzwiebel als Herzmittel geschätzt.
Das Liliengewächs wird bis zu einem Meter hoch und wächst an den Küsten. Die bis zu 30 Zentimeter große und über zwei Kilo schwere Zwiebel ist weiß oder braunrot und ragt aus der Erde. Sie hat grüne, lanzettliche Laubblätter und eine endständige weiße Blütentraube.
Auch die Meerzwiebel ist zur Selbstbehandlung nicht geeignet.

Melisse *(Melissa officinalis)*

Arzneipflanze des Jahres 1988

Paracelsus, der große Arzt und Naturforscher des frühen 16. Jahrhunderts, hat mit seiner hohen Wertschätzung nicht hinter dem Berg gehalten: »Merket Euch, daß nicht nur Böses geschaffen ist, sondern auch das Gute, das unser Leben so stark beschützt wie Gold und Melissa.« Er hat also die Melisse dem Golde gleichgesetzt. Tatsächlich ist die Heilpflanze wertvoll wie Gold. Ein Kilogramm Melissenöl kostet heutzutage über 20000 Mark, ist also so teuer wie das Edelmetall. Als Arznei ist die Melisse vielseitig wie nur wenige andere Pflanzen. In der sogenannten Stoffliste des Bundesgesundheitsamtes sind nicht weniger als 300 Arzneimittel mit dem Inhaltsstoff Melisse aufgeführt. Und ständig werden noch neue Inhaltsstoffe und neue Heilwirkungen entdeckt, alles Gründe für sieben namhafte Heilpflanzenfachleute, für den Verband Deutscher Drogisten die Melisse als »Arzneipflanze des Jahres 1988« zu küren.

Die Melisse ist eines der beliebtesten und erfolgreichsten Hausmittel für die Selbstbehandlung, das in keiner Kräuterapotheke fehlen darf.

Ein nervöses Herz, ein nervöser Magen und Einschlafstörungen sind in unserer Industriegesellschaft Erscheinungen, unter denen heute die meisten Menschen leiden. Gerade das aber sind die drei großen Anwendungsgebiete der Melisse; sie bringt nicht nur Linderung, sondern bei kurmäßigem Gebrauch in vielen Fällen auch Heilung.

Ihre Wirkstoffe beeinflussen in erster Linie die Nerven, auf die sie einen beruhigenden Effekt ausüben. Regelmäßige Kuren mit Melissentee sind allen nervösen Menschen anzuraten. Die Arzneistoffe wirken auch krampfstillend, weshalb sie bei Magen- oder Darmkrämpfen ebenso erfolgreich angewendet werden können wie bei »vegetativer Dystonie« – eine der häufigsten Zivilisationskrankheiten. Die Melisse hilft bei Depressionen und bei herzbedingten Angstzuständen; sie lindert das beklemmende Herzklopfen. Auch als mildes Schlafmittel wird sie geschätzt.

Die Heilpflanze wirkt belebend auf den gesamten Organismus. Sie hilft bei geistiger Ermüdung und bei Abgespanntsein, außerdem bei Kopfweh und Migräne, bei Zahn- und Ohrenschmerzen. Frauenärzte verwenden Melisse bei Menstruationskoliken und bei zu schwacher oder unregelmäßiger Periode.

Äußerlich als Umschlag angewendet, hilft sie bei Neuralgien und Rheuma, bei Quetschungen und Wunden, deren Vernarbung sie beschleunigt. Aber auch als Schönheitsmittel wird sie geschätzt, weil sie reine Haut bewirkt.

Die Melisse ist mit eine der ältesten Heilpflanzen. Schon Theophrastus (372–287 v. Chr.) erwähnte sie, und Dioskurides schreibt in aller Ausführlichkeit über Standort, Bodenbeschaffenheit, über das Einsammeln, Aufbewahren und die Zubereitung der Pflanze. Er schildert, wie der Melissensaft die anderen schlechten Säfte austreibt und empfiehlt sie als Sitzbad für Frauen, die unter Menstruationsbeschwerden zu leiden haben.

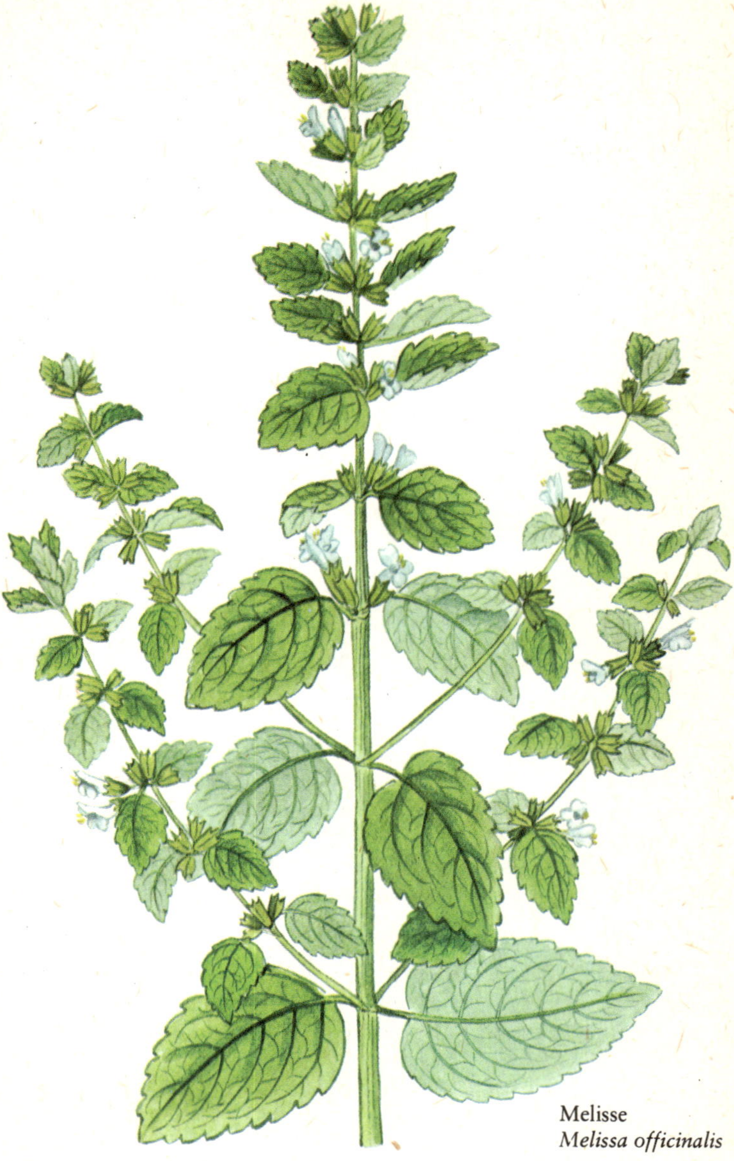

Melisse
Melissa officinalis

Die Melisse ist eine Pflanze südlicher Länder und daher sehr frostempfindlich, vor allem im ersten Jahr. Karl der Große verfügte in seinen Kapitularien, daß die Melisse als Heilpflanze in den Gärten anzubauen sei. Seit dieser Zeit wird die Pflanze bei uns kultiviert. Sie ist ein ästiges Kraut, das bis zu 80 Zentimeter hoch wird. Die Blätter sind breit und gesägt, die unteren herzförmig, die oberen mehr eiförmig. Die Blüten sind weiß bis bläulich, klein und unscheinbar und stehen in Scheinquirlen zu drei bis fünf in den Blattachseln. In unseren Breiten gedeiht sie nur an trockenen und sonnigen Abhängen mit leichten Böden. Die Melissensamen werden im April, spätestens im Mai, gesät und das Kraut im September umgepflanzt. Die Melisse vermehrt sich durch Sprößlinge. Blütezeit: Juli bis August.
Gesammelt werden die Blätter kurz vor oder zu Anfang der Blütezeit. Beim Trocknen, das in einem luftigen Raum geschehen sollte, geht von den Blättern ein zitronenartiger Geruch aus, weshalb die Pflanze auch Zitronenkraut genannt wird. Da der Hauptwirkstoff, *Oleum Melissae* (neben Gerb- und Bitterstoffen), ein ätherisches Öl ist, das sich leicht verflüchtigt, sollten die Melissenblätter gut verschlossen und nicht allzu lange aufbewahrt werden. Die Wirksamkeit hält gerade von Ernte zu Ernte an.
Zur Selbstbehandlung eignet sich am besten die Teeform. Es muß allerdings darauf geachtet werden, daß die Dosis nicht zu gering ist. Um merkbare Ergebnisse zu erzielen, müssen auf eine Tasse Wasser zwei volle Teelöffel des Naturstoffes genommen werden. Den Tee nicht kochen, sondern das Kraut mit heißem Wasser überbrühen und zugedeckt eine Viertelstunde lang ziehen lassen. Vor den Mahlzeiten heiß und schluckweise trinken. Der Tee kann mit Honig gesüßt werden. Für den Erfolg jeder Selbstbehandlung ist wichtig, daß die Melisse kurmäßig angewendet wird.
Zur äußeren Anwendung wird ein starker Absud zubereitet, dazu nimmt man eine Handvoll des Naturstoffes auf einen Liter Wasser. Die Umschläge können mehrmals hintereinander aufgelegt werden.
Beliebt ist auch das Melissenbad, das ebenfalls beruhigend und entspannend wirkt. Es ist deshalb auch bei nervösen Herzbeschwerden, allgemeiner Unruhe und Einschlafstörungen anzuwenden. Hier ist ein Vollextrakt vorzuziehen, der überall gebrauchsfertig zu kaufen ist.
Als Maria Clementine Martin 1825 nach Köln übersiedelte, bestand ihr Reisegepäck fast nur aus Büchern und alten Schriften. Die 51 Jahre alte Klosterfrau verstand von Wundbehandlung und Krankheiten mehr als mancher Arzt ihrer Zeit.
Maria Clementine Martin wurde zur Melissenforscherin. Sie trug an Material zusammen, was sie aufspüren konnte. Sie experimentierte, mischte, destillierte und verbesserte.

Im Frühjahr 1826 meldete Maria Clementine Martin im Rathaus zu Köln ein eigenes Gewerbe an – und wurde damit die erste weibliche Unternehmerin der Stadt. Sie wollte ihr Melissenwasser, das sie »Klosterfrau Melissengeist« nannte, einer breiten Öffentlichkeit zugänglich machen. Den Siegeszug ihres Elixiers um die Welt konnte Maria Clementine Martin jedoch nicht mehr erleben.

Mistel *(Viscum album)*

»Die Mistelbüsche sind durch Entfernung des ganzen Astes oder durch Entfernung der Wurzel mittels eines scharfen Instruments zu beseitigen. Sie sind zu verbrennen oder in sonstiger Weise unschädlich zu machen«, gebot eine Polizeiverordnung vom Anfang dieses Jahrhunderts den Obstbaumbesitzern unter Androhung von Strafe.
Was da mit Stumpf und Stiel ausgerottet werden sollte, genoß bei vergangenen Generationen höchste Wertschätzung. Den Priestern der Gallier etwa war die Mistel – insbesondere wenn sie auf Eichen wuchs – so heilig, daß sie nur zu ganz bestimmten Zeiten mit einer goldenen Sichel abgeschnitten werden durfte und mit einem weißen Tuch aufgefangen werden mußte, damit sie den Erdboden nicht berührte. Sie galt ihnen als Himmelsgabe, und sie gaben ihr den Namen »Allesheilende«.
Heute wird die Mistel nicht nur bei Bluthochdruck, bei chronischen rheumatischen Erkrankungen und zur Anregung der Drüsentätigkeit angewendet, sie ist offenbar auch bei Herz-Kreislauf-Krankheiten und vor allem bei Krebs wirksam.
Die Anwendung der Mistel hat eine lange Geschichte. Hippokrates verordnete sie bei Milzsucht, Hildegard von Bingen empfahl sie unter anderem gegen Leberleiden. Im Mittelalter galt sie als ein Mittel bei Epilepsie (Fallsucht) und Krampfleiden. Auch gegen Fieber, bei Blutungen und zur Geburtshilfe wurde sie verabreicht. Unvergleichlich aber ist die Stellung der Mistel in der Mythologie.
Die Antike sah in den Zweigen des Strauchs das magische Reis, das die Pforten der Unterwelt öffnete. Bei den Kelten und Germanen galt die geheimnisumwobene Pflanze als göttlich und wundertätig. Dazu hat vor allem beigetragen, daß sie in den Kronen der Bäume gedeiht – also konnte sie nur vom Himmel gefallen sein. Wenn die Germanen bei ihrem Julfest anläßlich der Wintersonnenwende die verschneiten Bäume schüttelten, um sie aus ihrem Winterschlaf zu erwecken, gewahrten sie plötzlich inmitten froststarrer Zweige den immergrünen Busch. Das muß ihnen wie ein Wunderzeichen vorgekommen sein.
Nach dem Volksglauben konnte die Mistel Unheil abwenden und Dä-

monen abwehren. Zu diesem Zweck wurde sie in Stuben und Ställen sowie vor den Türen aufgehängt. In England ist das Aufhängen der Mistel auch heute noch Weihnachtsbrauch. Gemäß altem Aberglauben sollten ihre Zweige gleichermaßen gegen Hexen und Blitzschlag gut sein, wuchsen sie doch an jenen Stellen der Bäume, wo eine Hexe gerastet hatte, waren sie doch über einen Blitzstrahl auf den Baum gefallen. Der Misteltrank sollte gegen alle Gifte helfen und unfruchtbares Vieh fruchtbar machen, aber auch jedem anderen Geschöpf neue Lebenskraft verleihen.
Mit dieser »eitelen Fantasey«, der »teuflischen Blendung«, haben Kirche und Wissenschaft, jede nach ihrem Zweck und Vermögen, inzwischen aufgeräumt. Aber selbst im Lichte gründlicher Beobachtung und nüchterner Betrachtung haben sich Anhaltspunkte ergeben, die der Pflanze heute eine Sonderstellung einräumen.
So schildert der Arzneipflanzenspezialist Dr. Rudolf Weiß, daß sich Patienten mit hohem Blutdruck nach Verabreichung eines Misteltranks wesentlich wohler fühlen; Schwindel und Kopfdruck verschwinden ebenso wie Reizbarkeit und Mißempfindungen in der Herzgegend. Nach allgemeinen ärztlichen Erfahrungen sei das nicht mit einem Suggestiveffekt zu erklären, auch wenn die pharmakologische Forschung eine ablehnende Haltung einnimmt.
Zwar nicht für die Selbstbehandlung geeignet, aber von Wichtigkeit für die Zusatzbehandlung von Krebskranken, sind die Injektionspräparate aus der Mistel. Die isolierten Wirkstoffe können das Wachstum von Krebszellen hemmen und die körpereigene Abwehr anregen.
Bei den Patienten sind eine »Besserung des Allgemeinbefindens, Zunahme von Appetit und Gewicht, Besserung des Schlafes, Schwinden der Müdigkeit und der depressiven Stimmungslage, Anregung der Ausscheidungen, Verlangsamung oder Stillstand des Tumorwachstums, gelegentliche Regressionen (Rückbildungen von Geschwülsten) und herabgesetzte Neigung zur Bildung von Tochtergeschwülsten« beobachtet worden. Im Vergleich mit Patientengruppen, die nicht mit Mistelpräparaten behandelt worden waren, zeigte sich eine deutliche Verlängerung der Überlebenszeit. Auch nicht mehr operable Patienten können durch die Mistelbehandlung wieder in einen Zustand gebracht werden, der den chirurgischen Eingriff ermöglicht.
Dennoch darf nicht der Fehlschluß gezogen werden, daß es sich bei den Mistelpräparaten um Krebsheilmittel handelt. Sie werden immer nur zusätzlich zu anderen Maßnahmen angewendet, und zwar nur unter der Kontrolle eines erfahrenen Arztes.
Die Mistel ist ein schmarotzender Strauch, der vorwiegend auf Laubbäumen, aber auch auf Kiefern, Tannen und Fichten wächst. Er entzieht der Wirtspflanze mittels Saugwurzeln die benötigten Nährstoffe. Der

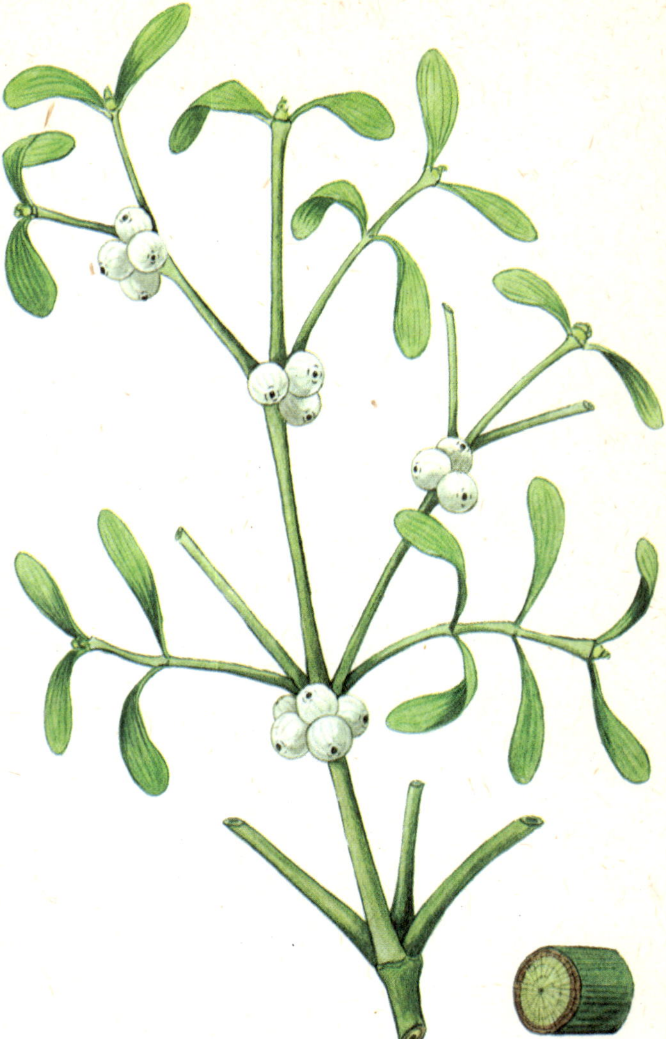

Mistel
Viscum album

Stamm ist holzig und vielfach gabelig verzweigt, wobei oft von einer einzigen Stelle zwei bis vier Verästelungen abgehen. Die lanzettlichen Blätter sind lederartig, immergrün, mit einem Stich ins Olivfarben-Gelbliche und stehen einander paarweise gegenüber. Die unscheinbaren Blüten sind zu gelbgrünen Trugdolden angeordnet. Blütezeit: Februar bis April. Die Beeren enthalten ein zähklebriges Fruchtfleisch.
Gesammelt wird das ganze Kraut. Angewendet wird der Preßsaft oder der Kaltwasserauszug. Auch Fertigpräparate sind brauchbar. Bei Herz-Kreislauf-Beschwerden, zur Anregung von Stoffwechsel und Drüsentätigkeit, zur allgemeinen Abwehrsteigerung werden über mehrere Wochen hinweg täglich drei Tassen »Misteltee« getrunken, die am Abend zuvor angerichtet werden: Drei Tassen kaltes Wasser auf drei Teelöffel des Krauts, am nächsten Tag abseihen und ungesüßt in kleinen Schlucken trinken.

Pfefferminze *(Mentha piperita)*

Wer schon einmal in arabischen Ländern Urlaub gemacht hat, dem wird der Pfefferminzgeruch unvergeßlich geblieben sein. In den heißen Ländern schützen sich die Menschen mit Hilfe dieser Pflanze vor Epidemien. Der Geruch der Minze vertreibt Fliegen, Mücken und sonstiges Ungeziefer.
In der Medizin waren die antiseptischen Wirkungen der Minze schon im Altertum bekannt. Sie sind durch ätherische Öle bedingt, die mehr als 50% Menthol enthalten. Die Minze ist eine der Heilpflanzen, die wir bis in die graue Vorzeit zurückverfolgen können. Der Altertumsforscher Masperro öffnete 1881 in Abd-el Quarnah ein Mumiengrab aus der Zeit zwischen der 20. und 26. Dynastie (1200 bis 600 v. Chr.) und entdeckte in der Gruft ein Bündel Zweige. Professor Schweinfurth, der den Fund untersuchte, erkannte unter anderem unsere heutige Pfefferminze. Da in Unterägypten die Pflanze nie wild gewachsen war, konnte sie nur kultiviert gewesen sein. Plinius (25 bis 79 n. Chr.) erwähnt die Wirkung der Minze in seinem 32. Buch; Hildegard von Bingen zählte 1136 in ihrer »Physica« drei Minzenarten auf und beschrieb ausführlich ihre Heilwirkungen.
Das Wort »Minze« ist eine Lautverschiebung vom lateinischen »Mentha«. Die Bezeichnung »Pfefferminze« tauchte 1696 auf, als der Engländer John Ray einer Kreuzung aus drei verschiedenen Minzenarten wegen des würzigen Aromas den Namen »Peppermint« gab. Bald danach kam die Pfefferminze im Reisegepäck englischer Ärzte nach Deutschland. Kurz darauf entdeckte man in der Pfefferminze das ätherische Öl, und Glaubius fand dann 1771 in dem Öl das Menthol.

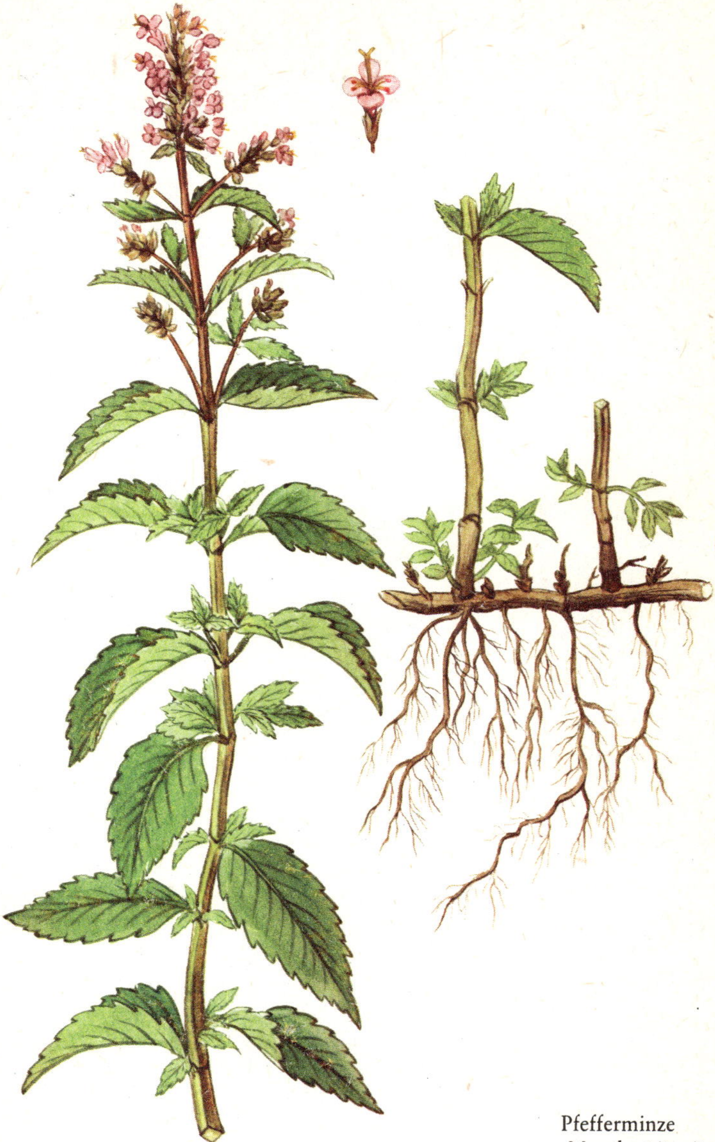

Pfefferminze
Mentha piperita

Seit jeher gilt die Minze als eines der wirksamsten Kräuter bei Magen- und Darmerkrankungen. Sie fördert die Verdauung, hilft bei Magenkrämpfen, Koliken, Blähungen, Übelkeit, Brechreiz und Durchfall. Regelmäßig getrunken, reguliert die Minze die Funktionen von Magen, Darm, Leber und Galle. Menschen, die unter Gallensteinen leiden, sollten häufig Pfefferminztee trinken, er besänftigt den Magen, der wegen der gestörten Gallenfunktion rebelliert, außerdem beeinflussen die Wirkstoffe der Minze die Galle selbst und fördern den Gallenfluß.
Die heute überall kultivierte Pfefferminze wird 30 bis 60 Zentimeter hoch, der Stengel ist vierkantig und verzweigt, die Blätter sind eilanzettlich, und die Blüten haben meist eine violette Farbe.
Die Minze bevorzugt lockeren, humusreichen und feuchten Boden, das Kraut sollte in der Sonne sein, der Wurzelansatz im Schatten. Die Pflanze kann, wie alle Kreuzungen, nur durch Wurzelausläufer vermehrt werden. Durch Samen gezogene Pflanzen fallen in der Regel in ihre Urformen zurück. Wichtig ist, daß die Pfefferminze alle zwei Jahre umgepflanzt wird, also einen neuen Standort erhält. Für die ersten Triebe braucht der Ausläufer viel Feuchtigkeit, dann aber wächst das Kraut von allein, es wuchert sogar. Für die Hausapotheke genügt ein Quadratmeter Boden, so ertragreich ist die Pflanze. Kurz vor der Blüte werden die Blätter geerntet und im Schatten getrocknet. Gelagert wird der Tee in gut verschlossenen Gläsern.
Für den Tee nimmt man eine Prise auf eine Tasse, nicht kochen, nur überbrühen und dann etwa 5 Minuten zugedeckt ziehen lassen. Zwischen oder nach den Mahlzeiten schluckweise trinken. Den aromatischsten Tee bereitet man aus frischen Blättern, vier bis fünf Blätter genügen für eine Tasse. Der Tee ist zwar sehr hell, sozusagen »blond«, aber nicht weniger wirkungsvoll.
Neben dem Tee gibt es noch den Absud (zehn Prisen Blätter auf einen Liter Wasser), der als Gurgelwasser, bei Zahnschmerzen und auch bei unreinem Atem gute Dienste leistet. Als Kompresse ist der Absud auch bei Kopfschmerzen und Migräne mit Erfolg anzuwenden.

Ringelblume *(Calendula officinalis)*

Die Nachricht kam 1817 aus Schweden. Der schwedische Arzt Dr. Westring glaubte in der kleinen Ringelblume ein Mittel gegen Krebs und andere Krankheiten entdeckt zu haben. Bis zur Mitte des vergangenen Jahrhunderts blieb die Ringelblume dann das Modemittel gegen Krebs.
Als sich herausstellte, daß die Ringelblume zwar ein ausgezeichnetes Mittel gegen Wunden und Geschwüre aller Art war, gegen Krebs jedoch

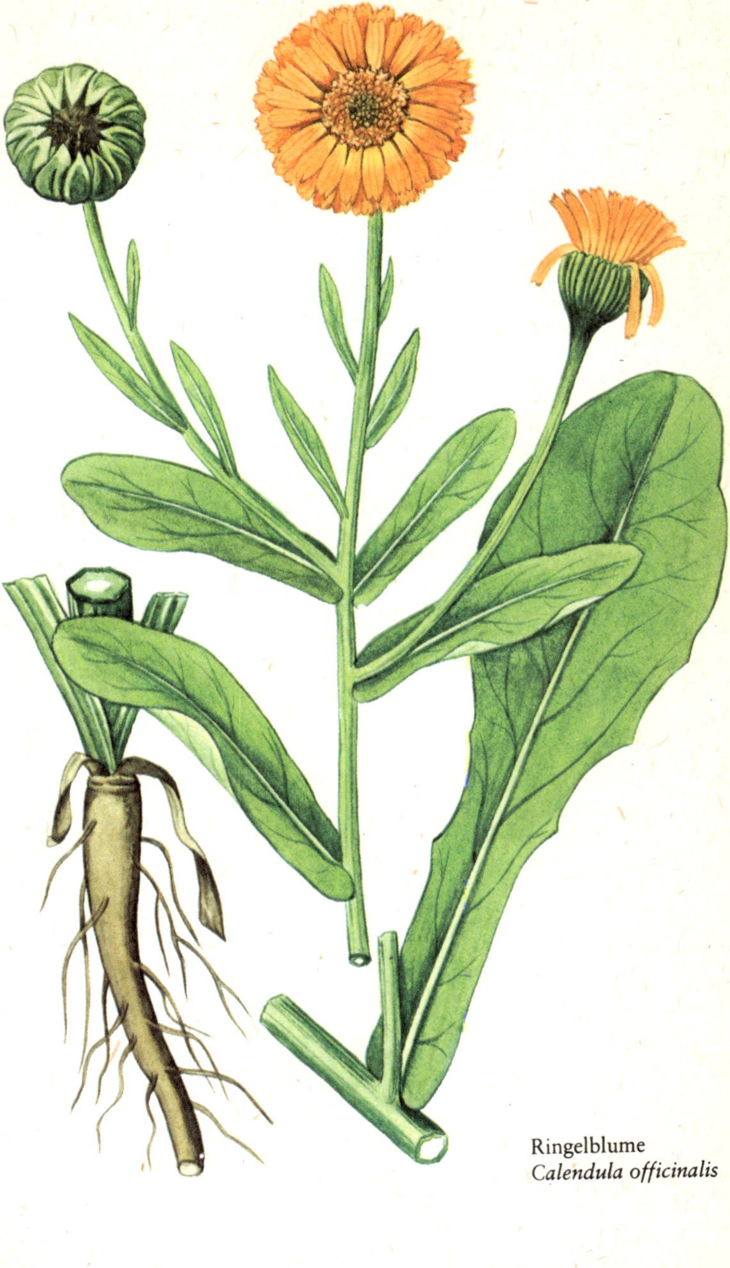

Ringelblume
Calendula officinalis

nichts auszurichten vermochte, wurde sie schnell vergessen. Erst Pfarrer Kneipp holte die Heilpflanze wieder aus dieser Vergessenheit zurück. Er wendete sie gegen Geschwüre an, die »recht bösartig und giftig aussehen«. Nach dem Rezept von Kneipp wurden Blätter und Blüten in Schmalz gesotten und dann zu einer Salbe verarbeitet. Als Tee empfahl Kneipp die Ringelblume bei Magengeschwüren und Magenentzündungen.

Heute wissen wir, daß die Ringelblume zur Wundheilung, bei Unterschenkelgeschwüren, Eiterungen, Quetschungen und auch bei Wundfieber mit Erfolg eingesetzt werden kann. Der Arzt Dr. Gerhard Madaus berichtet von einem beinamputierten Kriegsteilnehmer, 42 Jahre alt, der seit Jahren an Jucken, Ausschlag und Wundsein des Beinstumpfes litt. Im Laufe der Jahre wurden die Beschwerden immer größer, und keine Behandlung konnte das Übel beseitigen. Dann wurde Calendula-Salbe angewandt. Der Patient mußte damit seinen Beinstumpf waschen und den Schaum eintrocknen lassen. Dr. Gerhard Madaus: »Der Erfolg war verblüffend, der Ausschlag heilte ab, das Jucken hörte auf, der Stumpf blieb glatt und geschmeidig, und sämtliche Beschwerden verschwanden. Sobald der Patient diese Therapie aussetzt, treten die Beschwerden von neuem auf.«

Die Ringelblume hat auflösende und kühlende Eigenschaften, die bei Drüsenentzündungen, Drüsenschwellungen und bei Drüsenverhärtungen genützt werden können. Auch bei Venenentzündungen ist die Ringelblume schon mit Erfolg eingesetzt worden, ebenso zur Regelung der Menstruation. Die Ringelblume ist vor allem solchen Menschen anzuraten, die wegen ihrer empfindlichen Haut die Arnika nicht vertragen.

Krebsheilende Eigenschaften hat die Pflanze mit Sicherheit nicht, sie kann allenfalls in der Krebstherapie unterstützend eingesetzt werden.

Die Ringelblume muß eine noch verhältnismäßig junge Heilpflanze sein, denn in der Anbauverordnung Karls des Großen über Heilpflanzen ist sie nicht enthalten, und auch Hieronymus Bock hat sie in alten Schriften nicht finden können.

Daß die Pflanze bei Gelbsucht helfen soll, ist aus der Signaturenlehre des Paracelsus abgeleitet.

Die Ringelblume ist ein einjähriges Kraut, die Wurzel spindelförmig, der Stengel wird bis zu 50 Zentimeter hoch, steht aufrecht und ist im oberen Teil verästelt. Die Blüten haben Zungenform und stehen dichtgedrängt in den Blütenköpfen. Blütezeit: Juni bis Ende Oktober. Die Pflanze fühlt sich klebrig an, der Geschmack ist bitter und zusammenziehend. Die Ringelblume ist verwildert in ganz Deutschland und Mitteleuropa an sonnigen Plätzen zu finden, wird aber auch vielfach in Gärten und als Zier- oder Arzneipflanze angebaut. Sie wächst auf leicht humosem Boden und liebt viel Sonne.

Gesammelt werden das junge Kraut und die Blütenköpfe. Beide müssen bei mäßiger Temperatur getrocknet werden; hinterher muß man die Zungenblüten vom Blütenboden abzupfen. Zur Selbstmedikation eignet sich am besten der Tee-Aufguß; ein gehäufter Teelöffel voll auf ein Glas Wasser; heiß trinken. Dieser Tee wirkt entzündungswidrig, krampflösend in Magen und Darm und entwässert den Körper. Bei Geschwüren und schlecht heilenden Wunden werden Salben oder Auszüge (Mazerat) in Umschlägen, Kompressen, Bädern und Spülungen angewendet.

Rosmarin *(Rosmarinus officinalis)*

Aus Ungarn war hoffnungsvolle Kunde bis nach Paris gedrungen. Königin Elisabeth, so hieß es, habe ein Elixier entdeckt, das der reinste Jungbrunnen sei. Ludwig XIV. versuchte diesen Zaubertrank, und wenig später schon war das »Wasser der Königin« im ganzen Lande hoch gerühmt.
Die Nachfrage war so enorm, daß allein vom Rosmarin, der neben Thymian, Majoran und Lavendel Hauptbestandteil des Destillats war, ganze Wagenladungen voll von Südfrankreich nach Paris geschafft werden mußten. »Ich halte viel davon«, schrieb die Marquise de Sévigné an ihre Tochter. »Das ist die Erleichterung bei jeder Art von Kummer.« Das Wasser wurde angewendet bei Gicht, Rheumatismus und Nervosität, aber auch reife Damen schätzten es sehr zur Erweckung neuer Liebesglut.
Heute wissen wir, daß Rosmarin auf eine Anzahl von Organen anregend wirkt. Er ist einer der besten Naturstoffe bei Kreislaufschwäche und niederem Blutdruck (Hypotonie). Nach Pfarrer Kneipp war Rosmarin das Kräftigungsmittel überhaupt für ältere Menschen. Er empfahl in seinen zahlreichen Reden die Heilpflanze bei Magenbeschwerden, Herzstörungen und berichtete von Erfolgen bei Wassersucht.
Nach den neuesten Erkenntnissen ist Rosmarin eine wirkungsvolle Regenerationshilfe für überarbeitete und gestreßte Menschen, ebenso nach Grippe, Lungenentzündungen und Keislaufzusammenbrüchen. Rosmarin stärkt Magen, Darm, Leber und Galle und ist blähungswidrig. Er beruhigt die Nerven, beseitigt nervöse Unruhe, hilft bei Schwindel, Gliederschwäche, Rheumatismus und Gicht, ebenso auch bei Störungen in den Atmungsorganen und bei Menstruationsbeschwerden.
Der Rosmarin ist eine Pflanze südlicher Länder. Im Altertum wurde er weniger als Heilkraut verwendet, sondern diente Menschen und Göt-

tern als Schmuck. Die Pflanze war der Aphrodite geweiht. Dioskurides berichtete, daß Rosmarin erwärmende Kraft habe und die Gelbsucht heile. Mönche brachten den Rosmarinstrauch über die Alpen nach dem Norden, wo er schnell für seine Heilwirkung berühmt wurde. Karl der Große ließ ihn im Capitulare aufführen, was bedeutete, daß die Bauern den Rosmarin im Garten pflanzen mußten. In allen bedeutenden Kräuterbüchern des Mittelalters wurde Rosmarin als Stärkungs- und Anregungsmittel genannt.

Wegen seines ausgeprägten aromatischen Geruchs hatte die Pflanze seit dem Altertum große kultische Bedeutung. Die alten Ägypter legten ihren Toten ganze Rosmarinsträuße ins Grab. Später wurde Rosmarin das Symbol für die Brautleute. Die Braut trug einen Kranz aus Rosmarin, und der Bräutigam steckte sich einen Rosmarinzweig an! Erst im 17. Jahrhundert wurde der Rosmarin von der Myrte verdrängt. Rosmarin ist ein Halbstrauch, der bis zu zwei Meter hoch werden kann. Er wächst an sonnigen Orten, auf Felsen, an Gemäuern, wird aber vielfach auch in Gärten gezogen. Die Pflanze ist sehr frostempfindlich und sollte deshalb in Gebieten mit kalten Wintern besser in großen Kübeln gepflanzt werden, die dann zum Überwintern in einen Keller gebracht werden können. Die Pflanze ist immergrün, die Blätter sind lederartig, lanzettlich geformt und an den Rändern zurückgerollt, die Blüten sind blaßblau und an Kurztrieben zu endständigen Scheintrauben vereinigt. Blütezeit: April bis Juni.

Geerntet werden die Blätter während der Blütezeit. Sie sollten im Schatten und bei leichtem Luftzug getrocknet werden.

Zur Selbstbehandlung können Tee und Rosmarinwein angewendet werden, ebenso Bäder. Tee eignet sich gut als Anregungsmittel bei Kreislaufschwäche, niederem Blutdruck und als Stärkung für Magen, Darm, Leber und Galle. Einen Teelöffel getrockneter Blätter auf eine Tasse; vor den Mahlzeiten heiß trinken. – Zur Regeneration ganz allgemein und speziell älteren Menschen ist Rosmarinwein zu empfehlen, der heute noch nach dem Rezept von Pfarrer Kneipp zubereitet wird und zu kaufen ist. Eine Handvoll getrockneter und zerkleinerter Rosmarinblätter in einen Liter Weißwein geben und das ganze einige Tage ziehen (mazerieren) lassen, dann abseihen. Vor jeder Mahlzeit ein kleines Glas auf nüchternen Magen davon trinken. Dieser Wein ist besonders zu empfehlen bei nervöser Unruhe und Herzbeschwerden.

Patienten mit niedrigem Blutdruck und kreislaufschwache Personen können auch Erleichterung oder vielleicht sogar Besserung durch eine Rosmarinbadekur erreichen. Dieses Bad hilft ebenfalls bei Durchblutungsstörungen, bei Gicht und Rheumatismus und bei Quetschungen oder Verstauchungen. Für ein Vollbad werden 50 Gramm Rosmarinblätter genommen. Diese werden mit einem Liter kochenden Wassers

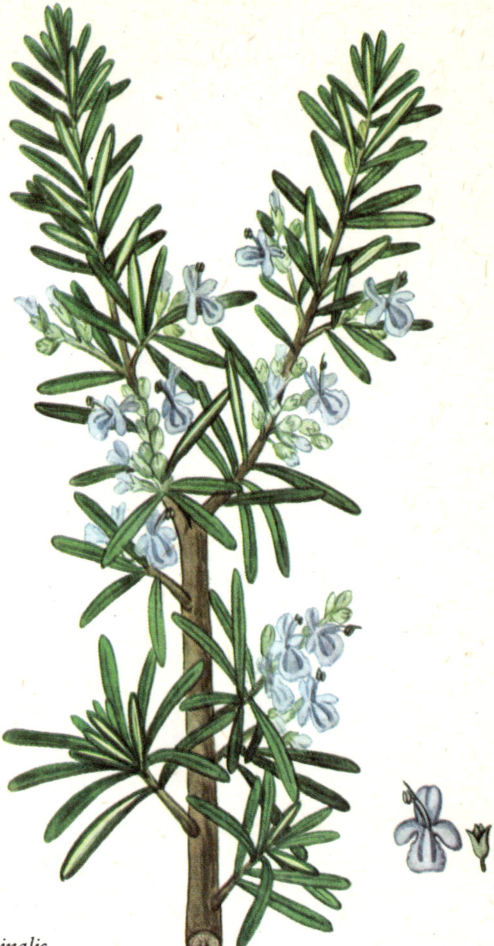

Rosmarin
Rosmarinus officinalis

übergossen; 15 Minuten ziehen lassen und dann dem Badewasser beigeben. Beim Rosmarinbad muß allerdings beachtet werden: Die Heilpflanze wirkt anregend wie Kaffee. Deshalb ist es ratsam, das Bad nie abends, sondern immer nur morgens zu nehmen. Ärzte empfehlen nach dem Bad mindestens eine Stunde Bettruhe. Berufstätige Menschen können auch mit Wochenendkuren gute Erfolge erzielen.

Roßkastanie *(Aesculus hippocastanum)*

Wenn einer unserer Vorfahren in die Kammer ging, den Tabakmörser holte, geröstete Roßkastanien hineinschnipselte und in mühevoller Arbeit zu feinem Mehl verrieb, dann erzeugte er nicht etwa billigen Ersatz für Schnupftabak – wohl mußte die ganze Familie, einschließlich der kleinen Kinder, das Kastanienmehl tatsächlich einschnupfen –, der Zweck war aber, gegen Schnupfen und Husten vorzubeugen oder einen Katarrh zu bekämpfen.

Fragt man heute einen Arzt nach den wichtigsten Naturstoffen zur Linderung und Heilung von Krankheiten, wird er sicherlich als einen der ersten die Roßkastanie anführen.

Die Heilkräfte des Baumes waren schon im Mittelalter bekannt, und die Rinde, die Blüten und Samen wurden bei vielen Krankheiten als Heilmittel angewendet.

Heute gehören die Wirkstoffe der Kastanie zu den wirksamsten Linderungsmitteln bei Krampfadern, an denen so viele Menschen leiden. Das Cumarin-Derivat Aesculin und das Saponin Aescin stärken die Venenwände und vermindern ihre Durchlässigkeit, was die Beschwerden erleichtert oder gar zum Rückgang bringt.

Außerdem hat die Roßkastanie auch schwellungshemmende Inhaltsstoffe. In der Kieferklinik der Universität Düsseldorf wurden 100 Patienten, die Gesichtsverletzungen hatten oder sich Kieferoperationen unterziehen mußten, mit einem Medikament aus der Roßkastanie behandelt, eine Kontrollgruppe, die nicht mit diesem Medikament behandelt wurde, bestand aus 60 Patienten. Wegen der weniger oder kaum auftretenden Schwellungen konnte die Behandlungszeit im Vergleich zur Kontrollgruppe um rund die Hälfte der Zeit verkürzt werden, die Schwellungsdauer lag um 60 Prozent unter den Werten der Kontrollgruppe.

In der Volksmedizin wird die Roßkastanie als blutreinigendes, entzündungswidriges und wassertreibendes Mittel geschätzt. Ein altes und immer noch sehr beliebtes Hausmittel ist der aus frischen oder getrockneten Blättern angefertigte Roßkastanienwein, der bei Gicht, Rheumatismus und Neuralgien spürbare Erleichterung bringt. Aber auch bei Verdauungsstörungen wird die Roßkastanie angewendet, ebenso bei Erkrankungen der Luftwege. Abgekochte Rinde dient zur Blutreinigung und hilft bei Gebärmutter- und Hämorrhoidalblutungen. Äußerlich wird der Rindenabsud zu Umschlägen verwendet, vor allem bei Geschwüren, Frostbeulen, juckenden Ekzemen und zum Auswaschen von Wunden. Gegen Hautausschläge helfen Bäder, wobei die Kastanie möglichst fein zerkleinert, mit Wasser aufgekocht, ins Badewasser geschüttet wird.

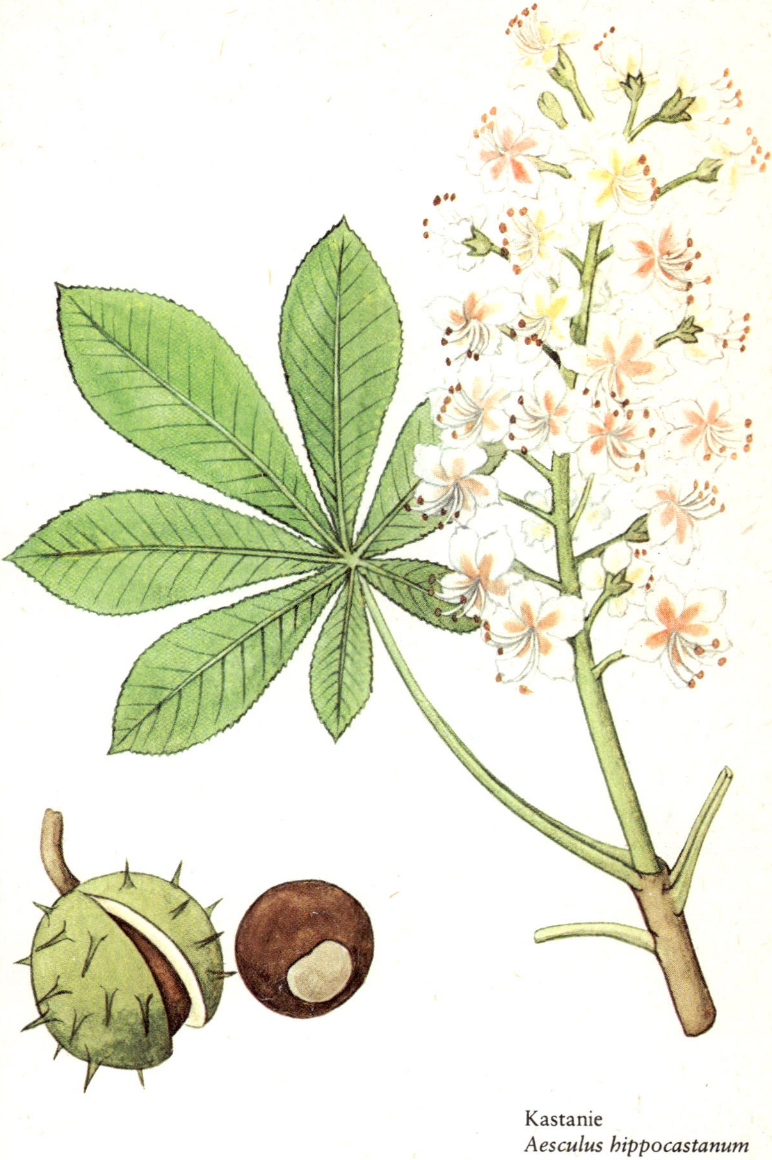

Kastanie
Aesculus hippocastanum

Der Baum kommt aus Nordgriechenland und aus dem Kaukasus, ist aber in den vergangenen Jahrhunderten bis hinauf nach Skandinavien kultiviert worden. Er wird bis zu 30 Meter hoch und bis zu 200 Jahre alt. Er hat eine schön gewölbte Krone, die Außenzweige hängen über. Die Borke des Stammes ist erst hellbraun, wird dann mit zunehmendem Alter immer mehr graubraun und blättert in dünnen Schichten ab. Die Laubblätter sind fünf- bis siebenfingerig, am Rande gesägt, der Blattstiel wird bis zu 20 Zentimeter lang. Die Blüten sind weiß, mit gelben oder roten Flecken. Sie stehen in bis zu 20 Zentimeter hohen pyramidenförmigen Blütenständen. Die Frucht ist stachelig und ein- bis dreifächerig. Im Innern liegt ein rundlicher bis nierenförmiger Samen mit einer braunen und glänzenden lederartigen Haut. Blütezeit: Mai bis Juni.
Gesammelt werden die Blüten und Blätter während dieser Zeit, die Rindenstücke von jungen und bis zu drei Jahre alten Ästen im März und April, die abgefallenen Früchte mit den Samen im September und Oktober. Die Samen werden geschält, geröstet und dann pulverisiert; eine Messerspitze voll auf ein Glas Wasser. Die Anwendungsgebiete sind dieselben wie beim Rindenabsud.
Weinzubereitung: Eine kräftige Handvoll Blätter in eine Zweiliterflasche geben und dann mit einem Viertelliter Wacholderbranntwein (Steinhäger oder Gin) übergießen, danach drei Tage verschlossen stehen lassen. Anschließend eineinhalb Liter süßen Dessertwein zuschütten und eine Woche lang im Dunkeln verschlossen stehen lassen. In dieser Zeit den Wein mehrmals schütteln. Nach insgesamt 10 Tagen kann der Wein abgegossen werden, der Rückstand wird ausgepreßt, und der gesamte Auszug wird so lange gefiltert, bis er klar ist. Die Trübung setzt sich aber auch von allein ab, wenn der Wein mehrere Wochen lang im Keller gelagert wird. Vor den Mahlzeiten ein Likörglas voll gut gekühlt trinken.

Salbei *(Salvia officinalis)*

Glaubt man den Statistiken, dann putzen sich mehr als die Hälfte der Deutschen ihre Zähne nie oder nur gelegentlich. Bei dieser Betrachtung stellt sich zwangsläufig die Frage, wie das wohl bei unseren Vorfahren gewesen sein mag, als es noch keine Zahnbürsten gab und die Pasten noch nicht erfunden waren.
Blättert man in alten Schriften, wird man jedoch darüber belehrt, daß unsere Vorfahren nicht die Schmutzfinken waren, als die sie oft dargestellt werden. Sie »putzten« nämlich ihre Zähne mit den Blättern eines Heilkrautes, das auch heute noch in der Zahnmedizin wegen seiner

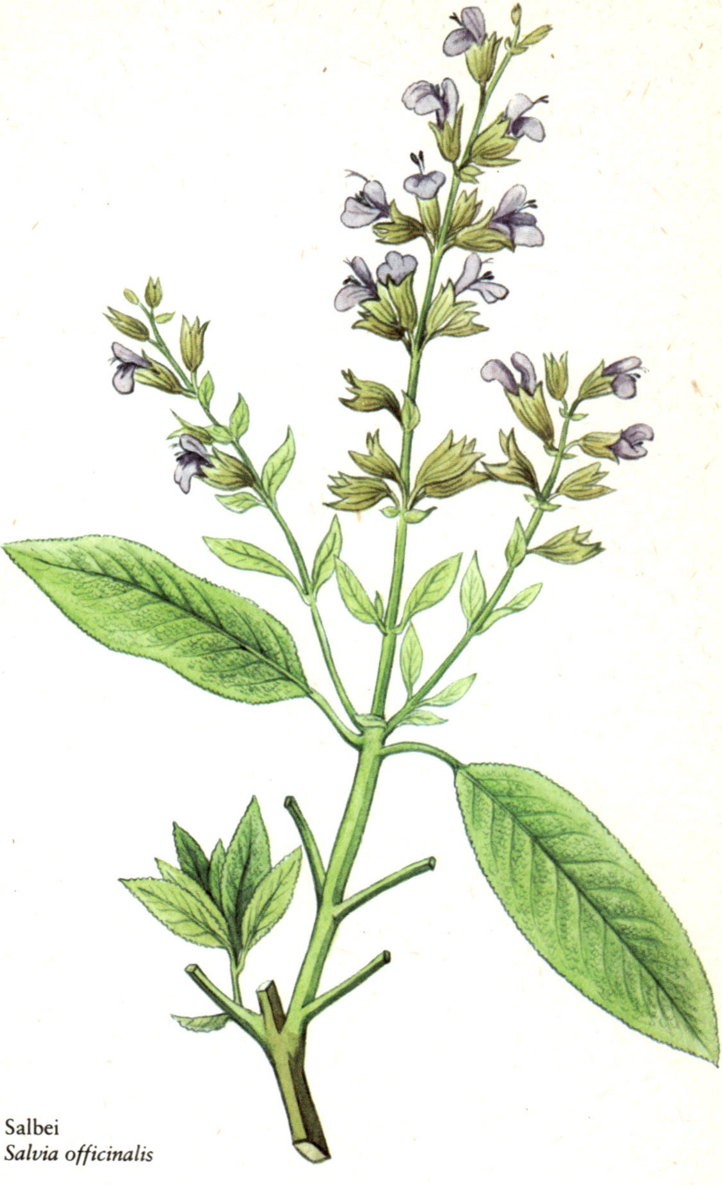

Salbei
Salvia officinalis

bakterien- und entzündungshemmenden Eigenschaften einen angestammten und festen Platz hat.
Bis weit hinein ins 19. Jahrhundert war es üblich, sich mit Salbeiblättern die Zähne zu reinigen. Mit diesen beinahe unangenehm rauhen und harten Blättern lassen sich Speisereste und sogar Zahnbeläge recht gut beseitigen. Außerdem werden dabei wohlriechende ätherische Öle und noch andere Inhaltsstoffe freigesetzt und wirksam, die dann für angenehmen Atem sorgen, Bakterien abtöten und Entzündungen vorbeugen. Selbst Pfarrer Kneipp (1821–1897) hatte diese Beobachtungen noch machen können. Er berichtete, daß die einfachen Landleute zum Zähneputzen ein Salbeiblättlein genommen hätten. Er habe oft durch das Fenster gesehen, wie Vorübergehende aus seinem Kräutergärtlein ein Blatt vom Salbei zupften und sich damit die Zähne rieben.
Salbei gehört heute noch zu den bekanntesten Volksheilmitteln. Er ist aus der Selbstmedikation nicht wegzudenken und somit auch nicht aus der Hausapotheke. Salbei aktiviert Blutkreislauf und Nervensystem, ist also allen streßgeplagten Menschen anzuraten, die mindestens zweimal im Jahr eine längere Kur mit Salbeitee machen sollten.
Nach Infektionskrankheiten, wenn der geschwächte Körper von nächtlichen Schweißausbrüchen geplagt wird, reguliert Salbei diesen unangenehmen Schweißfluß. Er wirkt schweißhemmend bei Rekonvaleszenten, in der Pubertätszeit, im Klimakterium und bei Lungenkranken, dagegen schweißfördernd (treibend) bei solchen Kranken, die schwitzen sollen und es nicht können.
Sehr hilfreich ist Salbei bei allen Arten von Halsentzündungen, die auch oftmals Begleiterscheinungen von Erkältungskrankheiten sind. Hier sollte alle zwei Stunden mit einem kräftig zubereiteten Salbeitee gegurgelt werden.
Salbei hat außerdem noch die Eigenschaft, daß er das Nervensystem beeinflußt. Er wirkt auf depressive Menschen aufmunternd und beruhigt Übernervöse. Die Heilpflanze ist anzuwenden bei nervös bedingten Durchfällen oder Erbrechen, sie aktiviert die Magen- und Darmarbeit, reguliert ungewöhnliche Blutverluste bei Menstruation, stillt sonstige Blutungen und bekämpft den Weißfluß. Salbeitee ist zudem harntreibend, regt die Nierenarbeit an, mildert Gicht- und Rheumatismusschmerzen und ist ein gutes Hausmittel gegen Migräne.
Als Heilpflanze ist der Salbei seit langem bekannt. Im Althochdeutschen wurde die Pflanze »Salveia« genannt, was von den lateinischen Wörtern »salvere« (sich wohl fühlen) und »salvus« (heil, wohlbehalten) abgeleitet ist. Das Wort »officinalis«, das hinter vielen Heilpflanzen steht, leitet sich von »Offizin« her, dem Arbeitsraum des Apothekers, in dem er die Heilpflanze zu einem Medikament verarbeitete.
Plinius und Dioskurides, bedeutende Ärzte der Antike, verwendeten

Salbei bereits als blutstillendes, harntreibendes und menstruationsförderndes Medikament. Salbei wird im »Capitulare« Karls des Großen als Heilpflanze aufgeführt, und Hildegard von Bingen verordnete Salbei bei Koliken und Kopfweh. Albertus Magnus (1193–1280) baute im Dominikanerkloster zu Köln das erste Gewächshaus. Über den Salbei berichtete er: »Der Wald-Salbei heißt mit anderem Namen ›Ambrosia der Götter‹, deshalb, weil, wie die Fabeln überliefern, die Götter unsterblich wurden, als sie Salbei verzehrten.« Hieronymus Bock empfahl 1530 in seinem Kräuterbuch den Salbei als Blutreinigungsmittel, bei Nachtschweiß, Erkältungen und zur Stärkung der Nerven. Dabei dachte Bock an die armen Leute, die kaum Geld für Arzneien ausgeben konnten. Er schrieb: »Ist ein sonderlich wurtz denen, die nit gen Frankfurt und Venedig haben zu faren [reiche Kaufleute], von denen es billich in gärten als die edelst Deutsch wurtz gepflantzt soll werden.« Christoph Paulini verfaßte im Jahre 1688 über den Salbei gar ein Werk von 414 Seiten.

Salbei, von dem es etwa 50 verschiedene Arten gibt, ist ein mehrjähriger Halbstrauch, der aus dem Süden stammt und an kalkhaltigen Sonnenhängen besonders gut gedeiht. Der Strauch wird bis zu einem Meter hoch, der Stengel ist von Grund auf ästig. Die Blätter sind derb und hart, zum Teil wintergrün, gestielt und auf der Unterseite holzig. Sie sind eiförmig, an der Oberseite runzelig und gekerbt, filzig behaart und weißgrau. Die Blüten sind violett, bilden Haupttriebe mit sechs- bis zehnblütigen Wirteln, die in bis zu acht Reihen übereinanderstehen. Die Blütenkrone ist zweilippig mit zwei Staubgefäßen. Der charakteristische Geruch, den die Pflanze während der gesamten Blütezeit aus zahlreichen Drüsenhaaren abgibt ist hocharomatisch. Blütezeit: Mai bis Juli.

Die bekanntesten Arten sind der Waldsalbei, der Wiesensalbei und der Gartensalbei, auch Königssalbei oder Edler Salbei genannt. Da der Wiesen- oder Waldsalbei merkbar weniger ätherische Öle enthält als der Gartensalbei (2,5 Prozent), sollten diese Salbeiarten für die Kräuterapotheke nicht gesammelt werden, statt dessen sollte der Königssalbei, wenn irgendwie möglich, im eigenen Garten gepflanzt werden. Ist das Klima nicht zu feucht und der Boden nicht allzu schwer, dann gedeiht diese Salbeiart in jeder Gegend prächtig. Gegen Frost ist die Pflanze jedoch sehr empfindlich. Deshalb empfiehlt es sich, den Salbei den Winter über mit Stroh abzudecken. Die Pflanze wird durch Stecklinge vermehrt, die in fast allen Gärtnereien zu beziehen sind.

Geerntet werden die Blätter kurz vor der Blüte, da zu dieser Zeit der Duft und der Geschmack am ausgeprägtesten und die Arzneistoffe am wirkungsvollsten sind. Die Blätter im Schatten, unter ständigem leichtem Luftdurchzug trocknen und in dunklen Gläsern aufbewahren.

Zur inneren Anwendung eignet sich am besten ein Teeaufguß. Eine Handvoll Blätter auf einen Liter Wasser, aufbrühen und dann etwa zehn Minuten lang ziehen lassen. Vor den Mahlzeiten eine Tasse davon trinken oder bei Halsentzündungen gurgeln. Bei äußerer Anwendung ist ein Absud (eine halbe Handvoll Blätter auf einen Liter Wasser) oder eine Salbeitinktur zu verwenden (eine Handvoll Blätter auf einen viertel Liter neunzigprozentigen Alkohol zwei Wochen lang ziehen lassen und dann abfiltern). Diese Einreibungen oder Umschläge helfen gegen Schmerzen, bei Wundheilungen, und sie desinfizieren. Mit Einreibungen frühmorgens kann der Kreislauf besser angeregt werden als mit mehreren Tassen Kaffee.

Schafgarbe *(Achillea millefolium)*

Über den Wert einer Heilpflanze sollten am besten jene Menschen berichten, die sie in äußerster Not angewendet haben, und jene, denen die Pflanze in solcher Not geholfen hat. Josef Deck, Jahrgang 1914, Heilpraktiker in Ettlingen, war als Soldat im Zweiten Weltkrieg in russischer Gefangenschaft. Das letzte Kriegsjahr arbeitete er in einem Lazarett in Moskau, das täglich 400 bis 500 schwerkranke Landser aus den 25 Lagern um Moskau zu betreuen hatte.
In seinem Buch »Der Weg der 1000 Toten« berichtet Deck, daß es viele Todesfälle infolge von Lungenerkrankungen gegeben habe, was durch Unterernährung und Abwehrschwäche gefördert worden war. Er schildert unter anderem einen Fall mit Lungenblutung, der sich ihm besonders eingeprägt hat: »Der Kranke spuckte innerhalb von zwei Stunden einen halben Liter Blut aus. Er bekam Vitamin C und Calcium i. v. Doch das half nicht, im Gegenteil. Nach einer Nacht eine erneute Blutung, diesmal noch stärker als die erste.« Die Ärzte gaben ihn auf. Nur der Pflanzenheilkundige hatte noch eine Hoffnung: »Ich holte sofort meine Kräuter aus der Umzäunung des Gefangenenlagers, des etwa vier Meter breiten Stacheldrahtverhaues und Schußfelds, nachdem die russische Chefärztin Sachaninka zuvor mit dem Posten gesprochen und ihn angewiesen hatte, nicht zu schießen: ›Rotes Kreuz‹. Ich pflückte endlich wieder die Schafgarbe, das Habichtskraut und das Zinnkraut, hackte die Kräuter durch, machte im Lazarett einen Aufguß fertig und ließ den Kranken alle zehn Minuten schluckweise einen Eßlöffel davon nehmen. Siehe da, nach etwa einer halben Stunde stand die Blutung. Nach drei Tagen durfte der Patient aufstehen.«
Ein weiterer Fall: »Auf der Chirurgie lag ein Mann, 45 Jahre alt, mit unstillbarem Nasenbluten. Der Chirurg hatte bereits die Nasenschleimhaut geätzt, nachdem Dr. Aloschina die Tamponade eingelegt

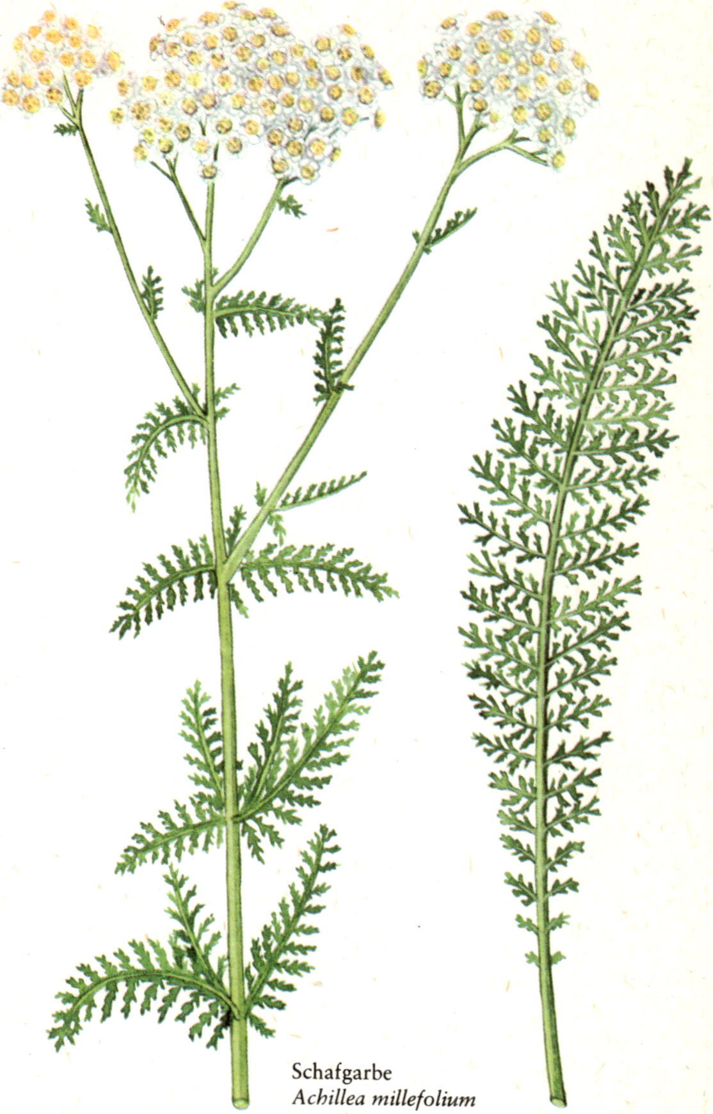

Schafgarbe
Achillea millefolium

hatte. Doch beides half nichts. Da er bereits zehn bis elf Stunden blutete, würde der Patient wohl sterben müssen. Da kam die Sachaninka. Sie wußte von der Heilung der Lungenblutung... Wieder wurde die Wache angewiesen, nicht zu schießen, und ich pflückte wiederum die Kräuter, machte nochmals den Aufguß, und siehe, die Blutung stand.«

Die blutstillende Wirkung der Schafgarbe war schon Dioskurides bekannt, der sie zum Stillen von Blutungen und zur Heilung alter und frischer Wunden verwendete. Zur Zeit des Kaisers Nero wurde die Schafgarbe auch »Soldatenkraut« genannt, da die Soldaten damit ihre Wunden behandelten. Im Frankreich des Mittelalters hieß die Schafgarbe »Zimmermannskraut«, da die Zimmerleute durch den ständigen Umgang mit der Axt sich oftmals verletzten und ihre Wunden dann mit der Schafgarbe kurierten.

Auch aus der heutigen Pflanzenheilkunde ist die Schafgarbe nicht wegzudenken. Sie ist unbestritten die Pflanze mit dem stärksten blutstillenden Effekt. Außerdem wirkt sie blutreinigend und steigert den Stoffwechsel, was sie zu einem unentbehrlichen flankierenden Medikament für viele Krankheiten macht. Schafgarbentee beruhigt und wirkt krampfstillend, reguliert die Arbeit von Magen und Darm, unterstützt zudem Kreislauf und Herz.

Schafgarbentee hilft auch jenen Kranken, die Anlage zu Angina pectoris haben und unter Brustschmerzen leiden. Aber auch bei Asthma, bei Gicht und Rheuma, bei Fieber, bei der Zuckerkrankheit ist die Schafgarbe vielfach und mit Erfolg angewendet worden.

In der Frauenheilkunde ist Schafgarbe ebenfalls nicht unbekannt. Besonders bei der sogenannten vegetativen Dystonie des kleinen Beckens, unter der heute sehr viele Frauen leiden und die sich in Unterleibskrämpfen, Kreuzschmerzen, Jucken, Brustschmerzen und in schmerzhaften Regelblutungen äußert, ist Schafgarbentee eine wirkungsvolle Arznei. Der bekannte französische Naturheiler Mességué empfiehlt Schafgarbe bei unregelmäßigen Menstruationen in der Pubertät und in den Wechseljahren. Äußerlich kann die Schafgarbe in Umschlägen bei Wunden, aufgesprungenen Händen und bei wunden Brustwarzen angewendet werden.

In Rußland ist die Anwendung der Schafgarbe in der Volksmedizin heute noch weit verbreitet. Die Bauern streuen pulverisiertes Kraut in die Wunden, weil sie dann schneller heilen, und die Frauen trinken bei Regelstörungen Schafgarbentee. Auch in Indien ist die Schafgarbe eine sehr geschätzte Arzneipflanze, die vor allem bei Magenstörungen und bei Erkrankungen der Luftwege verwendet wird.

Die Schafgarbe ist eine ausdauernde Pflanze mit einem aromatischen Geruch und einem bitteren Geschmack. Sie wächst auf Ebenen und in Höhenlagen auf Wiesen, Weiden, auf lichtem Waldboden, an Wegrändern und an Bahndämmen, auf Schutthalden, Rainen, aber auch in Gärten. Die Pflanze wird 50 bis 80 Zentimeter hoch, der Stengel ist aufrecht und reich beblättert, die Blätter sind fein gefiedert. An den Stengelenden stehen die kleinen weißen, manchmal auch rosafarbenen Blüten in Trugdolden. Blütezeit: Juni bis Oktober.

Sammeln kann man die Blätter, aber auch das blühende Kraut, das handhoch über dem Boden geschnitten wird. Die Blätter müssen zum Trocknen in einem luftigen Raum dünn ausgelegt werden, das Kraut wird in Büscheln aufgehängt. Es ist lichtgeschützt aufzubewahren. Inhaltsstoffe sind azulenhaltiges Öl, Bitterstoffe, Gerbstoffe, Harz und Akonitsäure. Wer die Schafgarbe nicht sammeln möchte, kann sie auch im eigenen Garten kultivieren, nur eine sonnige und trockene Stelle sollte es sein. Der Samen kann auch in den Gartenrasen eingesät werden.

Zur inneren Anwendung wird Tee genommen; zwei Eßlöffel voll auf einen halben Liter Wasser, überbrühen und zehn Minuten ziehen lassen. Der Tee sollte vor den Mahlzeiten sehr heiß getrunken werden, da er so am besten wirkt. Für Umschläge wird die Droge abgekocht; wiederum zwei Eßlöffel voll auf einen halben Liter Wasser. Dieser Absud eignet sich auch zum Inhalieren bei Erkrankungen der Atemwege (den Dampf unter einem Tuch einatmen). Der Saft der frischen Pflanze läßt sich gut bei Frühjahrskuren anwenden, da er blutreinigend wirkt und den gesamten Organismus stärkt. Er muß immer frisch zubereitet werden, da er leicht gärt und in vielen Fällen Magenstörungen hervorruft.

Manche Menschen reagieren allergisch auf die Schafgarbe. Bei innerem Gebrauch erzeugt sie bläschenartigen Ausschlag und bei äußerer Anwendung Rötungen, die sich ebenfalls bis zu einem Ausschlag entwikkeln können. In solchen Fällen muß die Selbstbehandlung sofort abgebrochen werden.

Schlafmohn *(Papaver somniferum)*

Keine Pflanze zeigt so gegensätzliche Wirkungen wie der Schlafmohn. Kaum ein Gewächs hat so viel Unglück und Leid über die Menschheit gebracht wie der Mohn. Wird doch daraus Opium gewonnen und aus diesem wieder Heroin, eines der gefährlichsten Rauschgifte.

Andererseits gibt es keine Arzneipflanze, die so wirkungsvoll gegen unerträgliche Schmerzen hilft wie Opium, das Destillat aus dem Milchsaft der unreifen Kapsel. Sein wichtigstes Alkaloid, das Morphin, wirkt auf Steuerzentren des Gehirns und wird bei schwersten Schmerzzuständen mit Erfolg angewandt.

Die Reinalkaloide werden in Kliniken auch als Nervenmittel eingesetzt. Opium ist ein geschätztes Psychopharmakon, weil es depressive Zustände und Melancholie günstig beeinflußt. Auszüge der Gesamtwirkstoffe wirken in schwacher Dosierung stopfend bei Durchfallkrankheiten. Auch bei nervöser Übererregbarkeit, besonders zusammen mit Darmschwäche, hat sich diese Verabreichung bewährt. Neben Morphin und Papaverin ist das wichtigste Alkaloid Codein. Es wird als Hustenmittel verwendet. Aufgrund seiner zentral dämpfenden (und beruhigenden) Wirkung mindert es den Hustenreiz. Man muß sich aber immer vor Augen führen, daß es sich beim Opium und seinen Alkaloiden um narkotisch wirkende Suchtmittel handelt, die zur Gewöhnung führen können.

Mohn ist eines der ältesten Genußmittel, das der Mensch kennt. Er wurde bereits in prähistorischer Zeit angebaut. In schweizerischen Pfahlbauten aus der jüngeren Steinzeit (etwa 2000 Jahre v. Chr.) wurden Kapseln und Samen der Mohnpflanze aufgefunden. Unweit Robenhausen am Zürichsee wurde bei Ausgrabungen eines Pfahlbaues ein ganzer Mohnkuchen gefunden, der aus geröstetem Mohnsamen bestand.

Plinius, Dioskurides und Galen berichten, daß in den Ländern des Orients aus dem Saft der frischen Mohnköpfe ein Schlafmittel mit dem Namen »Mekonium« bereitet wurde. Plinius sagte vom Opium: »Es hat nicht nur eine schlafbringende, sondern eine todbringende Kraft durch den Schlaf.« Er schildert weiterhin, daß es nicht selten als Gift zu Selbstmorden benutzt würde. Außer als Schlafmittel benutzten die Ärzte das Opium ganz selten, da sie mit der Dosierung nicht zurechtkamen.

Das änderte sich erst, als es dem Apotheker Franz Sertürner aus Paderborn Ende des 18. Jahrhunderts gelang, aus dem Mohnsaft das Morphium auszuscheiden. 1801 berichtete Hahnemann, der Entdecker der Homöopathie, in einer Abhandlung über Scharlachfieber: »Zum Auflegen bediente ich mich einer Tinktur aus einem Teil fein gepulverten rohen Mohnsaftes in 20 Teilen dünnen Weingeistes, binnen einer Woche an einem kühlen Ort aufgelöst, unter je zuweiligem Schütteln. Zum innerlichen Gebrauch ließ ich einen Tropfen eines stark gewässerten Weingeistes innig mischen, und von dieser Mischung einen Tropfen mit 500 Tropfen eines ebenfalls stark gewässerten Weingeistes sorgfältig durcheinanderschütteln. Von dieser verdünnten Mohnsafttinktur (welche in jedem Tropfen ein Fünfmillionstel eines Grans Mohnsaft enthält) waren ein Tropfen für ein etwa vierjähriges und zwei Tropfen für ein zehnjähriges Kind zur Tilgung jenes Zustandes hinreichend.«

Papaver somniferum, der Schlafmohn, wird bis über einen Meter hoch. Der Stengel ist blaugrün, die unteren Blätter sitzen am Stengel und sind gezähnt, die oberen Blätter umfassen den Stengel und sind ganzrandig.

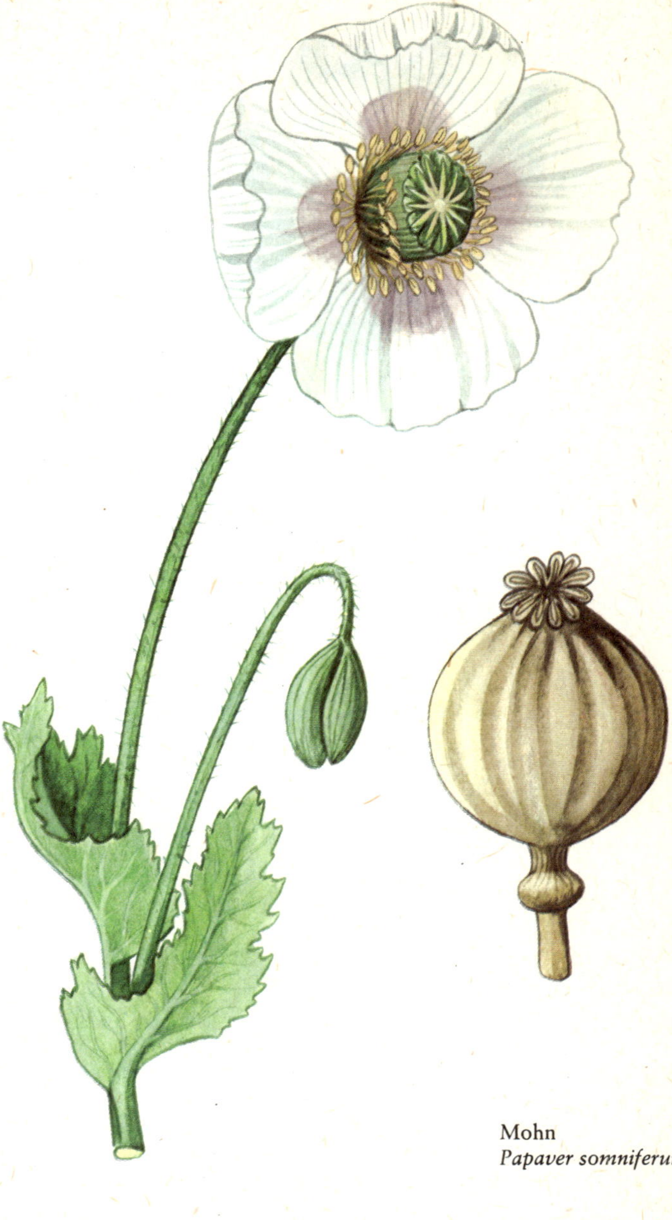

Mohn
Papaver somniferum

Die Blüten sind groß und haben einen zweitblättrigen Kelch, der beim Aufblühen abfällt. Die Fruchtkapsel ist kugelig und enthält viele weißliche bis braune Samen. Blütezeit: Juni bis August. Der Stengel und die unreife Fruchtkapsel enthalten jenen milchähnlichen Saft, aus dem das Opium gewonnen wird. Der Schlafmohn ist in Asien beheimatet, wird aber auch in Europa zur Opiumgewinnung angebaut.
Bei uns ist der Anbau von Schlafmohn nur bestimmten Institutionen für die Arzneigewinnung erlaubt. Über diese Bestimmungen wacht mit aller Schärfe das Opiumgesetz. Opiumhaltige Medikamente dürfen nur von Ärzten verordnet werden.

Schlüsselblume *(Primula veris)*

Es gibt Heilpflanzen, die haben einen günstigen Einfluß auf ein Organ des menschlichen Körpers, und wir können trotz der raffiniertesten Untersuchungsmethoden keine Wirkstoffe finden, die dafür verantwortlich zu machen wären. Die Schlüsselblume ist solch ein Heilkraut.
Der Arzt Lonicerus schrieb 1564 in seinem »Kreuterbuch«, die Schlüsselblume sei gut gegen Gicht und Geschwülste, aber auch ein Kräftigungsmittel für das Herz. Lonicerus muß ein guter Beobachter gewesen sein, denn die Schlüsselblume reguliert tatsächlich Rhythmusstörungen des Herzens und regt den Kreislauf an.
Die Wissenschaftler aber stehen trotz der modernsten Apparaturen und Bestimmungsmethoden achselzuckend da, wenn Gründe für diese Wirkung genannt werden sollen: Herzwirksame Stoffe sind bisher unauffindbar. So kann nur auf die geisteswissenschaftliche Darstellung Rudolf Steiners (1861–1925), des Begründers der Anthroposophie, verwiesen werden, der von der Schlüsselblume einmal sagte, daß sie vom unteren Pol des menschlichen Organismus, vom Stoffwechsel her, harmonisierend in die gestörten rhythmischen Vorgänge des Herzens eingreife.
Anders dagegen verhält es sich bei der Schlüsselblume als auswurfförderndes Hustenmittel. Hierfür sind Saponine verantwortlich, die in der Blume, und vor allem in den Wurzeln in ausreichender Menge vorhanden sind. Damit aber sind die Heilwirkungen dieser kleinen Frühlingsblume beileibe noch nicht erschöpft. So schrieb Pfarrer Kneipp: »Wer Anlage hat zur Gliedersucht, zur Gliederkrankheit oder schon an diesen Gebresten leidet, trinke längere Zeit hindurch täglich eine Tasse Schlüsselblumentee. Die heftigen Schmerzen werden sich lösen und allmählich ganz verschwinden.« Kneipp meinte damit Gicht und Rheuma, Erkrankungen, bei denen die Schlüsselblume nach wie vor mit Erfolg angewendet wird.

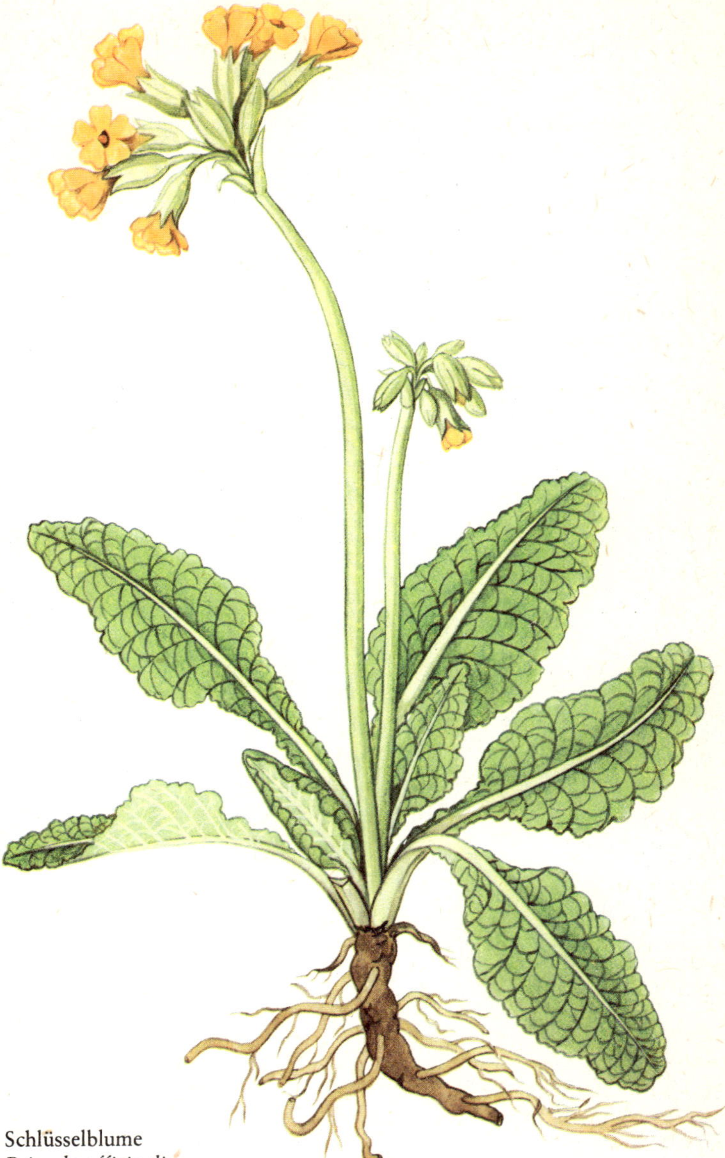

Schlüsselblume
Primula officinalis

Sie hilft außerdem bei Husten, Keuchhusten und Bronchitis, bei Asthma sowie im Anfangsstadium bei Grippe. Die Primel lindert Migräne und nervöse Kopfschmerzen, fördert den Schlaf und stärkt die Nerven. Nervenschwäche mit Zittern der Glieder läßt sich mit der Schlüsselblume ebenfalls beeinflussen.

Die Primula wurde als Heilpflanze erstmals von der heiligen Hildegard (1098–1179) in ihrem Buch »Naturkunde« aufgeführt. Die Äbtissin des Klosters auf dem Rupertsberge bei Bingen schrieb unter anderem: »Der Hymelsloszel ist warm und hat seine Kraft von der Sonne. Bei Melancholie und Wahnvorstellungen soll die Pflanze auf das Herz gebunden werden.«

In Frankreich war die Schlüsselblume ein beliebtes Liebesorakel für heiratslustige Mädchen und wurde für Schwangerschaftstests verwendet. Versank die Blüte der Primula im Wasser, war das Mädchen schwanger, schwamm sie oben, war es nicht der Fall. Der Name »Schlüsselblume« geht auf ihr Aussehen zurück, da die Blüte einem Schlüssel alter Handschmiedekunst ähnlich sieht.

Die Schlüsselblume ist in Deutschland überall anzutreffen, sie wächst auf Wiesen und in lichten Wäldern. Blütezeit: April bis Mai. Die Pflanze ist ausdauernd, der Wurzelstock kurz, der Stengel bis zu 20 Zentimeter hoch, die Blätter sind eiförmig bis länglich und filzig, die dottergelben Blüten in Dolden geordnet.

Gesammelt werden die Blüten, sobald sie voll erblüht sind. Sie müssen im Schatten getrocknet und vor Licht geschützt aufbewahrt werden. Die Wurzeln, vor allem für Erkrankungen der Atemwege benötigt, stehen unter Naturschutz. Ausweg: im eigenen Garten kultivieren oder in Kräuterläden kaufen. Die Wurzeln sorgfältig waschen und dann in einem luftigen Raum trocknen.

Für Herz und Nerven eignet sich am besten Tee aus den Blüten, zwei Prisen auf eine Tasse, mit heißem Wasser überbrühen. Bei Erkältungskrankheiten wirkt der Tee lindernd und schweißtreibend. Anzuwenden auch bei Kopfweh und Migräne. Die Wurzel, die fünf bis zehn Prozent Saponin enthält, 0,25 Prozent ätherisches Öl und außerdem Glykoside, wird mit Mazeration am wirkungsvollsten erschlossen: über Nacht in kaltes Wasser legen und ziehen lassen. Dieser Auszug kann dann einem warmen Tee aus Primulablüten zugesetzt werden, Mischungsverhältnis etwa 1:3. Wirkt schleimlösend und wird bei hartnäckigem Lungen- oder Bronchialkatarrh, bei Asthma, bei Rheumatismus, bei Gicht und bei Gelenkrheumatismus empfohlen. Morgens und abends vor den Mahlzeiten eine Tasse trinken.

Empfindliche Personen sollten beim Sammeln der Schlüsselblume vorsichtig sein. Die Drüsenhaare der Blätter scheiden ölartige Substanzen aus, die Ekzeme hervorrufen können.

Schöllkraut *(Chelidonium majus)* **giftig**

Die Natur, so glaubten früher viele, gibt durch bestimmte Zeichen Hinweise auf die Heilwirkungen von Pflanzen. Blühte zum Beispiel eine Pflanze rot und hatte ihr Saft womöglich auch noch rötliche Farbe, dann mußte sie gut sein gegen Blutungen. Pflanzen mit schlangenähnlich gewundenen Wurzeln wurden gegen Schlangenbisse verwendet. Diese Theorie ist als sogenannte Signaturenlehre (Signatur = Kennzeichen) in die Geschichte der Pflanzenheilkunde eingegangen.
Nach diesen Signaturen erhielten viele Pflanzen ihren Namen, und sie sind noch heute unter diesem Namen bekannt. Das Lungenkraut etwa, dessen Blätter lungenähnliche Form aufweisen und das deshalb bei Lungenkrankheiten Hilfe bringen sollte, oder der Steinklee, dessen Samen hart wie Stein ist und der demnach bei Steinleiden über Jahrhunderte hinweg eingesetzt worden ist.
Das Schöllkraut mit seinem gelben Saft ist nach der Signaturenlehre als eine Heilpflanze bei Gelbsucht aufgeführt. In einem alten Kräuterbuch ist zu lesen: »Mit diesem gelben Saft zeige die gütige Natur der leidenden Menschheit an, daß diese Pflanze ein Medikament gegen die Gelbsucht ist.« Schon Dioskurides empfahl das Schöllkraut bei Gelbsucht, ebenso noch Paracelsus und Hieronymus Bock. Den frischen Saft verwendeten sie gegen Warzen.
Als man im vorigen Jahrhundert begann, mit Mythos und Aberglauben aufzuräumen, die sich seit altersher um die Heilpflanzen rankten, wurde auch die Signaturenlehre der Lächerlichkeit preisgegeben. Der Arzt Dr. Heinrich Marzell schrieb: »Während man dem scharfen Saft des Schöllkrautes als Ätzmittel zur Beseitigung von Warzen eine gewisse Wirkung nicht absprechen kann, beruht seine volksmedizinische Verwendung gegen Gelbsucht wohl auf einer reinen Äußerlichkeit, die von der Signaturenlehre herrührt.« Immerhin regte Dr. Marzell eine wissenschaftliche Untersuchung darüber an.
Solche Prüfungen haben mittlerweile stattgefunden, und siehe da – das Schöllkraut erwies sich als wertvolles Lebermittel und ist auch bei Gelbsucht wirksam.
Heute wird Schöllkraut von den Ärzten auch mitverwendet bei Leberschwellungen, Gallenstauungen, Gallensteinkoliken und Gallengries. Es wird weiterhin eingesetzt bei chronischem Rheuma, bei Gicht und bei Nierenwassersucht.
In der Selbstmedikation ist mit Schöllkraut äußerste Vorsicht geboten, da die Verwandte des asiatischen Mohns und unseres Klatschmohns in den Wurzeln Gift enthält; auch der Milchsaft ist giftig. Tee darf nur in ganz schwacher Dosis getrunken werden, und das auch nur in Abstimmung mit einem Arzt.

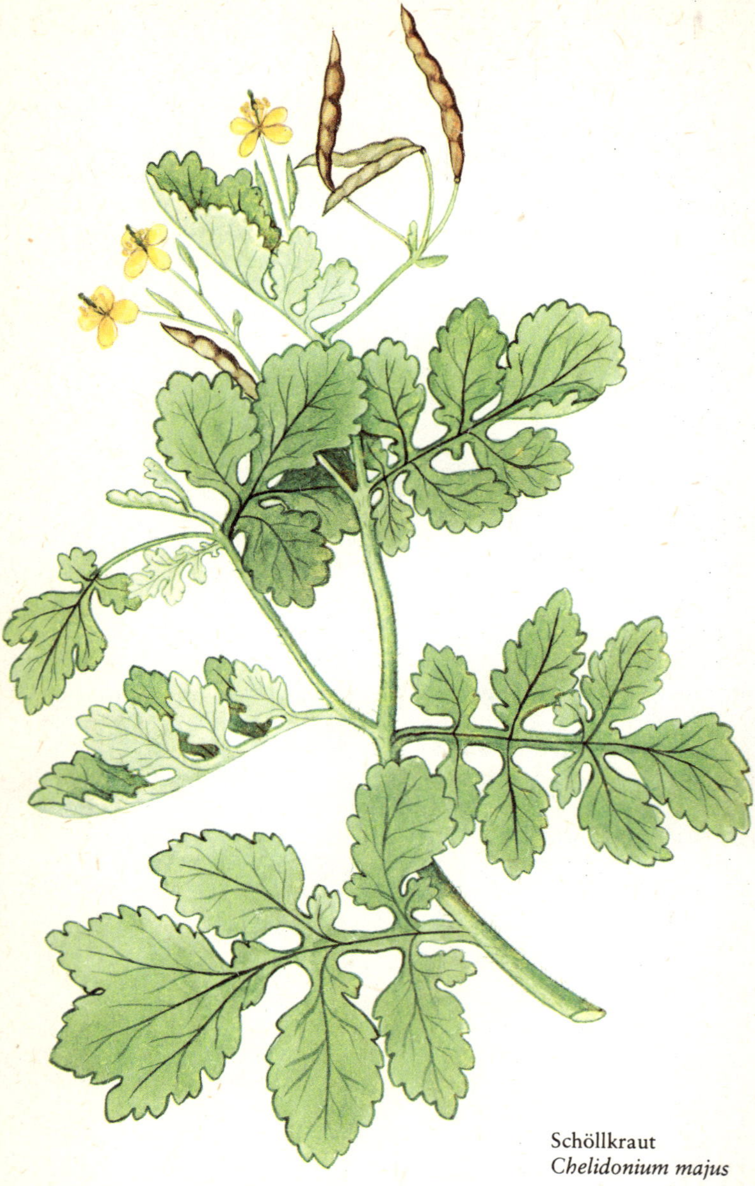

Schöllkraut
Chelidonium majus

Die Heilpflanze hat aber so viele gute Eigenschaften, daß man in der äußerlichen Anwendung nicht darauf verzichten sollte. Am zweckmäßigsten sind Kompressen beispielsweise bei Krämpfen auf Magen oder Bauch oder bei Akne, Flechten, Ekzemen und Neuralgien (Nervenentzündungen), Hand- und Fußbäder bei Rheumatismus, Allergien, Arthritis und Zellulitis. Mit frischem Saft können Warzen bestrichen werden.

Das Schöllkraut wächst an Zäunen, Wegrändern und an Mauern. Die Pflanze ist ausdauernd, wird 30 bis 50 Zentimeter hoch, der Stengel ist stielrund, aufrecht und verzweigt. Die Blätter sind gefiedert, unten blau und oben dunkelgrün. Die Blüten sind orangengelb und stehen in lockeren Dolden. Blütezeit: Mai bis Oktober.

Gesammelt werden im Mai das frische Kraut und vom August bis Oktober die frische Wurzel. Wegen des giftigen Saftes sollten Handschuhe benützt werden. Das Kraut schnell trocknen und vor Licht geschützt aufbewahren. Lagerzeit: höchstens ein halbes Jahr, dann wird die Droge wirkungslos.

Zur äußeren Anwendung eignet sich am besten der Absud, eine halbe Handvoll Kraut und Wurzeln auf einen Liter Wasser, für Hand- und Fußbäder dieselbe Menge Kraut auf einen Liter Wasser.

Sonnenhut, Roter *(Echinacea purpurea)*

Heute ist es geradezu Mode, bei jeder Art von Infektion sofort Antibiotika anzuwenden. Angeblich werden rund zwei Drittel dieser Medikamente mißbräuchlich verabreicht. Vielfach wird sogar außer acht gelassen, daß – wenn die Krankheitserreger keine Bakterien, sondern Viren sind – diese Arzneimittel ja gar keine Wirksamkeit haben.

Es ist das erklärte Behandlungsziel, möglichst starke Einzelwirkungen hervorzurufen. Dabei wäre es in den meisten Fällen weitaus sinnvoller, die körpereigene Abwehr anzuregen. Denn auf diese Weise wird durch eine einzige Maßnahme ein ganzes System von Funktionskreisen in Aktion gesetzt.

Was alles man dadurch bewirken kann, hat schon Parmenides im alten Griechenland gewußt. »Gebt mir die Macht, Fieber zu erzeugen, und ich heile alle Krankheiten«, flehte er die Götter an. Heute wissen wir, daß durch jede Temperatursteigerung im Organismus z. B. die Vermehrung von Viren unterbunden wird.

Der Rote Sonnenhut mit seinem Wirkstoff Echinacosid bewirkt eine kurzfristige Fieberreaktion, eine Aktivierung der Phagozyten, also jener Freßzellen im Blut, die krankmachende Bakterien zerstören. Seine Wirksamkeit gegen alle Viren konnte im Experiment nachgewiesen

werden. Der Naturstoff wird bei allen Erkältungskrankheiten, besonders bei grippalen Infekten, mit Erfolg verabreicht. Wichtig ist, daß er nicht nur zur Behandlung, sondern auch zur Vorbeugung hervorragend geeignet ist.
Außerdem werden Präparate aus dem Roten Sonnenhut gegen chronische Entzündungszustände eingesetzt, sei es in den Mandeln, in den Kieferhöhlen, den Stirnhöhlen und den anderen Nasennebenhöhlen, in der Gallenblase, in den Harnwegen, im gynäkologischen Bereich oder im Knochenmark. Eine besondere Rolle spielen sie bei der Behandlung von eiternden Wunden, Abszessen, Furunkeln, Verbrennungen, Erfrierungen und Verätzungen. Bei einem Feldversuch, an dem sich 538 Ärzte aller Fachrichtungen mit insgesamt 4598 Patienten beteiligten, konnte eine Erfolgsquote von 85,5 Prozent verzeichnet werden.
Der Rote Sonnenhut ist eine ausdauernde Staude, die über einen halben Meter hoch wird. Die Pflanze stammt aus den Prärien Nordamerikas. In milden Lagen wird sie bei uns als Zierpflanze gezogen. Die gesägten Blätter haben ovallanzettliche Form und sind fünfnervig, die Blätter der Hülle sind dachziegelartig angeordnet. Die Blüten sitzen in einem einzigen Blütenkopf am Stengel und sind purpurrötlich bis weiß. Blütezeit: Mai bis August.
Medizinisch verwendet werden die Wurzeln und das Kraut der blühenden Pflanze. Da die Zubereitung zu kompliziert ist und die Pflanze im getrockneten Zustand so gut wie unwirksam ist, bedient man sich am besten der sehr guten Salben und anderer Fertigpräparate.

Stiefmütterchen *(Viola tricolor)*

Im 15. und 16. Jahrhundert, als der Aberglaube in höchster Blüte stand, suchte man besonders an Pflanzen nach Merkmalen religiösen Symbolgehalts. Das Stiefmütterchen ist dafür ein gutes Beispiel. Damals hieß die Pflanze noch Dreifaltigkeitskraut, ein Name, der aus der christlichen Vorstellungswelt abgeleitet wurde. Denn mit etwas Phantasie kann man in dem Umriß der dreieckigen Blume mit dem leuchtend gelben, von schwarzen Strahlen durchzogenen Saftmal eine Verkörperung jenes alten Symbols der Dreieinigkeit Gottes, eines offenen, strahlenden Auges inmitten eines Triangels, sehen. Der Name der Pflanze ist aus der Anordnung der Blütenblätter abgeleitet. Die Stiefmutter denkt ja angeblich nur an sich selbst und ihre eigenen Kinder. Die zwei obersten Blütenblätter entsprechen den zwei Stühlen, welche die Stiefmutter für sich selbst in Anspruch nimmt, die zwei seitlichen Blätter hat sie ihren zwei eigenen Töchtern zugeteilt und das einzige unterste Blatt ist der Stuhl, den sich die zwei Stieftöchter teilen müssen.

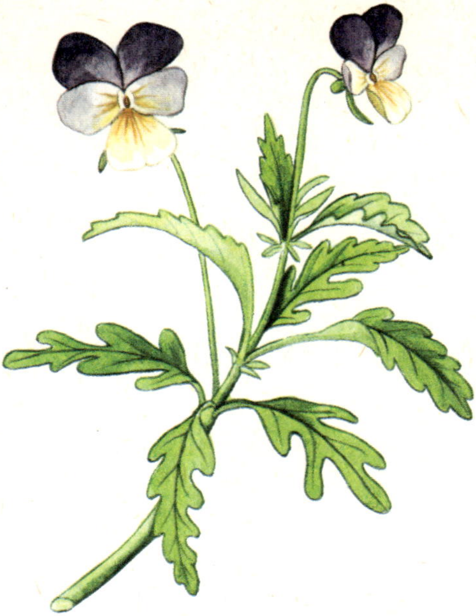

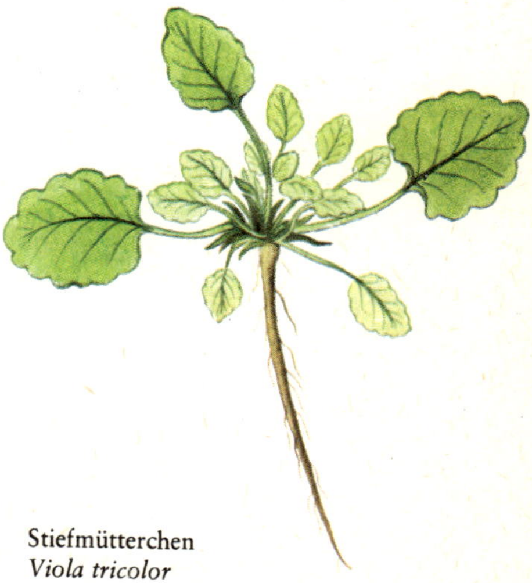

Stiefmütterchen
Viola tricolor

Als Heilpflanze tauchte das Stiefmütterchen erst im 16. Jahrhundert auf. Hieronymus Bock führte es in seinem »Kreutterbuch« von 1565 als bevorzugte Arznei bei Kinderkrankheiten auf, verordnete es bei Fieber, Bauchschmerzen, Hautkrankheiten und Fraisen, wie damals krampfartige und besonders auch epilepsieähnliche Anfälle bei kleinen Kindern genannt wurden.

Das Stiefmütterchen ist auch jetzt noch ein bevorzugtes Heilkraut in der Kinderheilkunde. Kinderärzte berichten nach wie vor über gute Erfolge bei Milchschorf, Säuglingsekzemen und anderen kindlichen Hautkrankheiten. Sie verordnen die Heilpflanze als Tee und lassen den Teeaufguß auch äußerlich in getränkten Mullkompressen auflegen. Stillenden Müttern wird empfohlen, bei Milchschorf des Säuglings auch selbst Stiefmütterchentee zu trinken.

Als Hausmittel ist das Stiefmütterchen ebenfalls sehr beliebt. Neben seinen hautheilenden Eigenschaften wirkt es wassertreibend und regt den Stoffwechsel an. Es hilft bei Blasenerkrankungen und bei Wassersucht, aber auch bei Darmstörungen und bei leichterer Form des Rheumatismus. Zudem wird es bei akuten Erschöpfungszuständen oft angewendet. Das Stiefmütterchen hat blutreinigende Eigenschaften, und es lindert nervöse Herzbeschwerden.

Stiefmütterchentee ist eine Arznei mit milder Wirkung. Gute Erfolge sind nur mit einer Langzeitbehandlung erreichbar. Ein paar Tassen davon, einige Tage hintereinander getrunken, helfen überhaupt nichts.

Das Stiefmütterchen wächst auf Äckern und Wiesen, auf Ödland und an Waldrändern und wird auch in Hausgärten gezogen. Es ist recht anspruchslos, mag aber keine Kalkböden. Die Heilpflanze ist in unseren Breiten so zahlreich anzutreffen, daß Eigenanbau nicht unbedingt erforderlich ist.

Die Pflanze wird bis zu 20 Zentimeter hoch, der Stengel ist aufrecht, hohl und verzweigt. Die Blätter sind unten länglich, eiförmig und werden zum Stengelende hin lanzettlich, die großen Nebenblätter sind laubblattartig und gekerbt. Die Blüten, die meist dreifarbig sind, sitzen auf den Blattachseln und haben fünf Blütenblätter. Das Stiefmütterchen blüht von Mai bis Juli, auf den Äckern oftmals aber auch noch im August.

Geerntet wird das blühende Kraut Mitte bis Ende Mai, bei günstiger Witterung ist aber im Juli durchaus noch eine zweite Ernte möglich. Die Pflanze wird mit einer Schere etwa fünf Zentimeter über dem Boden abgeschnitten. Am zweckmäßigsten wird sie zu Büscheln gebunden und zum Trocknen in einem luftigen Raum aufgehängt.

Die beste Darreichungsform ist der Teeaufguß, bei Säuglingen ein Teelöffel auf ein Glas Wasser, bei Erwachsenen zwei Teelöffel, übergießen und zehn Minuten lang ziehen lassen. Bei Säuglingen ist es vorteilhaft,

mit diesem Aufguß die Nahrung zuzubereiten, er kann aber auch mit Milch vermischt gegeben werden. Zur äußeren Anwendung wird der Aufguß in gleicher Konzentration verwendet.
Tinktur sollte allerdings bei Kindern nicht über längere Zeiträume angewendet werden. Es könnte zu Ausschlägen und sogar zum Ausbruch von borkigen Ekzemen kommen.

Strophanthus *(Strophanthus gratus und kombé)* **giftig**

Überrascht bemerkte Dr. Kirk, daß die Herzbeschwerden, die ihn nach einem Tropeninfekt seit Tagen beunruhigt hatten, mit einem Mal wie weggeblasen waren. Er fühlte nach seinem Puls und stellte fest, daß sich sein vorher rasender Herzschlag normalisiert hatte.
Dr. Kirk leckte nachdenklich über seine Lippen, auf denen er immer noch den bitteren Geschmack jenes Pflanzensamens spürte, mit dem seine Zahnbürste verunreinigt gewesen war. Wenn man wochenlang im afrikanischen Urwald unterwegs ist, wird man unachtsam. Als er von den Eingeborenen eine Handvoll jenes Samens bekommen hatte, aus dem sie ihre Pfeilgifte zubereiteten, hatte er diesen gedankenlos bei seinen Toilettensachen aufbewahrt.
Der Botaniker zuckte zusammen. Pfeilgift? Was die Eingeborenen da für die Jagd auf die Spitze ihrer Waffen strichen, war eine absolut tödliche Substanz. Davon hatte er sich mehrfach überzeugen können. War die Verlangsamung seines Pulses auf diese Giftwirkung zurückzuführen? In diesem Fall bestand die Gefahr, daß sein Herz plötzlich stehenblieb.
Doch sein Herz schlug ruhig und gleichmäßig. Offenbar wirkte die geringe Menge des Pflanzensamens, die er unbeabsichtigt zu sich genommen hatte, wie eine Arznei auf das infektgeschädigte Herz.
Durch einen Zufall und durch genaue Beobachtung ist auf der Livingstone-Expedition von 1859 eines der wichtigsten Herzmittel entdeckt worden. Generationen von Ärzten priesen immer neue Vorzüge dieser Arznei, die als »Milch der alten Leute« ihren Siegeszug durch Klinik und Praxis antrat. Erst nach 1945 wurde sie unter amerikanischem Einfluß wieder von der Digitalis verdrängt. In den USA hatten die Strophanthuspräparate nie eine große Rolle gespielt, einerseits, weil der Erfahrungsschatz des europäischen und speziell des deutschsprachigen Raums dort nie zur Kenntnis genommen worden war, andererseits aus theoretischen Erwägungen.
Vor allem läßt sich die Wirkstoffmenge des Fingerhuts im Organismus leichter berechnen, was zweifellos einen wichtigen Gesichtspunkt bei der Verabreichung einer nicht ungefährlichen Substanz darstellt. Die

Erfahrung hat allerdings gezeigt, daß manche Kranke – unabhängig von den Berechnungen – auffallend hohe Dosen davon vertragen, während andere schon bei geringen Mengen Vergiftungserscheinungen zeigen: Die unterschiedliche Empfindlichkeit ihrer Herzen ist dafür ausschlaggebend. Deshalb geht man heute wieder dazu über, den Wirkstoff in ansteigender Dosis zu verabreichen, bis die gewünschte Wirkung – oder die Grenze der Verträglichkeit – erreicht ist.
Somit hat für alle Herzglykoside wieder der alte Erfahrungsgrundsatz seine Gültigkeit erlangt: Jedes Herz braucht seine eigene Dosis. Diese Kunst der individuellen Dosierung aber ist Sache des Arztes, in ständiger Abstimmung mit dem Patienten. Besonders bei länger dauernder Verabreichung muß das Behandlungsschema sehr sorgfältig erarbeitet werden.
Strophanthin ist angezeigt bei allen Mißempfindungen des Herzens, die auf Sauerstoffmangelzuständen der Zellen des Herzmuskels beruhen. Dazu gehören Drücken, Brennen, Stechen, Ziehen in der Herzgegend, alle jene Beschwerden, die in den linken Arm, die linke Schulter, die linke Seite des Rückens und in den Hals ausstrahlen. Auch bei Angina pectoris (Brustenge) und sogar beim akuten Herzinfarkt wird die Arznei erfolgreich eingesetzt: In einer Berliner Klinik konnte die Sterblichkeit bei Herzinfarkt durch intravenöses Strophanthin (in Kombination mit Prednisolon) auf weniger als die Hälfte gesenkt werden.
Bei Leistungsschwäche des Herzens (Herzinsuffizienz) wird Strophanthin als Injektion verabreicht. Bei allen anderen Beschwerden sollte dem Medikament in Pillen- und Tablettenform der Vorrang gegeben werden. Zwar ist lange Zeit angenommen worden, daß bei dieser Anwendung die Resorption (Aufnahme ins Blut) zu gering ist. Aufgrund neuerer Arbeiten konnte aber nachgewiesen werden, was aus der Erfahrung längst bekannt war: Strophanthin kann bei oraler Verabreichung ebenso genau dosiert werden wie mittels der Spritze. Das ist deshalb von großer Bedeutung, weil orales Strophanthin von allen Herzglykosiden am besten vertragen wird und deshalb zur Dauereinnahme ausgezeichnet geeignet ist.
Eine Fachrichtung von Medizinern verabreicht orales Strophanthin sogar zusätzlich zur Digitalismedikation, wenn diese unerläßlich ist, jedoch nicht oder nur schlecht vertragen wird. Es hat sich gezeigt, daß die Digitalis-Überempfindlichkeit dadurch ausgeglichen werden kann.
Die Gattungen *Strophanthus gratus* und *Strophanthus kombé* sind Schlingsträucher der afrikanischen Tropen. Die weißlichen bis rosafarbenen Blüten stehen in Trugdolden oder in Rispen, die Blätter sind gegenständig. Der Wirkstoff Strophanthin wird aus den Samen gewonnen. Grundsätzlich haben beide Gattungen die gleiche Wirksamkeit, für die oralen Medikamente ist nur *Strophanthus gratus* zu verwenden.

Strophanthin-Medikamente werden nur von pharmazeutischen Firmen hergestellt und sind für die Selbstbehandlung nicht geeignet. Ausnahme: Infarktgefährdete Patienten sollten stets orales Strophanthin bei sich führen und im Ernstfall bei Einsetzen der Beschwerden gemäß Absprache mit ihrem Arzt einnehmen. In dem Großteil aller Todesfälle aufgrund einer Herzattacke kommt ärztliche Hilfe zu spät, so daß sich der Patient nur selber helfen kann. Wenn es ihm gelingt, mittels der Strophanthin-Gaben die Übersäuerung des Herzmuskels in Grenzen zu halten, kann der Zerstörungsprozeß aufgehalten oder sogar rückgängig gemacht werden.
In der Medizin wird Strophanthin vorwiegend intravenös angewandt. In den letzten Jahren verordnen aber mehr und mehr Ärzte orale Strophanthin-Präparate, um dem Entstehen von Herzmuskelschäden vorzubeugen, die auf Sauerstoffmangelzustände der Zellen zurückzuführen sind. Sie kündigen sich durch die oben angeführten Mißempfindungen und Beschwerden in der Herzgegend an. Durch die zugrundeliegenden Schäden reift der Herzmuskel dem Herzinfarkt entgegen. Sie werden in ihren Anfangsstadien meist als nervöse oder funktionelle Störungen diagnostiziert, später sind Begriffe wie Arteriosklerose der Herzkranzgefäße, Koronarinsuffizienz und koronare Herzkrankheit gebräuchlich.

Tausendgüldenkraut *(Erythraea centaurium)*

Wenn eine Frau heute Kummer mit ihren grauen Haaren hat, dann findet sie rasch Abhilfe. Irgendwo in der Nähe gibt es sicherlich einen Friseur, der mit Farben zaubern kann. Vor ein paar hundert Jahren waren zwar die Sorgen die gleichen, dem schöneren Geschlecht blieb jedoch nur die Wahl, entweder in Ehren grau zu werden oder gewissermaßen die Flucht nach vorn anzutreten: Sie konnten ihre Haare so völlig ausbleichen, daß sie ohne Unterschied im weißesten Weiß erstrahlten.
Das war jedoch nur eine willkommene Nebenwirkung eines Heilkrautes, das damals in der Volksmedizin eine große Bedeutung hatte. In der Selbstmedikation ist das Tausendgüldenkraut auch heute noch so gefragt, daß die Wurzel unter Naturschutz gestellt werden mußte, um die Restbestände zu schonen und zu erhalten.
Als erstes sind die appetitanregenden und verdauungsfördernden Eigenschaften der Pflanze zu nennen. Die Allgemeinwirkung auf den Verdauungstrakt ist dabei so ausgeprägt, daß nicht nur die Magensaftsekretion kräftig gefördert, sondern auch die Mundschleimhaut positiv beeinflußt wird. Außerdem verbessert es den Stoffwechsel in den Verdauungsorganen. Das nutzte schon Dr. Huschke, der Leibarzt von Jo-

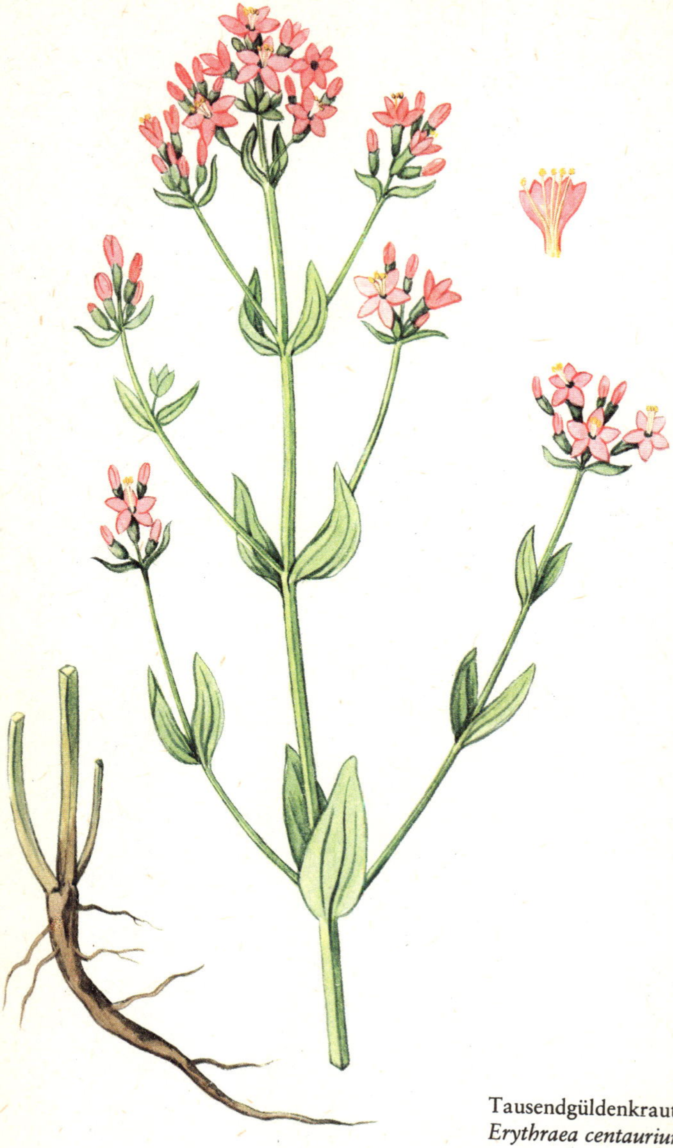

Tausendgüldenkraut
Erythraea centaurium

hann Wolfgang von Goethe. Er verordnete dem Dichter Tausendgüldenkraut als Appetitanreger, um auf diese Weise Goethes schwächliche Konstitution zu stärken.
Tausendgüldenkraut kann aber auch als ein allgemein anregender Naturstoff angesehen werden. Er beeinflußt die Herzarbeit günstig, fördert den Kreislauf und hilft bei Erschöpfungszuständen. Auch als Blutreinigungsmittel ist er anzuwenden.
Aufzeichnungen über die Heilpflanze lassen sich bis ins vierte Jahrhundert vor Christus zurückverfolgen. Aus den griechischen Sagen ist zu entnehmen, daß der thessalische Centaur Cheiron mit Heilpflanzen vielen Menschen geholfen hat. Ihm zu Ehren erhielt das Tausendgüldenkraut die Bezeichnung Centaurium. Aus der Zeit des Plinius (23 bis 79 n. Chr.) stammt dieses Rezept: »Das zerstoßene Kraut gib in ganz altem Wein dem Hüftkranken, der nüchtern sein und mit einem Fuße auf der Türschwelle stehen muß. Aber reiche den Heiltrank nicht in einem Glas.«
Das Tausendgüldenkraut ist eine unscheinbare, bis 40 Zentimeter hohe Pflanze, die an ihrer eigenartig steifen Wuchsform leicht zu erkennen ist. Der Stengel ist vierkantig und oben verzweigt. Die Blätter sind lanzettlich geformt und kreuzweise gegenständig. Die rosaroten Blüten stehen am Stengelende in Scheindolden. Blütezeit: Juli bis September. Die Pflanze ist geruchlos, schmeckt aber wegen ihres hohen glykosiden Bitterstoffgehaltes (Erythaurin) ungenießbar bitter. Die Pflanze wächst auf feuchten Wiesen, auf Waldlichtungen und an Uferböschungen.
Gesammelt wird das ganze Kraut, das etwa 20 Zentimeter tief abgeschnitten, zu Büscheln gebunden und in einem luftigen Raum getrocknet wird. Erntezeit: Ende Juli bis Anfang September.
Zur Selbstbehandlung eignet sich am besten die Teeform, ein bis zwei Teelöffel auf eine Tasse, kochend überbrühen und mindestens zehn Minuten ziehen lassen. Der Tee sollte kalt getrunken werden, dreimal täglich und immer vor den Mahlzeiten, damit die tonisierenden Bitterstoffe noch voll ihre anregende Wirkung auf die Verdauungsorgane entfalten können. Bei chronischen Beschwerden sollte das Tausendgüldenkraut kurmäßig über mehrere Wochen hinweg genommen werden.

Tee *(Thea)*

Der von den Chinesen schon in den ersten Jahrhunderten nach Christus als Genußmittel entdeckte Tee wurde 1610 von holländischen Seeleuten nach Europa gebracht. In Kürze war das Getränk in ganz Westeuropa bekannt. Die Nachfrage war so groß, daß auch die Geschäfte von Schwindlern blühten. Besonders in England wurde den Blättern von

Schlehdorn und Weidenröschen, aber auch von Ulme und Esche, mit Färbemitteln ein teeähnliches Aussehen gegeben, um sie als echten Tee verkaufen zu können. Auch das Glasieren war eine beliebte Fälschermethode: Wenn die Blätter mit Gips bestreut und geröstet wurden, sah das Produkt dem echten Tee zum Verwechseln ähnlich.
Aber nicht nur die Genießer, auch die Ärzte interessierten sich für das asiatische Gewächs. In einem medizinischen Nachschlagewerk aus dem vorigen Jahrhundert steht über den Tee zu lesen: »Er äußert seinen erregenden Einfluß auf das Nervensystem, zumal auf das Gehirn, indem er wach erhält. Die Kraft, erhaltene Eindrücke zu verarbeiten, wird durch den Tee gesteigert; man wird zu sinnigem Nachdenken gestimmt, und trotz einer größeren Lebhaftigkeit der Denkbewegungen läßt sich die Aufmerksamkeit von einem bestimmten Gegenstand fesseln. Es findet sich ein Gefühl von Wohlbehagen und Munterkeit ein, die produktive Tätigkeit des Gehirns gewinnt an Schwung, der aber nicht leicht in Gedankenjagd ausartet.«
Die Wirkung des Tees ist eine Frage der Dosierung. In geringen Mengen wirkt er anregend auf Herz, Kreislauf, Nerven und Gehirn, fördert außerdem die Harnsekretion. Wird Tee jedoch in Übermaß getrunken, dann bewirkt er eine überhöhte Nervenreizung, die zu Unruhe, Schlaflosigkeit, ja bis zum Zittern der Glieder führen kann.
Obwohl *Thea nigra* mehr Koffein enthält als die Kaffeebohne, ist Tee besser verträglich als Kaffee. Dies ist den Gerbstoffen in den Teeblättern zuzuschreiben, die die Wirkung des Koffeins merkbar dämpfen. Je länger man ihn ziehen läßt, desto weniger aufputschend wirkt er.
Der baumartige Teestrauch kann wild wachsend zehn Meter Höhe erreichen, wird aber auf den Plantagen zur Ernteerleichterung nicht höher als einen Meter gezogen. Der Strauch ist immergrün, die Laubblätter sind dunkelgrün, oval und werden bis zu zwölf Zentimeter lang. Die Blüten sind groß, weiß bis rosa und stehen in den Blattachseln der äußeren Zweige. Die Blüten riechen jasminartig, die Blätter stark aromatisch. Geerntet werden nur die Blätter. Den feinsten Tee liefern die gerade aufgegangenen Blattknospen. Farbe und Aroma bestimmen Erntezeit und Aufbereitung (Fermentation). Der Tee ist heimisch auf der südchinesischen Insel Hainan und wird in China, Japan, Indien, Java, Sumatra, auf Ceylon und auch im Kaukasus kultiviert.

Teufelskralle *(Harpagophytum procumbens)*

Genaugenommen war es ein Verdienst der Hottentotten, sofern man in diesem Zusammenhang überhaupt von einem Verdienst sprechen kann. Man schrieb das Jahr 1904. Die Hottentotten hatten einen blutigen

Aufstand in Südwestafrika angezettelt, und in der Nähe von Mariental kam es zur großen Schlacht. Als die Ärzte hinterher die Verwundeten versorgten, war unter ihnen ein Neger, den sie nach kurzer Untersuchung aufgaben. Zu weit war offensichtlich die Wundinfektion fortgeschritten.

Die Eingeborenen waren aber nicht bereit, ihren Stammesgenossen im Stich zu lassen. Ein Medizinmann lief in die Steppe und kam nach einigen Stunden mit einer Wurzel zurück, die er mit einem Beil zerhackte und fein verrieb. Aus dem Mus bereitete er einen Trank, den er dem Todkranken einflößte, und einen Brei, den er auf seine Wunden auftrug. Der Hottentotte blieb am Leben.

Der deutsche Farmer Mehnert hatte das Geschehen beobachtet, aber statt ungläubig zu staunen und kopfschüttelnd zur Tagesordnung überzugehen, machte er sich über das Erlebte Gedanken. Er kannte selbst viele Heilpflanzen, und er war sich ihres Wertes wohl bewußt.

Mehnert hatte instinktiv die Bedeutung des Geschehens erfaßt, und daraufhin begann er mit dem Medizinmann ein Gespräch. Doch sobald es um die Wurzel ging, wich dieser aus. Er war nicht bereit, das von seinen Vorfahren ererbte Geheimnis preiszugeben.

Daraufhin pfiff Mehnert seinem Jagdhund, ließ ihn an dem Medizinmann schnüffeln und brachte ihn auf die Spur des Wunderdoktors in die Steppe. Mehnert selbst lief hinter dem Hund her. In einer weitab liegenden Einöde fand der Hund nach Stunden ein etwa einen Meter tiefes Loch, das der Medizinmann gegraben haben mußte.

Dort entdeckte Mehnert nun die Reste einer Wurzel, die er als zur Teufelskralle gehörend identifizieren konnte. Das Laub hatte der Medizinmann an anderer Stelle vergraben, so sehr war er auf die Geheimhaltung seines Tuns bedacht gewesen. Der Eingeborene hatte nur die rund sechs Zentimeter dicke und zwanzig Zentimeter lange Speicherwurzel entnommen. Hinterher erfuhr Mehnert, daß die einheimische Bevölkerung die Wurzel der Teufelskralle seit Menschengedenken bei allen möglichen Krankheiten mit Erfolg anwendete.

Als erstes entdeckten die Ärzte die regenerierende Wirkung der Teufelskralle. Die Wirkstoffe Harpagosid, Harpagid und Procumbid, die bisher in der Wurzel gefunden wurden, unterstützen die Verdauungsorgane und normalisieren Stoffwechselentgleisungen. Auch die körpereigenen Abwehrmechanismen werden aktiviert und die körperentgiftende Funktion der Leber stimuliert. Der lebensrettende Heileffekt bei der Wundinfektion des Hottentotten-Soldaten ist wohl mit den entgiftenden und aktivierenden Eigenschaften der körpereigenen Abwehr zu erklären.

Bei Magen-, Darm- und Nierenstörungen wurde die Teufelskralle ebenfalls erfolgreich eingesetzt, die Ärzte konnten nach kurzer Behandlungsdauer schon eine verstärkte Ausscheidung durch die Nieren beobachten. Die Teufelskralle wird deshalb auch zur Reinigung und Entschlackung besonders empfohlen, ist somit für Frühjahrskuren bestens geeignet, die allerdings nicht unter sechs Wochen angesetzt werden sollten.

Auf einem anderen Gebiet wird zur Zeit intensiv geforscht. Fest steht bereits, daß die Teufelskralle bei Rheumatismus und Gelenkerkrankungen erfolgreich eingesetzt werden kann, vor allem bei Arthrosen. Dabei zeigte es sich, daß mit diesen pflanzlichen Stoffen cortisonähnliche Wirkungen erzielt werden können, weil sie Entzündungen hemmen und auf diese Weise die Schmerzen lindern. Der große Vorteil dabei ist, daß diese Naturstoffe verträglicher sind und keine unerwünschten oder gar gefährlichen Nebenwirkungen auftreten.

Die Teufelskralle ist ein holziges Kraut, das im südlichen Afrika in Steppengebieten mit rotem Sand wächst. Die Triebe liegen flach auf dem Boden und werden bis zu eineinhalb Meter lang. In den Blattachseln stehen leuchtendrote Blüten. Die holzigen Früchte haben lange und verzweigte Arme, die an ihren Enden Widerhaken bilden und für Mensch und Tier sehr gefährlich werden können. Gefährlich deshalb, weil diese Widerhaken, einmal in den Fuß getreten, ohne Operation kaum zu entfernen sind. Unzählige Tiere sind schon mit solch einem Widerhaken in Huf oder Pfote elend verendet. Doch das ist vielleicht nicht einmal unbeabsichtigt.

Denn die Frucht mit dem Samen liegt an der Oberfläche, wo sie verdorren müßte; gedeihen können nur tief in den Boden gelangte Samen. Wenn sich nun ein Rind einen Widerhaken in den Huf tritt, dann will es ihn schnellstens wieder loswerden. Das Rind stampft und stampft so lange, bis die Samen der Teufelskralle tief in den Wüstenboden eingedrungen sind.

Tees, Salben und Präparate aus der Teufelskralle gibt es in Apotheken und Reformhäusern zu kaufen. Alle diese Erzeugnisse sind jedoch nicht billig, da der Sammler oftmals tagelang durch die Wüste laufen muß, bis er eine dieser nicht allzu häufig vorkommenden Pflanzen findet. Die Behörden in Südwestafrika wollen nun die Teufelskralle unter Naturschutz stellen, außerdem laufen Versuche, die Pflanze zu kultivieren, da aus den wildwachsenden Beständen die Nachfrage bald nicht mehr gedeckt werden kann.

Wissenschaftler suchten nach einem Ausweg. Sie analysierten Verwandte der Teufelskralle, die in unseren Breitengraden wachsen. Dabei gab es Überraschungen. Die Königskerze oder Wollblume *(Verbascum thapsiforme)*, deren Blüten ein gebräuchliches Hustenmittel sind und die in ganz Deutschland an sonnigen Plätzen, auf Schutthalden, Wegrändern und auf Kahlschlägen wild wächst, enthält in ihren Blättern das

Harpagosid und Harpagid der Teufelskralle. Wegen seiner hustenbekämpfenden Eigenschaften wird die Königskerze auch viel in Hausgärten kultiviert. Im Kraut der knotigen Braunwurz *(Scrophularia nodosa)*, einer in unseren Mischwäldern häufig vorkommenden Pflanze, wurden die zwei Wirkstoffe ebenfalls isoliert.

Thymian *(Thymus vulgaris)*

Geschäftstüchtig ist jener Naturheilarzt offenbar nicht, der in seinem Wartezimmer eine Tafel aufgehängt hat mit dem Spruch: »Die nächste Grippe kommt bestimmt – doch nicht zu dem, der Thymian nimmt.« Diese Weisheit hatte der Mann einmal aus Frankreich mitgebracht. Und weil er inzwischen überzeugt davon ist, gibt er sie an seine Patienten weiter. In Frankreich bezeichnet man den Thymian als »Antibiotikum der armen Leute«. Damit ist eigentlich schon eine ganze Menge über die Eigenschaften dieses Heilkrautes gesagt.

In der Antike herrschte die Überzeugung, daß stark aromatische Kräuter ansteckende Krankheiten verhüten helfen. Im Mittelalter wurde bei Pestgefahr Thymian verbrannt. Man stellte sich vor, daß dadurch die Luft gereinigt würde.

Wir sind heute bescheidener geworden. Die Wirkung des Heilkrauts ist sicherlich antiseptisch in dem Sinne, daß dadurch krankmachende Keime abgetötet werden. Aber offenbar werden doch mehr die körpereigenen Abwehrkräfte angeregt. Wir können uns also die vorbeugende Wirkung gegen Infekte zunutze machen – zum Beispiel gegen Grippe. Deshalb sollten wir wenigstens zweimal im Jahr, am besten im Frühjahr und im Herbst, eine mehrwöchige Kur mit Thymiantee machen. Drei Tassen am Tag genügen, und mit Honig gesüßt schmeckt der Tee köstlich. Kinder wie Erwachsene werden dadurch weitaus widerstandsfähiger gegen die Grippe-Erreger.

Der Heilpflanzenfachmann Dr. Rudolf Fritz Weiß schreibt in seinem »Lehrbuch der Phytotherapie«: »Was die Pfefferminze für Magen und Darm ist, das ist der Thymian für Luftröhre und Bronchien.« Die Heilpflanze ist eines der besten Hustenmittel, die wir kennen. Es gibt kaum ein fertiges Hustenpräparat, in dem nicht Thymian enthalten wäre. Besonders hervorzuheben ist die krampfstillende Wirkung des Thymians. Er ist deshalb ein hervorragendes Mittel bei Keuchhusten der Kinder, eignet sich aber auch vorzüglich für Erwachsene, deren Bronchitis von krampfhaften Hustenanfällen begleitet wird. Thymian ist ebenfalls anzuwenden bei chronischem Husten.

Dazu muß aber gleich gesagt werden, daß eine Langzeitbehandlung notwendig ist. Sogar Asthmatiker schätzen den Thymian, da er ihnen

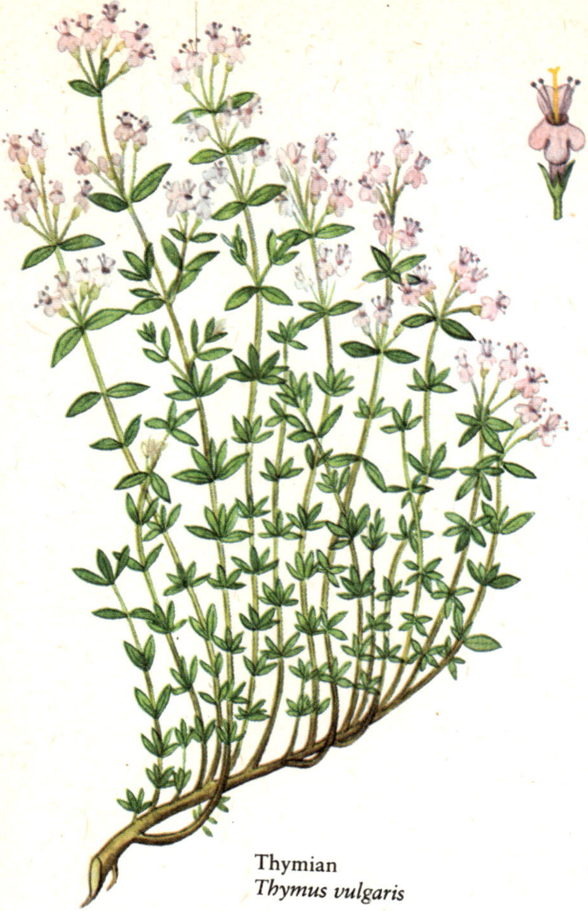

Thymian
Thymus vulgaris

zumindest Erleichterung bringt. Auch bei Entzündungen im Mund- und Rachenraum ist Thymian ein vorzügliches Gurgelmittel.
Die Arznei wirkt zudem anregend auf Kreislauf und Nerven und kann morgens durchaus als »Kaffee-Ersatz« getrunken werden: Thymian verleiht Spannkraft und Frische.
Bei Entzündungen der Harnwege ist Thymian ein Medikament, das zumindest Erleichterung, vielleicht sogar Heilung bringt. Die Pflanze wirkt harntreibend und hilft bei Nieren- und Blasenschwäche.

Äußerlich kann Thymian wegen seiner stark desinfizierenden und blutstillenden Eigenschaften bei Wunden aller Art, auch bei Brandwunden, Abszessen, Geschwüren und Quetschungen, angewendet werden. Thymianbäder helfen bei Rheumatismus und Gicht, bei Frauen lindern sie außerdem Schmerzen in den Brüsten.
Der Thymian ist ein Gewächs des Südens. Mönche brachten die Heilpflanze über die Alpen und zogen sie in Klostergärten. Karl der Große machte in den Kapitularien, den Verwaltungsvorschriften für das große fränkische Kaiserreich, den Anbau sogar zur Pflicht. Die heilige Hildegard rühmte den Thymian bereits als besonderes Mittel gegen Keuchhusten, und Lonicerus empfahl die Heilpflanze bei Asthma, Atemnot und zum Austreiben der Plazenta und der toten Geburt.
Vom Thymian gibt es viele Arten, verwendet werden aber nur der Gartenthymian und der Feldthymian, auch Quendel genannt. Für die Hausapotheke eignet sich jedoch am besten der Gartenthymian, da er einen weitaus höheren Wirkstoffgehalt (ätherisches Thymianöl, bestehend aus Thymol und Carvacrol, zehn Prozent Gerbstoff, Saponin und Bitterstoff) enthält. Der Gartenthymian wird in Hausgärten gepflanzt und feldmäßig angebaut. Er liebt trockenen, leichten, kalkhaltigen und steinigen Boden. In niederschlagsreichen Gegenden gedeiht die Heilpflanze nicht.
Der Thymian ist ein ästiger Halbstrauch, der bis zu 30 Zentimeter hoch werden kann. Die Blätter sind kurzgestielt, linear bis elliptisch und am Rande stark eingerollt. Die Blüten sind lila bis rosa und stehen zu drei bis sechs in blattachsständigen Büscheln. Blütezeit: Mai bis Juni.
Geerntet wird der Thymian während der Blüte etwa um Johanni (24. Juni). Gepflückt werden Blätter und Blüten, es kann aber auch das obere Drittel des Strauches ganz abgeschnitten werden. Die Blätter und Blüten werden im Schatten getrocknet, die Sträucher zu Büscheln gebunden und im Speicher oder einem nicht zu hellen Raum mit Luftdurchzug aufgehängt.
Zur inneren Anwendung (Erkrankungen der Luftwege, Magen, Nieren und Blase) ist Tee am zweckmäßigsten, bis zu zwei Teelöffel voll auf eine Tasse, überbrühen und zehn Minuten lang ziehen lassen. Thymiantee sollte stets frisch zubereitet werden. Zum Gurgeln und zur äußeren Anwendung (Kompressen) eignet sich am besten ein kalter Auszug (eine Handvoll Thymian auf einen Liter Wasser und einige Stunden stehen lassen).
Thymiantinktur ist anzuwenden bei Einreibungen gegen Rheumatismus und Gicht. Gegen diese beiden Gebrechen hilft aber auch das Thymianbad. Eine Handvoll des Heilkrautes wird dem Badewasser zugesetzt.
Vorsicht ist geboten bei alkoholischer Lösung, wenn sie als Mundwas-

ser angewendet wird. Ständiger Gebrauch (bei empfindlichen Menschen sogar schon kleinste Mengen) kann Schädigungen der Schilddrüse hervorrufen. Alkoholtinktur darf demnach nur nach ärztlicher Anordnung verwendet werden.

Tollkirsche *(Atropa belladonna)* **giftig**

Als Napoleon seine Soldatenwerber in die deutschen Lande hinausschickte, versteckten sich vor ihnen viele junge Männer in den Wäldern. Einer, der das Versteckspiel satt hatte, suchte nach einem anderen Ausweg. Er ging zu dem später berühmten Apotheker Runge und bat ihn um Hilfe: Er wollte ein Mittel, das sein Gesicht entstellte. Runge hatte kurz zuvor mit Extrakten aus der Tollkirsche experimentiert und dabei war ihm beim Verreiben der Pflanze im Mörser von dem Saft etwas ins rechte Auge gespritzt. Dies war sofort schwarz geworden und die Pupille hatte sich weit geöffnet. Deshalb riet er zur Tollkirsche.
Wenig später wurde der junge Mann von den Werbern aufgegriffen und vor einen Militärarzt geschleppt. Dieser bescheinigte ihm jedoch sofort einen »Augenstar« und schrieb ihn für den Kriegsdienst untauglich.
Daß der Extrakt der Tollkirsche die Pupillen vergrößert, hatte aber nicht nur der Apotheker Runge entdeckt. Die Italiener wußten das schon lange Zeit vorher. Ihre Frauen benützten die Pflanze, damit sie schöne und große Pupillen bekamen, was auf die Männer einen verführerischen Reiz ausübte. Nicht umsonst wird die Pflanze seitdem Belladonna genannt, was nichts anderes als »schöne Dame« heißt.
Die Tollkirsche ist so giftig, daß schon unzählige Menschen nach ihrem Genuß gestorben sind. Wie bei allen Giftpflanzen kommt es aber auch bei dieser auf die Dosis an. Zuviel wirkt tödlich, im richtigen Verhältnis aber ist die Tollkirsche ein Medikament, ohne das heute kein Arzt auskommt.
Für alle Krankheiten von Magen und Darm, die krampfartig verlaufen, sowie für alle akuten und chronischen Entzündungen in Dünn- und Dickdarm ist die Tinktur aus der Tollkirsche die beste Arznei, die wir kennen. Sie konnte bisher noch von keinem chemischen Präparat vollwertig ersetzt werden. Auch bei Erkrankungen der Gallenwege und bei Übererregbarkeit wird die Tollkirsche mit Erfolg verordnet. Weiter wird die Parkinsonsche Krankheit damit behandelt und der Parasympathikus, auf den die Tollkirsche eine lähmende Wirkung ausübt, sowie das zentrale Nervensystem, das von den Inhaltsstoffen der Tollkirsche positiv beeinflußt wird. Klimakterische Beschwerden mit erhöhtem Blutdruck können mit der Tollkirsche ebenso behandelt werden wie krampfartige Herzbeschwerden.

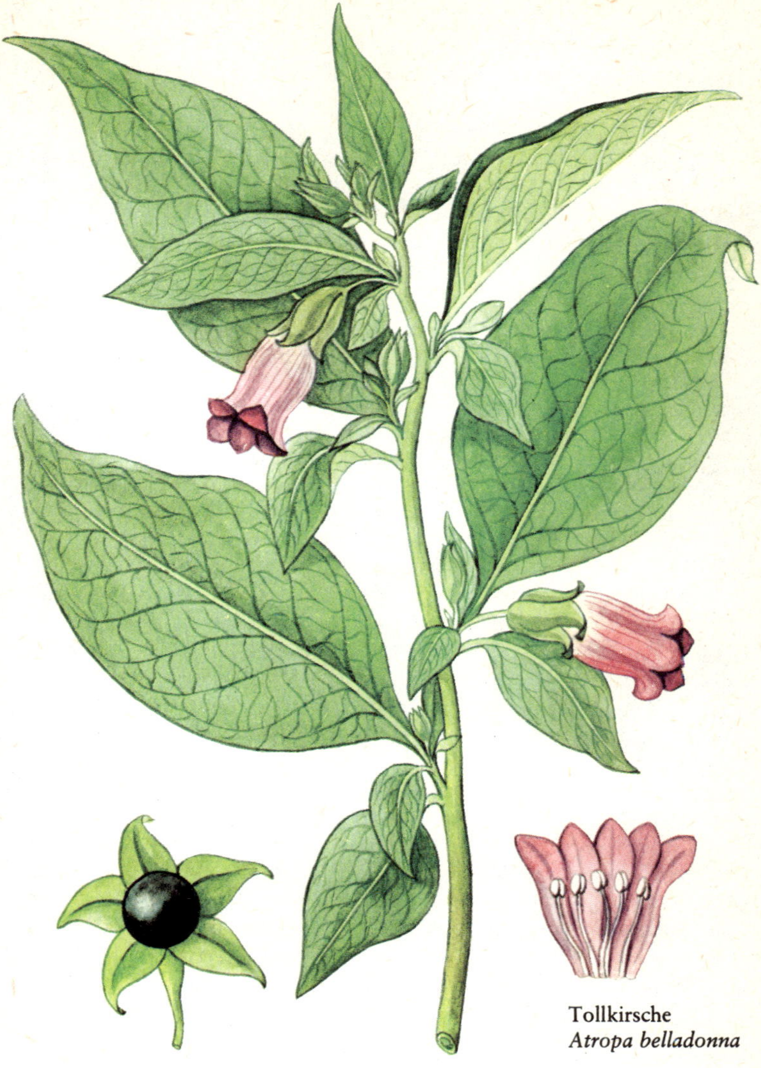

Tollkirsche
Atropa belladonna

In Deutschland wird die Tollkirsche erstmals von der heiligen Hildegard erwähnt, die ihre giftigen Eigenschaften mit dem Teufel in Verbindung bringt. Bis ins 18. Jahrhundert hinein wurde die Tollkirsche als Heilmittel nur äußerlich bei Augenentzündungen angewendet. Erst der

berühmte Arzt Samuel Hahnemann (1755–1843), der Begründer der Homöopathie, beschreibt erstmals ausführlich eine Belladonna-Arznei:
»Dieses die Ansteckung von Scharlachfieber verhütende Arzneimittel zu bereiten, nimmt man eine Handvoll frischer Blätter der wildwachsenden Belladonna zu der Zeit, wo die Blumen noch nicht aufgebrochen sind, quetscht sie im Mörser zu Brei und drückt den Saft durch eine Leinwand, den man sogleich (ohne vorgängige Reinigung) kaum messerrückendick auf flache porzellanene Schalen gießt und in trockene Zugluft stellt, wo er binnen wenigen Stunden abgedunstet sein wird. Man rührt ihn um, und bereitet ihn wieder mit dem Spatel aus, damit er gleichförmig erhärte, bis zur völligen Trockenheit, so daß er sich pulvern lasse. Das Pulver wird im verstopften und erwärmten Glase aufgehoben.« Aus diesem Pulver bereitete Hahnemann mit destilliertem Wasser und Weingeist ein fein dosiertes Medikament, das er ohne jede Vergiftungsgefahr auch zur inneren Anwendung verordnen konnte.
Im Mittelalter stand die Tollkirsche als Zaubermittel in hohem Ansehen. Die Tollkirsche war vermutlich auch ein Bestandteil der sog. Hexensalbe. Am 21. Juni 1749 wurde Maria Renate Singer von Messau, die Subpriorin der Prämonstratenserinnen des Klosters Unterzell (Unterfranken) wegen Zauberei enthauptet. Aus den Inquisitionsakten geht hervor, daß sie sich der Tollkirsche bediente, die im Klostergarten wuchs. – Die Hexen rieben sich mit dieser Salbe rektal oder vaginal ein und wurden in eine halluzinatorische Verwirrtheit versetzt, die sie glauben ließ, auf Besenstielen fliegen zu können. – Heute weiß man, daß die Wirkstoffe der Tollkirsche – u. a. Atropin und Scopolamin – auch durch die Haut sehr schnell aufgenommen werden.
Die Tollkirsche ist in Süddeutschland weit verbreitet, im Norden weniger. Sie wächst in lichten Wäldern, auf Kahlschlägen und auf Weiden mit kalkhaltigem, humushaltigem Boden. Die Pflanze ist ausdauernd und wird bis zu 1,50 Meter hoch. Der Stengel ist stumpfkantig und stark verästelt, die Blätter sind auffallend groß, kurzgestielt, eiförmig und vorne zugespitzt. Die Blüten sind bräunlichviolett und glockenförmig. Sie hängen einzeln an kurzen Stielen in den Blattachseln. Blütezeit: Juni bis August. Die Beere ist am Anfang grün, verfärbt sich aber zur Reife hin schwarzviolett glänzend. Für medizinische Zwecke werden Blätter und Wurzeln verwendet, die Beere ist hoch giftig.
Zur Selbstmedikation eignet sich die Tollkirsche in keinem Fall. Medikamente aus der Tollkirsche sind rezeptpflichtig. Bei den alltäglichen Magen- und Darmbeschwerden bietet sich als Ausweg die Kamille an.
Vergiftungen mit Tollkirsche sind erkennbar an folgenden Symptomen: trockener Hals, vergrößerte Pupillen, Lichtempfindlichkeit, Taumeln und Herzjagen.

Wacholder *(Juniperus communis)*

»Wenn du einem Wacholderstrauch begegnest, solltest du den Hut ziehen«, hieß es früher. Heute nimmt die unscheinbare Wacholderbeere in der Kräuterapotheke einen bevorzugten Platz ein, da sie sich zur Selbstbehandlung besonders gut eignet. Wacholder wirkt stark harntreibend, magenstärkend, blutreinigend und ist eine gute Arznei bei Hautkrankheiten. Er regt den Appetit an, verhindert und löst Magenblähungen und ebenso Windkoliken. Auch bei Katarrh und anderen Entzündungen der Atemwege hilft die Wacholderbeere. Für Kinder mit Neigung zu Erkältungen und Angina empfiehlt sich Wacholdersaft.

In den letzten Jahren sind noch weitere günstige Eigenschaften des Naturstoffes entdeckt worden. Die Wacholderbeere wird nun auch als hilfreiches Medikament bei chronischer Gicht und neuralgisch-muskelrheumatischen Erkrankungen empfohlen.

Pfarrer Kneipp hielt die Wacholderbeere für ein vortreffliches Hausmittel. Er ist der Begründer der Wacholderbeerkur, die heute noch vielfach angewendet wird. Man beginnt mit vier Beeren am ersten Tag, am zweiten Tag werden fünf Beeren gekaut, dann täglich eine Beere mehr bis zum zwölften Tag (15 Beeren) und dann jeden Tag wieder eine Beere weniger bis zu dem Tag, an dem noch vier Beeren übrigbleiben. Pfarrer Kneipp: »Viele kenne ich, deren gasgefüllter und infolgedessen geschwächter Magen durch diese einfache Beerenkur gelüftet und gestärkt wurde.«

Schon im Altertum war die Wacholderbeere als harntreibendes Mittel und als Antiseptikum bekannt. Paracelsus verwendete die Beeren als Nieren-, Blutreinigungs- und Wundmittel, die heilige Hildegard führte sie in einem Rezept gegen Lungenleiden an, und Hieronymus Bock schreibt 1565: »Wacholder treibe sichtbarlich den Harn.« Matthiolus empfahl den Wacholder als Vorbeugungsmittel gegen die Pestilenz.

Tatsächlich wurden zu dieser Zeit bei Seuchengefahr ganze Stöße von Wacholderholz verbrannt. Ein Korrespondent der Vossischen Zeitung in Berlin berichtete am 28. November 1744 aus Rom: »Am 20ten kam ein Chirurgus aus Veletri hier an und brachte dem Cardinal Decano die Nachricht, daß von den dortigen Einwohnern bey 800 krank lägen. Se. Eminenz habe sodann befohlen, jedem derselben täglich einen Groschen zu reichen und 40 Säcke Wacholderbeeren zu kaufen, um sie auf den Straßen anzuzünden.« Der Glaube von der reinigenden Kraft des Wacholders hat sich bis in die heutige Zeit erhalten. Noch im vorigen Jahrhundert räucherte man die Krankenstuben mit Wacholder aus. Auch heute noch gibt es in den Alpenländern Orte, in denen in Haus und Stall nach Krankheiten der Bewohner oder des Viehs Wacholderbeeren angezündet werden.

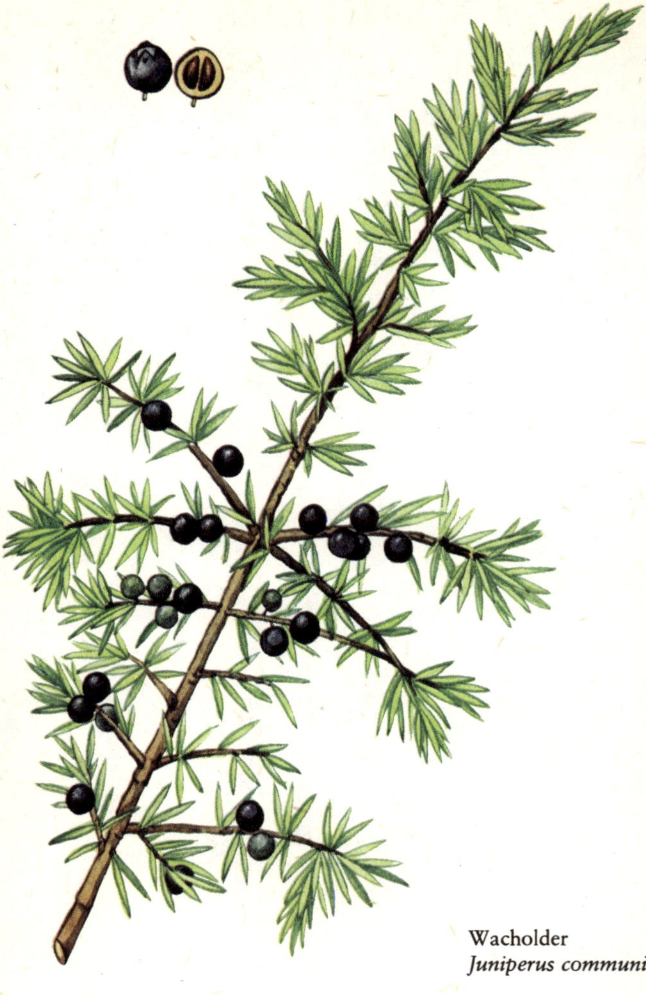

Wacholder
Juniperus communis

Wacholder wächst beinahe in ganz Europa. Er gedeiht in Heide- und Moorgebieten, auf Weideflächen und an sonnigen Hängen von der

Tiefebene bis hinauf in die Mittelgebirge und sogar bis in die Alpen. Je nach Bodenbeschaffenheit und Klima entwickelt sich der Wacholder zum niedrigen Strauch oder zum beachtlichen Baum mit kegelförmigem Wuchs. Im allgemeinen gilt: Je höher die Lage, desto niedriger der Wacholderstrauch.
Die Pflanze zählt zu den Nadelhölzern. Die Nadeln sind hellgrün mit einer bläulichweißen Mittelrinne an der Oberseite. Sie sind zugespitzt und stechend, die Blüten zweihäusig. Blütezeit: April und Mai. Die Beere (die botanisch korrekt nur eine Scheinbeere ist) entsteht aus den fleischig gewordenen Fruchtblättern. Im ersten Jahr nach der Befruchtung ist die Beere grün und ungenießbar. Erst im zweiten Jahr bekommt sie ihre schwarze Farbe und entfaltet ihre Heilkräfte.
Wegen der starken Nachfrage nach Wacholderschnaps reichen unsere Bestände an Wacholder bei weitem nicht aus. Damit der Wacholder nicht ausgerottet wird, stehen Wurzeln und Strauch unter Naturschutz. Nur die reifen Beeren dürfen gepflückt werden.
Erntezeit für die Beeren ist der Herbst. Sie können entweder getrocknet oder aber in frischem Zustand zu Wacholdermus verarbeitet werden. Beide Zubereitungsformen sind in der Selbstbehandlung zu innerer Anwendung geeignet. Manche Menschen vertragen das Mus jedoch nicht und bekommen davon Magendrücken. Warme Milch schafft hier Abhilfe.
Teezubereitung: ein Eßlöffel Beeren auf zwei Tassen Wasser, heiß überbrühen und 20 Minuten ziehen lassen. Morgens und abends eine Tasse davon trinken. Muszubereitung: Frische Beeren zerquetschen, mit der vierfachen Menge heißem Wasser übergießen und dann zwölf Stunden unter mehrmaligem Umrühren ziehen lassen. Das Mazerat dann durch ein Tuch auspressen und diesen Preßsaft zu einem Extrakt eindampfen. Zur äußeren Anwendung (Gicht, Rheuma) wird Tinktur genommen. Ein Pfund Beeren auf zwei Liter Weingeist, zwei Wochen lang an einem warmen Ort stehen lassen und dann abseihen.
Bei Wacholder ist Vorsicht geboten. Längerer Gebrauch kann zu Nierenreizungen führen. Eine Regel besagt, daß Wacholder niemals länger als sechs Wochen hintereinander genommen werden darf. Frauen sollten während der Schwangerschaft Wacholder meiden, er kann abortiv wirken.

Weißdorn *(Crataegus oxyacantha)*

Vor einem Jahrhundert lebte in Irland ein Arzt, der im Ruf eines Wunderheilers stand. Dr. Greens Praxis war das Mekka der Herzkranken aus dem In- und Ausland. Aber niemand außer ihm kannte das Rezept

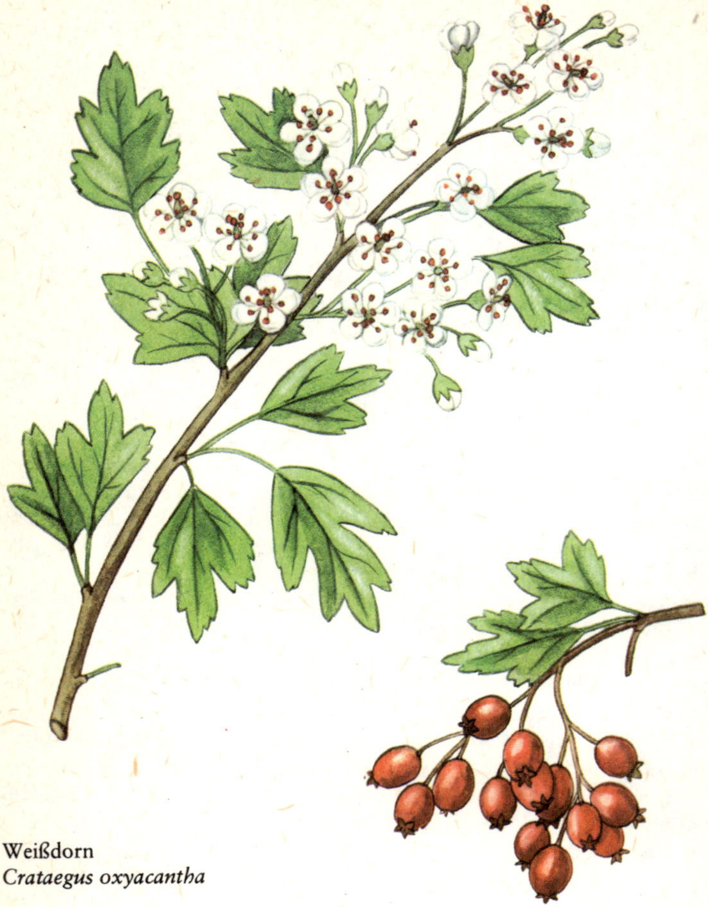

Weißdorn
Crataegus oxyacantha

der Arznei, mit der er seine weit und breit gerühmten Heilerfolge erzielte. Erst nach seinem Tode wurde das Geheimnis gelüftet: Dr. Green hatte es verstanden, die Heilkräfte des Weißdorns zu nützen.
Viele Jahrzehnte lang stand der Weißdorn dann wieder im Schatten all jener Pflanzen, die Herzglykoside enthielten. Die Sofortwirkung beispielsweise des Roten Fingerhuts auf Herzen mit Pumpschwäche (Herzinsuffizienz) war so beeindruckend, daß die gleichsam unterschwellige Wirkung des Weißdorns daneben keine Beachtung fand.

Erst als sich das Krankheitsbild wandelte und nicht mehr die Herzinsuffizienz, sondern Sauerstoffmangelzustände der Herzmuskelzelle mit ihren Folgeerscheinungen in der Statistik an der Spitze standen, wurde der Weißdorn wiederentdeckt. Im Zeitalter der sogenannten Koronarinsuffizienz, der Angina pectoris und des Herzinfarktes wurde die den Stoffwechsel normalisierende Wirkung dieser Heilpflanze wieder geschätzt und vor allem ihre Anwendung für Altersbeschwerden des Herzens, aber auch für die Schlaflosigkeit, wieder neu entdeckt.
Der Weißdorn ist ein Strauch oder ein kleiner Baum aus der Familie der Rosengewächse. Er ist überall in Misch- und Laubwäldern zu finden und wird bis zu drei Meter hoch. Stamm und Zweige haben eine glatte graue Rinde, die glänzenden Blätter sind drei- oder fünflappig, unbehaart und gesägt. Die weißen Blüten haben einen fünfspaltigen Kelch und stehen in Traubenform an der Spitze der Zweige. Blütezeit: Mai bis Juni. Die reifen Früchte sehen aus wie kleine Hagebutten.
Wegen seiner Ungiftigkeit ist dieser Naturstoff ideal für die Selbstbehandlung geeignet. Verwendet werden die Blüten und die Blätter. Bei der Teezubereitung gibt man zwei Löffel auf eine Tasse heißen Wassers. Es ist darauf zu achten, daß der Tee über Wochen und Monate hinweg zwei- bis dreimal täglich regelmäßig getrunken wird.
Bei Herzleiden sollte jedoch vor jeder Selbstmedikation der Arzt konsultiert werden. Erst wenn keine schwerwiegenden Krankheitsursachen diagnostiziert worden sind, ist eine Dauerbehandlung mit unschädlichen Naturstoffen zu verantworten.

Wermut *(Artemisia absinthium)*

Aus der Literatur wissen wir, daß Johann Wolfgang von Goethe zeit seines Lebens eine weit über das Durchschnittsmaß hinaus zu Krankheiten neigende Konstitution hatte. Seit seiner Jugend litt er an ständig wiederkehrender Verstopfung, seit 1769 an jährlich auftretenden Bronchialkatarrhen und ab 1777 an chronischem Gelenk- und Muskelrheumatismus.
Behandelt wurde er viele Jahre lang von dem Hofmedicus Wilhelm Ernst Christian Huschke. Für diesen war es das erste Gebot, die Konstitution seines Patienten zu bessern. Vorbedingungen dazu aber waren ein guter Appetit und ein leistungsfähiger Verdauungsapparat. Als Appetitanreger verordnete der Arzt das Tausendgüldenkraut und den Wermut, der zugleich Magen und Darm stärkt und die Arbeit von Leber und Galle anregt. Es ist bekannt, daß Goethe folgsam die Medikamente nahm und die Heilkräutertees schlürfte, sich aber gelegentlich über die Bitterkeit von Tausendgüldenkraut und Wermut beklagte.

Für die Selbstbehandlung ist Wermut als Appetitanreger und als verdauungsfördernder Naturstoff heute noch sehr geschätzt. Neuerdings verordnen auch wieder mehr Ärzte bei diesen Beschwerden Wermutzubereitungen, da bei kurmäßiger Anwendung ausgezeichnete Erfolge damit zu erzielen sind. Das Mittel hat »aufbauende« Eigenschaften, das heißt, es hilft dem Körper bei Schwächezuständen, bei Erkältungen, Grippe und Infektionskrankheiten. Es ist bei den »kleinen Magenbeschwerden« wie Völlegefühl, Gasauftreibung und schlechter Bekömmlichkeit verschiedener Speisen eine wirksame Arznei. Wermut beseitigt üblen Mundgeruch und hilft gegen Übelkeit. Sehr anschaulich liest sich das bei Pfarrer Kneipp: »Der Kranke, dem die verfangene faule Luft und die oft noch fauleren Säfte – wahre Düngerstätten des Magens – gleichsam den Atem zuschnüren, wird wieder freier aufschnaufen, wenn er statt einer Prise Tabak zu schnupfen eine Prise Wermuthpulver in einen Löffel voll Suppe streue.« Und: »Reisende, die viel von Magenbeschwerden und Übelkeit geplagt werden, sollten ihr Fläschchen mit Wermuthtinktur als treuen Begleiter nie vergessen.« Dr. Weiß bestätigt 1978: »Es ist eine alte Erfahrungssache, daß hartnäckige Magenbeschwerden, die sonst auf kein Mittel recht ansprechen wollen, durch kurmäßige Behandlung mit Wermut-Tee noch zu beheben sind.«

Wermut ist auch ein empfehlenswertes Gallenmittel bei Entzündungen und Dyskinesie, den sehr schmerzhaften Fehlfunktionen in der Galle. Auch für all jene ist er sehr bekömmlich, denen die Galle operativ entfernt wurde. Laut Dr. Gerhard Madaus: »In Teep-Form (Pulver aus ohne Wärme getrockneten frischen Pflanzen mit Zusätzen) hebt er die Energie, schafft Lebensfreude und Arbeitslust.«

Weiterhin ist Wermut anzuwenden bei nervös bedingter Erschöpfung und bei Schlaflosigkeit. Gegen Fadenwürmer kann er ebenfalls mit Erfolg eingesetzt werden.

Als Heilpflanze läßt sich der Wermut im alten Ägypten bis 1600 v. Chr. zurückverfolgen. Dioskurides verordnete ihn bei Verdauungsbeschwerden und lobte den Wein, der gesund mache.

Der Wermut ist ein Halbstrauch, dessen ästelige Stengel bis zu einem Meter hoch werden können. Die Pflanze ist mehrjährig, in den ersten Jahren jedoch sehr frostempfindlich. Die Laubblätter haben eine seidig-filzige Behaarung, die Blüten sind gelb und die Blütenköpfe stehen in aufrechten und reichästigen Rispen. Blütezeit: Juli bis September. Der Wermut wächst an Mauern, an Zäunen, an ausgetrockneten Flußläufen und auf steinigem Untergrund. Der Strauch liebt nährstoffreichen und trockenen Boden. Auf kalkarmen Böden gedeiht er nicht.

Geerntet werden Blätter und Blüten. Die beste Sammelzeit ist der August. Blätter und Blüten werden lose aufgeschichtet im Schatten getrocknet.

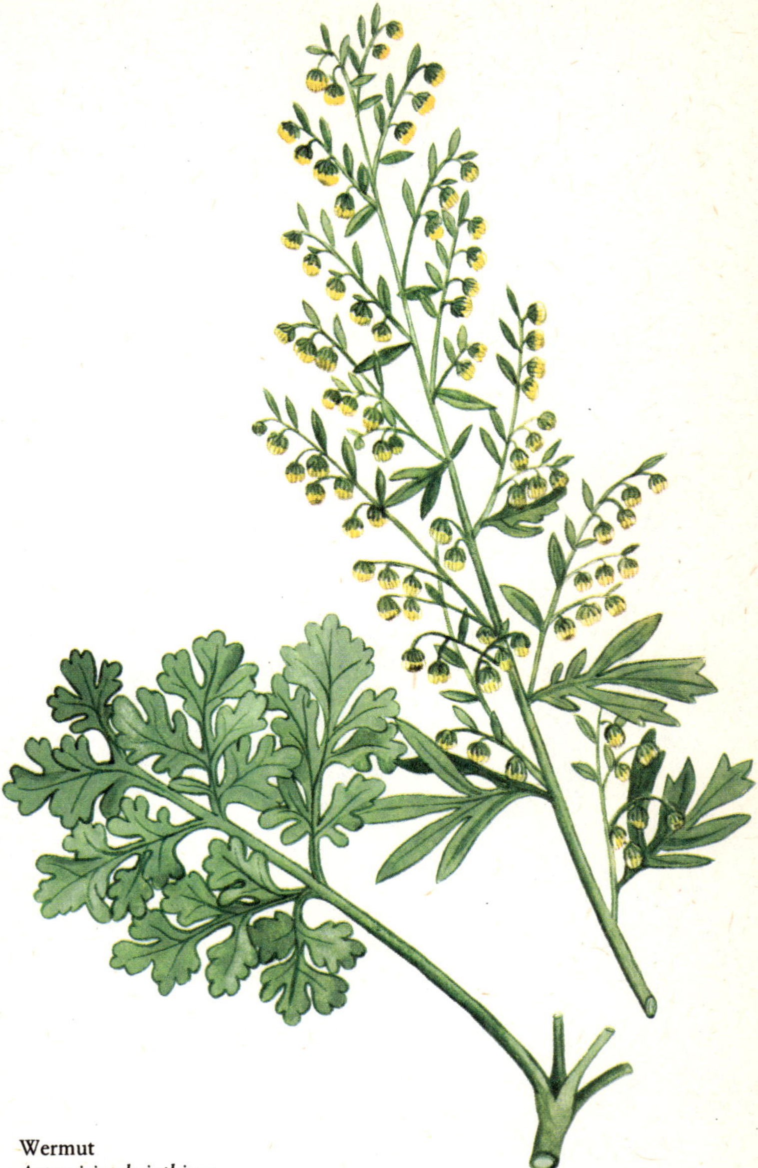

Wermut
Artemisia absinthium

Zur Selbstmedikation eignen sich Tee, Pulver (das frisch getrocknete Kraut zerreiben) und die Tinktur. Am zweckmäßigsten jedoch ist der Wermuttee: einen Teelöffel voll auf ein Glas Wasser, kochend überbrühen und zehn Minuten lang ziehen lassen, nach den Mahlzeiten warm trinken. Es ist zwecklos, den Tee zu süßen, da die Bitterstoffe des Wermuts durch kein Mittel zu mildern sind. Im allgemeinen aber wird dieser bittere Tee zwei bis drei Wochen (so lange dauert eine Kur) gern getrunken, denn seine wohltuende und aufbauende Wirkung macht sich sehr schnell bemerkbar. Wermutpulver kann Speisen zugesetzt werden, es wird wie Pfeffer darüber gestreut.

Der aus Wermut gewonnene und auch früher bei uns sehr geschätzte Absinthlikör ist seit 1923 in Deutschland verboten. Wird das berauschende Getränk in größeren Mengen konsumiert, dann treten Schwindel, Muskelzuckungen und Krämpfe auf. Das kann bis zur Bewußtlosigkeit und epilepsieähnlichen Anfällen führen.

Zwiebel *(Allium cepa)*

Anfangs schüttelte der englische Wissenschaftler Dr. I. Menson ungläubig den Kopf. Dann aber räumte er seiner Frau das Zwiebelbeet im Hausgarten aus. Anlaß dafür war ein Bericht, daß die Bauern in Frankreich ihre Pferde mit Zwiebeln behandeln würden, wenn sie sich an den Beinen durch Verletzungen Blutgerinnsel zugezogen hatten.

Dr. Menson war neugierig geworden. Er wollte wissen, was von dieser alten Volksweisheit zu halten sei. Und zu seinem Erstaunen brachten alle Versuche mit den Zwiebeln, die er bisher nur als Zutat zum Salat geschätzt hatte, Hinweise auf eine Arzneimittelwirkung.

Zusammen mit seinen Mitarbeitern fand er heraus, daß die Inhaltsstoffe der Zwiebel der Blutgerinnung entgegenwirken und somit das Entstehen von Blutgerinnseln verhindern. In der Medizin wird die Zwiebel außerdem zur Förderung der Gallenabsonderung und als blutzuckersenkendes Mittel verwendet.

In der Selbstbehandlung ist die Zwiebel bei den alltäglichen Beschwerden praktisch unentbehrlich. Die Zwiebel regt die Verdauung an, reinigt den Darm ebenso wie das Blut und wirkt außerdem kreislauffördernd und kreislaufstabilisierend. Die Wirkstoffe der Pflanze sind harntreibend; schon eine Einreibung mit einer Zwiebelhälfte an Kreuz und Unterleib bewirkt eine Harnsteigerung bis zu einem Viertel. Die Zwiebel regt den Appetit an. Nach den neuesten wissenschaftlichen Erkenntnissen ist sie zur Vorbeugung altersbedingter Gefäßveränderungen besonders geeignet.

Die Zwiebel ist auch ein sehr hilfreiches Antiseptikum. Bei Infektionen nach Schnittwunden oder kleinen Verbrennungen schafft Zwiebelsaft

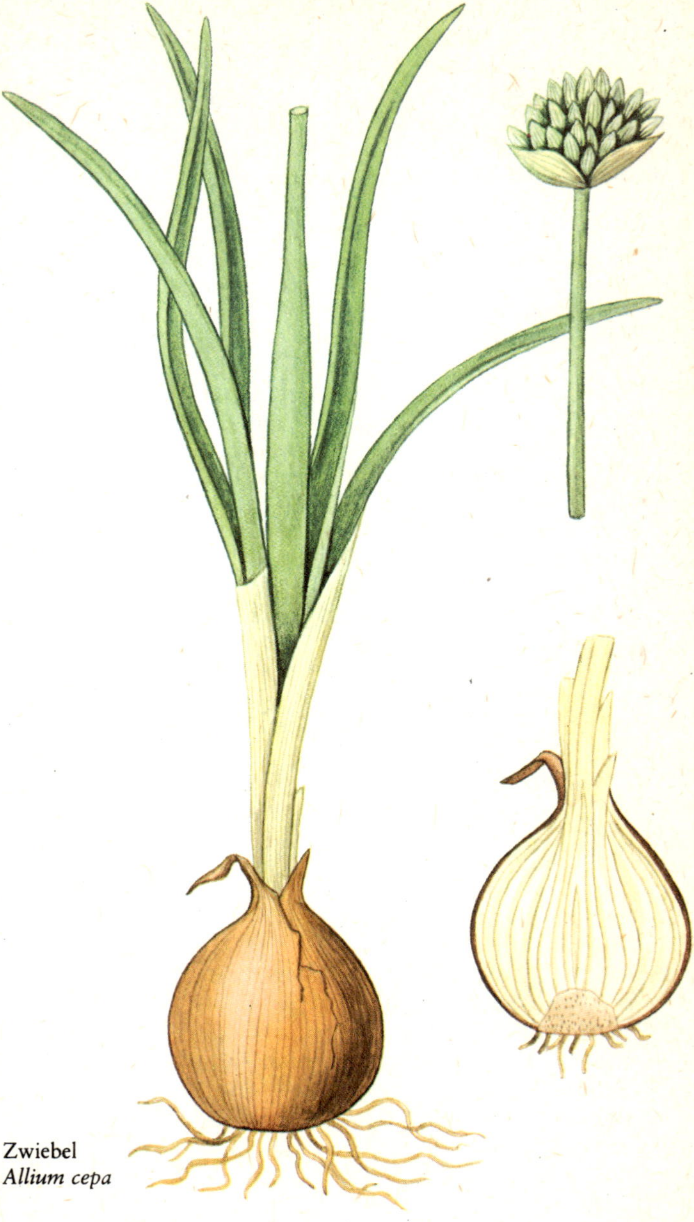

Zwiebel
Allium cepa

Abhilfe. Ebenso kann die Zwiebel bei Nervosität, Herzklopfen und Angstzuständen eingesetzt werden. Sie lindert die Beschwerden bei Husten und Katarrhen, außerdem bei Gicht und Rheuma. Gegen Spulwürmer bei Kindern ist die Zwiebel ebenfalls zu empfehlen. Die Frauen benützen sie seit Menschengedenken als Hautreinigungsmittel, und in Frankreich »verordnen« die Mütter ihren Kindern Zwiebel, wenn sie während der Pubertät von Akne geplagt werden. Auch Männer, die ständig rohe Zwiebeln essen, wissen Positives zu berichten: Bei regelmäßigem Gebrauch kann die Zwiebel als Aphrodisiakum wirken.
Für diesen Zweck wurde sie bereits von den alten Ägyptern, Griechen und Römern genutzt. Diese nannten sie gar »salax«, was etwa mit »geilmachend« übersetzt werden kann. Ansonsten wurde sie mehr als Gewürz denn als ein Heilmittel betrachtet. Plinius und Dioskurides verwendeten sie gegen Wassersucht. In den Capitularen Karls des Großen wird sie als Gewürzpflanze aufgeführt, und Matthiolus preist die Zwiebel ebenfalls als Aphrodisiakum. Er schreibt: »Zwiebeln gegessen entzünden die unkeusche Gelüst.«
Die Zwiebel wird seit dem Altertum in Hausgärten gezogen und ist ein zweijähriges Liliengewächs. Mittlerweile gibt es viele Zuchtformen, die sich durch die Farben Gelb, Braun oder Violett unterscheiden, in ihrer Heilwirkung aber alle gleich gut sind. Die Zwiebel bildet am Boden eine Blattrosette, der Stengel ist grün, unten bauchig, dann glatt röhrenförmig und wird etwa bis zu 60 Zentimeter hoch. Er endet in einer kugelartigen Trugdolde, die mit zahlreichen kleinen, grünlichweißen Blüten besetzt ist. Alle Teile der Pflanze riechen stark reizend, was auf die Zwiebelöle zurückzuführen ist, deren Hauptbestandteil das Allizin ist, ein antibiotisch wirkendes Sulfoxid. Die Zwiebel liebt leichten und lockeren Boden.
Gegen die meisten Beschwerden kann die Zwiebel roh gegessen werden. Die gleiche Wirkung hat aber auch Zwiebelsaft, der am zweckmäßigsten mit einem Entsafter bereitet wird. Vor jeder Mahlzeit einen Eßlöffel voll einnehmen. Für Frühjahrskuren, zur Blutreinigung und als Wurmabtreibemittel eignet sich auch ein Auszug. Dazu zwei Zwiebeln in Scheiben schneiden und in Wasser (ein Liter) mehrere Stunden lang ziehen lassen und tassenweise, auf den ganzen Tag verteilt, trinken.
Zwiebelwein ist besonders stärkend und harntreibend. Auf einen Liter Weißwein drei kleingeschnittene Zwiebeln, zwei Wochen lang ziehen lassen und dann abseihen. Tagesdosis: Je ein Eßlöffel vor der Mahlzeit.
Pfarrer Kneipp empfiehlt eine Zwiebeltinktur gegen Magen- und Darmbeschwerden. Eine in kleine Stücke geschnittene Zwiebel einige Tage lang in Spiritus ansetzen und dann diese Medizin dreimal täglich, je zehn Tropfen, einnehmen.

Viele Menschen essen nur deshalb die Zwiebel nicht, weil sie der intensive Geruch stört. Dagegen helfen Honig, geriebene Äpfel, Petersilienblätter oder Kaffeebohnen, wobei diese nur gekaut werden.

Pflanzenregister für den Sammler

»Alle Wiesen und Matten, alle Berge und Hügel sind Apotheken«, hat Paracelsus, der große Arzt, zu Beginn des 16. Jahrhunderts verkündet. Später ist die Botanik zur »scientia amabilis« geworden – zur Lieblingsbeschäftigung gebildeter Schichten.

Es ist unmöglich, alle bekannten Heilpflanzen in einer Tabelle vorzustellen. Diese Aufstellung würde den Rahmen jedes herkömmlichen Werkes sprengen. Deshalb gilt auch für diese Tabelle: Es wurde gesichtet und ausgewählt. Und bei der Auswahl wurde besonders auf die Heilwirkung geachtet und wieweit sich die Heilpflanze zur Selbstbehandlung eignet. Weiterhin, ob man die Pflanze selbst anbauen kann oder ob sie in unseren Breitengraden überhaupt wächst. (Für die Selbstbehandlung wichtige ausländische Heilpflanzen sind im großen Pflanzenteil zu finden.) Die Beschreibungen der Pflanzen ist so ausführlich, daß sie danach erkannt werden können. Auch die Standorte sind detailliert aufgeführt, ebenso die Aufbereitung zu Medizin. Aus der Spalte »Anwendung« ist ersichtlich, bei welchen Krankheiten die Pflanze Linderung, wenn nicht gar Heilung bringt. Sind keine besonderen Hinweise enthalten, dann wird die Selbstbehandlung mit Tee durchgeführt. Einzelheiten dazu sind der Rubrik »Teezubereitung« zu entnehmen.

In der Darstellung ist die Tradition der Volksmedizin berücksichtigt. Begriffe wie »zusammenziehend«, »blutreinigend«, »aufbauend« und andere können nicht den Anspruch wissenschaftlicher Begriffsbildung erheben. Sie sind aber anschaulich und einprägsam. Bei Fragen der Selbstbehandlung sollte jedoch das Krankheitsregister zu Rate gezogen werden.

Name	Beschreibung
Adonis *Adonis vernalis* Teufelsauge Adonisröschen Frühlingsadonis	Ausdauerndes, 20 bis 30 Zentimeter hohes Kraut. Die Stengel sind stielrund und verzweigt. Die Blätter sind schmal, zwei- bis vierfach gefiedert, mit nadelartigen Spitzen. Die Blüten sind leuchtend gelb und stehen am Stengelende. Blütezeit: April bis Mai. In dieser Zeit das ganze Kraut sammeln.
Alant *Inula helenium* Glockenwurz Helenenkraut	Eine ausdauernde Staude, die bis zu eineinhalb Meter hoch wird. Die Blätter sind gestielt, eiförmig und zugespitzt. Die unteren Blätter werden bis zu 50 Zentimeter lang, sind behaart und haben einen grobgezähnten Rand. Die oberen Blätter sind wesentlich kleiner und herz- bis eiförmig. Die Blütenköpfe sind von leuchtendgelber Farbe und stehen in endständigen, lockeren Doldentrauben. Blütezeit: Juni bis September. Geerntet werden im Spätherbst die Wurzelstöcke.
Andorn, Weißer *Marrubium vulgare* Brustkraut Gotteshilfskraut Mutterkraut	Bis 50 Zentimeter hohes Kraut mit vom Boden an bogenartig abstehenden Ästen. Die Stengel sind stumpf vierkantig. Die Blätter sind gestielt mit ungleich gekerbtem Rand, an der Unterseite sind sie anfangs weiß-wollig, später dann locker behaart und an der Oberseite kahl. Die Blüten sind 5 bis 7 Millimeter lang und stehen in kugeligen Scheinquirlen in den Blattachseln. Der Blütenkelch ist gezähnt und ebenfalls weiß-filzig. Blütezeit: Juni bis September. Gesammelt werden die Blüten und das obere Kraut.
Anis *Pimpinella anisum* Arnis Eins Ems Anis, Europäischer	Anis ist eine einjährige Pflanze mit einem aufrechten, feingerillten und auffallend dünnen Stengel, der oben verästelt. Die unteren Blätter sind langgestielt, rundlich bis nierenförmig und tief gesägt. Die mittleren Blätter sind gefiedert und die oberen dreiteilig. Die weißen Blüten sitzen an flachen Dolden, die Frucht ist eiförmig, etwa 3 Millimeter lang und erhält durch feine Härchen eine graugrüne Farbe. Blütezeit: Juli bis August. Verwendet wird der Samen.

Standort	Aufbereitung	Anwendung
Auf sonnigen Halden mit Kalk- oder Sandböden, an felsigen Stellen, buschigen Abhängen auf Wiesen und vereinzelt in Kiefernwäldern.	Schnell und nicht über 40 Grad trocknen. Vor Licht und Feuchtigkeit geschützt aufbewahren.	Wirkt herzanregend, beruhigend, wassertreibend und wird vorwiegend bei Herzschwäche und bei chronischer Nierenentzündung verordnet.
Verwildert an Flußufern und an Waldrändern. Kultiviert als Zier- und als Heilpflanze in Gärten. Bevorzugt Lehmböden, gedeiht an schattigen und sonnigen Lagen.	Die Wurzel gut säubern, schälen und zerkleinern, an der Sonne oder in einem luftigen, warmen Raum schnell trocknen. Vor Licht geschützt aufbewahren.	Alant fördert den Stoffwechsel, wirkt schleimlösend und harntreibend. Tee fördert den Appetit und hilft bei Magen- und Darmbeschwerden, ebenso bei Bronchitis.
Weit verbreitet auf Schuttplätzen, an Wegrändern und auf mageren Wiesen. Wird vereinzelt auch kultiviert.	Kraut wie Blüten im Schatten schnell trocknen und vor Licht geschützt aufbewahren.	Andorn ist seit alters her ein vielgebrauchtes Hausmittel bei Hautausschlägen, Stoffwechselstörungen und Katarrhen der Luftwege. Das Heilkraut wirkt schleimlösend und anregend auf Magen und Leber, reguliert den gesamten Stoffwechsel. Die zweckmäßigste Zubereitungsform ist der Teeaufguß.
Anis kommt bei uns nicht wild vor, ist aber vereinzelt auf Schuttplätzen und an Eisenbahndämmen anzutreffen. Die Pflanze liebt kalkhaltigen und kräftigen Boden und gedeiht am besten in einem gemäßigt warmen Klima.	Das Kraut wird am zweckmäßigsten frühmorgens (August und September) geerntet, damit die Samen nicht ausfallen können. Die Pflanze an einem luftigen Ort so lange trocknen, bis die Samen braun sind, dann die Samen über ausgebreitetem Papier dreschen und an einem trockenen Ort aufbewahren.	Anis wirkt anregend auf die Verdauungsorgane und auf die Schleimhäute der Luftwege, außerdem hat er stark blähungswidrige Eigenschaften. Die Heilpflanze mildert Reize, unterstützt die Herzarbeit und aktiviert die Abwehrkräfte des Organismus gegen Infektionen verschiedenster Art. Tee ist ein gutes Medikament gegen Husten, Asthma und Bronchitis.

Name	Beschreibung
Anserine *Potentilla anserina* Gänsefingerkraut Silberkraut Krampfkraut Zwangkraut Sauwühlen	Die Pflanze bildet eine grundständige Rosette, aus der sich mehrere Blätter, einige Blumenstiele und mehrere kriechende Stengel entwickeln, die bis zu 30 Zentimeter lang werden können. Die Blätter sind gestielt und an der Unterseite mit silbergrauen Seidenhaaren bedeckt. Die Blüten sind sehr langgestielt und stehen einzeln. Sie haben 5 Außenkelch-, 5 Kelch- und 5 goldgelbe Kronblätter. Nachts schließen sich die Blüten vollständig und bei schlechtem Wetter sind sie halb geöffnet. Blütezeit: Mai bis Juli. Verwendet wird das frisch blühende Kraut.
Arnika *Arnica montana* Wohlverleih Bergwohlverleih Kraftwurz Mutterwurz Kathreinwurzel Stichkraut Fallkraut	Ausdauernde, bis 50 Zentimeter hohe Pflanze, die eine Grundrosette entwickelt. Die Blätter stehen über Kreuz, sind lanzettlich und ganzrandig. Aus der Rosette wächst der aufrechte, behaarte und wenig beblätterte Stengel, von dem im oberen Drittel zwei bis drei Seitentriebe abzweigen. Die Blütenköpfe sind orangengelb und sitzen am oberen Stengelende und an den Seitentrieben. Die Zungenblüten sind von einem Hüllkelch umgeben. Blütezeit: Juni bis August. Gesammelt werden die Blüten.
Augentrost *Euphrasia officinalis* Milchdieb Zahnwehkräutl Hirnkraut	Einjähriges, sehr zartes Kraut, das bis zu 25 Zentimeter hoch wird. Der Stengel ist flaumig behaart und stark verästelt. Die Laubblätter sind eiförmig und sitzen gegenständig am Stengel. Die Blüten sind weiß-violett und befinden sich an den Blattachseln und an den Stengelenden. Auffallendes Merkmal: Ein gelber Fleck an der Unterseite der Blüte. Blütezeit: Juli bis September. Gesammelt werden die blühenden Zweigspitzen.

Standort	Aufbereitung	Anwendung
Wächst überall dort, wo sich Gänse aufhalten. Es ist aber auch in Dörfern, in der Nähe von Dunggruben, zu finden, an Bachrändern und auf Feldrainen.	Das Kraut zu Büscheln binden und an einem luftigen Ort im Schatten trocknen. Es kann auch zu Pulver verrieben werden.	Hat krampflösende Eigenschaften. Pfarrer Kneipp berichtet, daß er mit Anserine sogar bei Starrkrampf Erfolg gehabt habe. Tee hilft bei Magen-, Darm- und Herzkrämpfen, ebenso bei Keuchhusten und Asthma. Äußerlich angewendet in Umschlägen heilt Anserine auch Verletzungen.
Bevorzugt sonnige Wald- und Gebirgswiesen, wächst aber auch auf Moor- und Heideböden im Flachland.	Die Blüten im Schatten schnell trocknen und nach dem Trocknen dann aus den Kelchen zupfen. Die Hüllkelche haben keine medizinische Bedeutung. Arnikablüten können als Aufguß und zur Tinktur verwendet werden.	Wirkt entzündungshemmend, fördert die Wundheilung und ist ein Anregungsmittel für Kreislauf und Nerven. Die Heilpflanze hilft bei Halsentzündungen und äußerlich angewendet bei Hauterkrankungen, Verletzungen, Blutergüssen, Verstauchungen und Quetschungen. Auch bei rheumatischen Muskel- und Gelenksbeschwerden ist Arnika ein Linderungsmittel; zudem kann es angewendet werden bei Entzündungen als Folge von Insektenstichen. Vorsicht! Vereinzelte Menschen reagieren allergisch auf Arnika; nach längerer Anwendung auf verletzter Haut kann bei ihnen eine zusätzliche Hautentzündung mit Bläschenbildung entstehen, die Bildung von Ekzemen ist ebenfalls möglich.
Ist auf Wiesen, Heideböden und auf Waldlichtungen zu finden.	Augentrost muß sehr rasch und sorgfältig getrocknet werden. Am besten eignet sich dazu ein luftiger Speicher oder Balkon, wenn er im Schatten liegt. Der Naturstoff muß vor Licht geschützt aufbewahrt werden.	Ist ein uraltes Hausmittel bei Augenentzündungen. Mit Aufguß Umschläge machen. Innerlich angewendet hilft Augentrost bei Erkrankungen der Luftwege und bei Magen-Darm-Katarrhen.

Name	Beschreibung
Baldrian *Valeriana officinalis* Katzenwurzel Tannmark Hexenkraut Viehkraut St.-Georgen-Kraut Mondwurz Tollerjan	Ausdauernde Pflanze mit kräftigem, braunen Wurzelstock, der viele dünne Nebenwurzeln bildet. Die Stengel sind rund, gefurcht und werden bis zu eineinhalb Meter hoch. Die Blätter sind gegenständig angeordnet, unpaarig gefiedert und bestehen aus 10 bis 20 gezähnten Fiederblättchen. Die Blüten sind klein und hellrot. Sie stehen in großen Trugdolden an den gegabelten Stengelenden. Blütezeit: Juli bis August. Im frischen Zustand ist Baldrian geruchlos. Der typische Baldriangeruch entwickelt sich erst nach dem Trocknen. Geerntet werden im Spätherbst die Wurzeln.
Bärenfenchel *Meum athamanticum* Bärwurz Bärendill Herzwurz	Eine ausdauernde Pflanze mit sehr kräftigen Wurzeln. Der Stengel wird bis zu 40 Zentimeter hoch und ist stark verästelt. Die Blätter sind fiederschnittig, die Blüten weiß, und sie sitzen in endständigen Dolden. Blütezeit: Juni bis August. Die Pflanze riecht stark aromatisch. Gesammelt werden im September die Samen und im Spätherbst die Wurzeln.
Bärentraube *Arctostaphylos uva ursi* Sandbeere Mehlbeere Wilder Buchs Steinbeere Rauschgranaten Wolfsbeere	Ein immergrüner Strauch mit knorrigem Stämmchen und bodenkriechenden Zweigen. Die Blätter sind klein und kurzgestielt, eiförmig und lederartig glänzend. Sie ähneln denen der Preiselbeere und unterscheiden sich nur an der Oberseite durch die tiefen Netznerven. Die Unterseite ist durchgehend grün, während bei der Preiselbeere braune Punkte eingestreut sind. Die Blüten sind schwach rötlich, endständig und sind in überhängenden Trauben geordnet. Blütezeit je nach Höhenlage: März bis Juni. Verwendet werden die Blätter, die von Juni bis August gesammelt werden.
Bärlapp *Lycopodium clavatum* Gürtelkraut Hexenkraut Teufelsklaue Denkkraut Drudenfuß Lauskraut	Ein moosartiges, kriechendes, verzweigtes Kraut mit bis zu 20 Zentimeter langen aufrechten Stengeln, die sich im oberen Drittel gabeln. Die kleinen Blätter sind dunkelgrün und stehen sehr dicht beieinander. Im vierten oder fünften Jahr bilden sich auf den kleingegabelten Ästen Fruchtähren mit Sporen, auch Blitzpulver genannt. Über Jahrhunderte hinweg wurden diese Sporen auf Theaterbühnen zur Erzeugung von Blitzen benutzt. Gesammelt werden die reifen Sporen im Juli und August.

Standort	Aufbereitung	Anwendung
Wächst in ganz Europa wild an feuchten und ebenso an trockenen Stellen, auf Moor- und Sumpfböden und an Bachufern. Baldrian wird aber auch vielfach in Hausgärten kultiviert.	Die Wurzeln gründlich waschen und dann mit einem groben Kamm von den kleinen Faserwurzeln befreien. Im Schatten oder bei künstlicher Wärme bis 35 Grad C trocknen. Wegen des starken Geruchs in fest schließenden Gläsern aufbewahren.	Wirkt nervenberuhigend und schlaffördernd. Er ist ein unentbehrliches Hausmittel bei allen nervösen Störungen, bei Schlaflosigkeit und Magen- und Darmkrämpfen. Verwendet werden Aufguß und Tinktur.
Wächst in den Mittelgebirgen und auf kalkarmen Böden der Bergalmen in den Alpen.	Samen wie Wurzeln schnell trocknen und gut verschlossen aufbewahren.	Hausmittel bei Appetitmangel, hilft auch bei Asthma, Blasenleiden und bei Ausbleiben der Menstruation. Zweckmäßigste Anwendung: Aufguß.
In Mittel- und Hochgebirgswäldern, aber auch auf Heideböden in den nördlichen Tiefebenen.	Die Blätter im Schatten schnell trocknen und vor Licht geschützt aufbewahren.	Wirkt desinfizierend und harntreibend. Bärentraube wurde bei Entzündungen der Harnwege schon im Mittelalter mit Erfolg angewendet und ist auch heute noch als Teeaufguß oder kalter Auszug bei den verschiedensten Blasenleiden und bei Nierenentzündung ein vielfach verwendetes Hausmittel, das bei magenempfindlichen Menschen allerdings zu Übelkeit und sogar zu Erbrechen führen kann.
Auf Gebirgswiesen und in der Tiefebene auf Heideflächen, auf Mooren und verschiedentlich auch in Nadelwäldern.	Die Bärlapp-Ähren müssen kurz vor der Reife geschnitten werden. Zur Nachreife auf Papier sorgfältig ausbreiten, danach werden die Sporen ausgeklopft und ausgesiebt. Die Sporen vor Licht schützen.	Bärlapp-Sporen geben einen ausgezeichneten Wundpuder, der kühlend, austrocknend und entzündungslindernd auf die Haut wirkt. Mit Wasser vermischt kann das Pulver innerlich bei Blasenleiden angewendet werden und ist zu empfehlen bei schmerzhafter Urinentleerung.

Name	Beschreibung
Basilikum *Ocimum basilicum* Josefskräutlein Königskraut Braunsilge Königsbalsam	Wird bis zu 40 Zentimeter hoch und ist buschig verzweigt. Die Blätter sind langgestielt, eiförmig, schwach gezähnt bis fast ganzrandig. Die weißen bis purpurfarbenen Blüten stehen in achselständigen Trugdolden an den oberen Stengelteilen oder an den Zweigenden. Blütezeit: Juni bis August. Geerntet wird das ganze Kraut.
Beifuß *Artemisia vulgaris* Besenkraut Gänskraut Stabkraut Geißbart St.-Johanns-Kraut	Die Staude wird bis zu eineinhalb Meter hoch, der Stengel ist aufrecht, ausladend ästig und oft von dunkelbrauner bis roter Farbe. Die lanzettlichen Blätter mit gesägten Zipfeln sind unterseits weiß-filzig und oberseits kahl. Die Blütenköpfe sind grau-filzig, eiförmig oder länglich, die Blütenkronen sind gelb bis rotbraun. Blütezeit: August bis September. Gesammelt werden die Zweigspitzen während der Blüte und die Wurzeln im November.
Benediktenkraut *Cnicus benedictus* Bitterdistel Benediktendistel Gemeine Benedikte Gesegnete Distel	Einjähriges distelähnliches Kraut, das bis zu 80 Zentimeter hoch wird. Die Stengel sind eckig, verästelt, die Blätter zottig behaart und klebrig. Die unteren Blätter sind gestielt, die oberen sitzen direkt am Stengel. Sie sind länglich geformt und am Rande grob gezähnt und mit Stacheln besetzt. Die gelben Blütenköpfe an den Zweigen sind von Laubblättern umhüllt. Blütezeit: Juni bis August. Gesammelt werden die jungen Blätter und Zweigspitzen während der Blüte oder das gesamte blühende Kraut.

Standort	Aufbereitung	Anwendung
Wird bei uns seit dem 12. Jahrhundert in Gärten kultiviert. Wild kommt es ganz selten auf sonnigen und trockenen Hängen vor, da der Samen der aus Indien stammenden Pflanze bei uns nicht ausreift.	Das Kraut wird kurz vor der Blüte geerntet. Handhoch über dem Boden abschneiden und an einem luftigen, aber schattigen Ort zum Trocknen aufhängen. Die Pflanze sanft anfassen, da sehr druckempfindlich. Nach dem Trocknen Blätter von Stielen streifen und vor Licht und großer Wärme schützen.	Wirkt appetitanregend, krampflösend und blähungswidrig. Der Teeaufguß wird in der Volksmedizin auch bei nervösen Magen- und Darmbeschwerden, bei Nervosität, Angstzuständen und als Anregungsmittel für die Milchsekretion stillender Mütter verwendet.
Bevorzugt nährstoffreiche Sand- und Lehmböden. Viel auf Jaucheplätzen zu finden. Wächst aber auch an Wegrändern, an Abhängen und in Gebüschen.	Die Zweigspitzen vorsichtig trocknen und gut verschlossen aufbewahren. Die Wurzeln werden nicht gewaschen, sondern nur abgebürstet. Im Schatten trocknen und erst vor Gebrauch pulvern.	Der Teeaufguß ist ein geschätztes Hausmittel bei allgemeiner Schwäche, Appetitmangel und zur Förderung der Verdauung. Beifuß hilft außerdem bei Durchfall, Blähungen, Magen- und Darmkrämpfen und bei Menstruationsstörungen.
Die Pflanze stammt aus dem Mittelmeergebiet. Sie wächst auf magerem Boden an sonnigen und trockenen Hängen, an Wegrändern und vielfach auch in Gärten.	Das Kraut muß ganz langsam und vorsichtig im Schatten getrocknet werden, da sonst die Heilpflanze zu brüchig wird.	Der Teeaufguß ist ein vorzügliches Bittermittel zur Anregung und Förderung der Magensekretion. Das Kraut hilft bei Aufstoßen und Sodbrennen, regt den Appetit an und fördert die Verdauung. Schweißtreibendes Mittel bei Gicht und bei Gallen- und Leberleiden. Allergiker allerdings sollten vorsichtig sein, das Kraut kann Überempfindlichkeitsreaktionen hervorrufen.

Name	Beschreibung
Berberitze *Berberis vulgaris* Sauerdorn Dreidorn Eibisch Essigdorn Beißbeere Sperberbeere Saurach	Der Strauch wird bis zu zwei Meter hoch, die Wurzeln sind stark verästelt und holzig. Die Zweige sind schlank und gebogen, mit glatter Rinde und dicht mit dreiteiligen langen, spitzen, braunen Stacheln besetzt. An den Dornenachseln sitzen kurzgestielte, längliche bis eiförmige Blätter, die in Büscheln stehen. Die Blüten sind gelb und bilden hängende Trauben, aus denen sich im Spätsommer rote und längliche Beeren entwickeln. Blütezeit: Mai bis Juni. Gesammelt werden die ausgereiften Beeren und die Wurzeln (Frühjahr oder Herbst).
Besenginster *Sarothamnus scoparius* Pfriemenstrauch Besenprimel Bram Hasenheilkraut Heideschmuck	Ausdauernder Strauch, der bis zu zwei Meter hoch wird. Die Äste sind rutenartig, grün und kantig und stehen besenartig aufwärts. Mit den Blüten erscheinen auch die Blätter. Sie sind kurzgestielt und kleeartig. Die Blüten sind goldgelb, stehen in den Blattachseln und riechen sehr angenehm. Blütezeit: Mai bis Juni. Gesammelt werden die jungen Blüten und das blühende Kraut.
Bibernelle *Pimpinella saxifraga* Steinbibernelle Pimpernell Steinpeterlein Pfefferwurz Bockspetersilie	Wird etwa 50 Zentimeter hoch und bildet eine grundständige Rosette aus gefiederten Blättern. Die Blüten sind weiß und stehen in endständigen Dolden, die Früchte sind braun. Blütezeit: Juni bis September. Die Hauptwurzel ist spindelförmig, der Wurzelstock klobig, mehrköpfig und von gelbbrauner Farbe. Die Wurzel riecht stark aromatisch, beinahe bocksartig und schmeckt scharf. Gesammelt wird der Wurzelstock im Frühjahr oder Herbst.
Bilsenkraut *Hyoscyamus niger* Zigeunerkraut Bilsem Zahnkraut Teufelsauge Becherlkraut Düllkraut	Zweijähriges Kraut, das bis zu einem Meter hoch wird, mit spindelförmiger Wurzel. Im ersten Jahr entwickelt sich eine Grundrosette, aus der im zweiten Jahr verästelte Stengel wachsen. Die Blätter sind länglich, zugespitzt und grob gezähnt. Die unteren Blätter sind gestielt, die oberen umfassen den Stengel. Die Blüten sind von schmutziggelber Farbe und von violetten Adern durchzogen. Blütezeit: Juni bis August. Die Fruchtkapsel ist länglich, springt bei der Reife auf und enthält viele kleine, zusammengedrückte Samen. Die Pflanze fühlt sich klebrig an und hat einen unangenehmen Geruch. Gesammelt wird das blühende Kraut und die reifen Samen.

Standort	Aufbereitung	Anwendung
Auf steinigen Böden an Wegrändern und Hecken, an sonnigen Waldrändern, auf Kahlschlägen und auf Waldlichtungen.	Die Wurzeln schälen, spalten und sorgfältig trocknen. Die Beeren können getrocknet, eingemacht oder zu Sirup verarbeitet werden.	Das Beerenmus wird vielfach verwendet bei Ermüdungserscheinungen und gegen Fieber, ebenso bei Husten. Der Wurzelabsud wirkt anregend auf das Atemzentrum und auf die großen Gefäßzentren. In der Heilkunde wird Berberitze verordnet bei Funktionsstörungen von Leber und Galle. Es hilft bei Menstruationsschwierigkeiten.
Wächst vielfach an Bahnböschungen, an sonnigen und trockenen Waldrändern, auf sonnigen Hügeln und auf sandigen Niederungen der Tiefebene.	Die Blüten sehr vorsichtig sammeln. Zum Trocknen in einem schattigen und luftigen Raum ausbreiten. Die Rutenspitzen (etwa 15 cm tief) werden im Frühjahr oder Herbst geschnitten, im Schatten aufgehängt.	Wirkt abführend, harntreibend, blutreinigend und herzberuhigend. Wird vielfach verordnet bei Kreislaufstörungen, Herzschwäche, Herzanfällen und Erkrankungen des Herzmuskels. Besenginster darf nur in Abstimmung mit dem Hausarzt angewendet werden.
Ist zu finden auf trockenen Wiesen. auf sonnigen Abhängen und an lichten Waldrändern.	Die Wurzeln gut säubern und im Schatten trocknen. Gut verschlossen und vor Licht geschützt aufbewahren.	Die Tinktur hilft bei Angina und Katarrhen der oberen Luftwege, der Teeaufguß als Gurgelmittel bei Mandelentzündung, ebenso bei Magen- und Darmbeschwerden und als wassertreibendes Mittel bei Nieren- und Blasensteinleiden.
Gedeiht prächtig auf Ödplätzen und auf Schutt, wächst aber auch an Wegrändern und an Hecken. Zur Drogengewinnung wird es angebaut.	Trocknet am besten im Schatten auf luftigen Dachböden. Im Sonnenlicht werden die Blätter schwarz. Die Fruchtkapseln werden zum Nachreifen auf dem Dachboden ausgebreitet. Den Samen aussieben.	Ist giftig und darf nur vom Arzt verordnet werden. Wirkt auf das gesamte Nervensystem. Wird zu schmerzstillenden und krampflösenden Präparaten verarbeitet. Ein sehr wichtiges Medikament bei starken Erregungszuständen.

Name	Beschreibung
Birke *Betula alba* Bircha Bjork Maye	Ein bis zu 20 Meter hoher Baum mit weißer Rinde und überhängenden Zweigen. Die Blätter sind langgestielt, lichtgrün, herzförmig bis dreieckig und tief gesägt. Die männlichen Blütenkätzchen sind länglich und hellbraun, die weiblichen klein, grün und walzenförmig. Die jungen Blätter fühlen sich klebrig an. Sie riechen schwach aromatisch. Blütezeit: April bis Mai. Gesammelt werden im Frühjahr die jungen Blätter. Der Saft wird ebenfalls im Frühjahr aus dem Stamm abgezapft.
Bitterklee *Menyanthes trifoliata* Wasserklee Fieberklee Dreiblatt Zottelblume Bitterblad	Eine ausdauernde 15 bis 30 Zentimeter hohe Pflanze, mit derben, gestielten Blättern. Sie sind grundständig, dreizählig, kahl und erinnern an ein riesiges Kleeblatt. Der Stengel ist lang und krautig-fleischig. Die Blüten bilden eine dichte Traube, sind mittelgroß, rötlichweiß oder weiß. Sie stehen dicht am Stengelende. Blütezeit: April bis Juni. Gesammelt wird das blühende Kraut
Blutwurz *Potentilla erecta* Tormentill Ruhrwurz	Ein bis zu 30 Zentimeter hohes Kraut mit anfangs flachliegenden und später aufrechtstehenden Zweigen. Die Grundblätter sind gestielt und dreizählig, die oberen Blätter sitzen am Stengel. Die Blüten sind klein und vierblättrig, der Kelch ist grün, die vier Kronblätter sind goldgelb. Sie stehen an den Stengelenden. Blütezeit: Mai bis September. Der Wurzelstock ist knollig, geruchlos, schmeckt bitter und läuft beim Anschneiden rot an. Gesammelt wird der Wurzelstock im Frühjahr.
Bockshornklee *Trigonella foenum graecum* Griechisch Heu Hornklee Kuhhornklee Hirschwundenkraut Schöne Grete	Kleeartiges Kraut, 30 bis 50 Zentimeter hoch, mit verzweigten Stengeln und hellgrünen Blättern. Die Blätter sind gestielt, mit drei verkehrt-eiförmigen Blättchen. Die Blüten sind hellgelb, fast ungestielt und stehen einzeln, manchmal zu zweien in den Blattachseln. Die Frucht ist eine sichelförmige Hülse, die die Samen enthält. Das Kraut riecht würzig und scharf.

Standort	Aufbereitung	Anwendung
Stellt an Boden und Klima sehr geringe Anforderungen. In Laub- und Nadelwäldern, an Straßenrändern, an Abhängen, auf Heidewiesen und auf Dünen.	Die Blätter werden von den Zweigen gestreift und in einem dunklen Raum langsam getrocknet. Dunkel aufbewahren. Zur Saftgewinnung wird der Stamm angebohrt und der über einen Federkiel ausfließende Saft in einem Glas aufgefangen.	Die Blätter haben eine mild harntreibende Wirkung. Als Hausmittel dienen sie bei Wassersucht, Blasenkatarrh, Nierenentzündung, Gicht und Rheuma. Die Birke ist auch ein Blutreinigungsmittel und Bestandteil von Tees für Frühjahrskuren. Birkensaft wird als Haarwasser verwendet.
Bevorzugt feuchte Böden, wie Wiesengräben, Moore, Sumpf- und Seeufer.	Das Kraut muß vor Druck geschützt geschnitten werden. In ganz dünner Lage in luftigen, aber schattigen Räumen trocknen und vor Licht geschützt aufbewahren.	Der Teeaufguß ist ein altes Hausmittel bei Nervenschmerzen, Magenstörungen, chronischem Hautleiden und bei Gallen- und Leberleiden. In der Medizin wird die Heilpflanze als Bittermittel vorwiegend bei Magen- und Darmstörungen verwendet.
Wächst auf nassen und trocknen Wiesen und in lichten Wäldern.	Den Wurzelstock von den kleinen Wurzeln befreien, dann gründlich säubern. Die Blutwurz muß im Schatten sorgfältig getrocknet und vor Licht geschützt aufbewahrt werden.	Wirkt zusammenziehend, stopfend und blutstillend. Die Blutwurz ist einer der besten Naturstoffe bei Durchfall und Magen- und Darmkatarrhen, akuten wie chronischen. Äußerlich angewendet hilft die pulverisierte Wurzel als Gurgelmittel bei Schleimhauterkrankungen.
Wächst wild auf Wiesen und Getreidefeldern, zur Drogengewinnung wird Bockshornklee angebaut.	Die Früchte werden im Spätsommer gesammelt, sobald sie ausgereift sind. Der Samen wird ausgedroschen und zum Nachtrocknen in dünner Schicht in einem schattigen Raum ausgebreitet.	Gurgelmittel bei Hals- und Rachenentzündungen. Der Teeaufguß wirkt schleimlösend, appetitanregend und stärkend. Die Heilpflanze hat blutzuckersenkende und wundheilende Eigenschaften. In der Heilkunde wird der Samen auch bei Skrofulose und Tuberkulose, äußerlich als Breiumschlag bei Drüsenschwellungen, Karbunkel und Furunkel verordnet.

Name	Beschreibung
Bohnenkraut *Satureja hortensis* Pfefferkraut Weinkraut	Stark verästeltes Kraut, das bis zu 30 Zentimeter hoch wird. Die Sprossen sind mit kurzen Gliederhaaren und vielen violetten Drüsenschuppen besetzt, die Äste sind buschig, die Blätter schmal, ganzrandig und von grauer Farbe. Die Blüten sind weiß oder rosafarben und sehr klein. Blütezeit: Juni bis September. Geerntet wird das ganze Kraut kurz vor der Blüte, je nach Gegend von Mitte Juni bis Anfang Juli.
Borretsch *Borago officinalis* Gurkenkraut Wohlgemut Herzblümlein Himmelsstern	Eine 40 bis 50 Zentimeter hohe Pflanze mit hohlem, behaarten, saftigen Stengel. Die Blätter sind breit, borstig und gerunzelt. Die Blüten sind azurblau, die fünf Blumenblätter sind sternförmig und tragen braunschwarze und schnabelförmig zusammengefaßte Staubfäden. Blütezeit: Juni bis August. Geerntet wird das ganze Kraut kurz vor dem Aufblühen.
Braunwurz *Scrophularia nodosa* Hexenkraut Nachtschatten Feigwurz	Eine ausdauernde Pflanze mit knotigem, waagerechten Wurzelstock. Der Stengel ist vierkantig und wird bis zu einem Meter hoch. Die Blätter sind gegenständig, kurzgestielt, herz- bis eiförmig, dunkelgrün und am Rande gesägt. Die Blüten sind von bräunlicher Farbe, kugelig und stehen in endständigen Rispen. Die Frucht ist eine zweilappige Kapsel, die viele kleine Samen enthält. Die Pflanze hat einen unangenehmen Geruch. Blütezeit: Mai bis August. Gesammelt werden das blühende Kraut und im Spätherbst der Wurzelstock.
Brennessel *Urtica dioica* Nessel Donnernessel Saunessel Sengnessel	Ein ausdauerndes Kraut, zweihäusig, und wird bis zu eineinhalb Meter hoch. Der Wurzelstock ist stark verästelt, der Stengel aufrecht und mit Brennhaaren besetzt. Die Blätter sind gegenständig, gestielt, eiförmig, mit lang ausgezogener Spitze und gezähntem Rand. Die Blüten sind klein und grün und sitzen an lockeren, achselständigen Rispen. Blütezeit: Juni bis August. Gesammelt wird das junge Kraut von Ende April bis Mitte Mai oder die Blätter der blühenden Pflanze. Die Wurzeln werden im Frühjahr oder im Herbst ausgegraben.

Standort	Aufbereitung	Anwendung
Verwildert an felsigen Hängen und Geröllhalden, wird aber auch viel in Hausgärten gezogen. Es ist eine sehr wärmebedürftige Pflanze, die nährstoffreichen und lockeren Boden benötigt.	Das über dem Boden geschnittene Kraut zu Büscheln binden und, in einem luftigen Raum aufgehängt, trocknen. Vor der Aufbewahrung müssen die holzigen Stengel entfernt werden.	Ein vorzügliches Hausmittel bei Magen- und Darmbeschwerden. Es ist anzuwenden bei Koliken, bei Durchfall, Blähungen und bei Magenkrämpfen. Es besitzt zudem schleimlösende Eigenschaften und ist harntreibend. In der Volksmedizin wird es viel als Aphrodisiakum verwendet.
Wird überall in Gärten kultiviert, wächst aber auch wild auf Schuttplätzen und an felsigen Abhängen.	Die blühenden Spitzen zu kleinen Sträußen binden und aufgehängt in einem schattigen Raum trocknen lassen. Das soll so schonend geschehen, daß die schöne azurblaue Farbe erhalten bleibt.	Der Teeaufguß wirkt schweißtreibend, harntreibend, beruhigend und hilft bei Infektionen der Atemorgane. Blutreinigungsmittel. Ein Brei aus frischen Pflanzen lindert die Schmerzen bei Brandwunden und kann auch bei Gicht empfohlen werden.
Wächst in Gräben und an Bächen, in feuchtem Gebüsch und in humusreichen Wäldern.	Das Kraut zu Büscheln binden und in einem luftigen Raum trocknen, die Wurzeln ebenfalls im Schatten gut trocknen.	Wirkt blutreinigend und wassertreibend. Ein uraltes Hausmittel gegen Würmer, Krätze und Grind. In der Heilkunde wird die Pflanze bei Drüsenschwellungen und Ekzem, Brustentzündung und Hämorrhoiden verordnet.
An Wegrändern, an Mauern, Zäunen, Höfen, auf Schuttplätzen und Ödland.	Die Blätter im Schatten trocknen und vor Licht geschützt aufbewahren. Die Wurzel kann mit künstlicher Wärme getrocknet werden.	Der ausgepreßte Saft aus den frischen Pflanzen ist ein ausgezeichnetes Blutreinigungsmittel (Frühjahrskuren). Die Pflanze wirkt allgemein regenerierend und körperstärkend. Ihre Inhaltsstoffe üben einen günstigen Einfluß aus auf Magen, Darm und Gallenblase. Äußerlich angewendet unterstützt die Brennessel die Behandlung rheumatischer Beschwerden, bei ent-

Name	Beschreibung
Brombeere *Rubus fructicosus* Braunbeer Kratzbeere Rahmbeere	Ein stachliger, bis zu mehreren Metern hoher Strauch mit biegsamen Stengeln. Die Blätter sind fünfzählig und ebenfalls dornig. Die Blüten sind groß, weiß und ähneln den Erdbeerblüten. Die Früchte sind erst rötlich, dann braun und bekommen erst im September oder noch später ihre schöne schwarze Farbe. Blütezeit: Mai bis August. Geerntet werden die Blüten und im Spätherbst die Beeren.
Brunnenkresse *Nasturtium officinale* Wasserkresse Bachkresse	Die Pflanze besteht aus mehreren 20 bis 25 Zentimeter langen, eckigen und locker beblätterten Stengeln, die im Wasser liegen. An den unteren Enden hängen die Wurzeln. Die Blättchen sind gegenständig, geschweift und etwas sägerandig. Am Stengelende stehen die Blumen in einer Doldentraube. Der vierteilige Kelch steht etwas ab, die vier Blumenblätter sind weiß und verkehrt-eiförmig. An der auffallend dunkelgrünen Farbe kann man die Pflanze von der sehr ähnlichen Bitterkresse unterscheiden. Blütezeit: Mai bis September. Geerntet werden die Blätter im Frühjahr und im Sommer.
Dost *Origanum vulgare* Wilder Majoran Bartkraut Dosten Mutterkraut Wohlgemut	30 bis 50 Zentimeter hohes Kraut mit leicht behaartem Stengel. Die Blätter sind eiförmig, bis zu vier Zentimeter lang, glattrandig und dunkelgrün. Die Blüten sind purpurrot, manchmal auch weißlichrot. Die Pflanze riecht stark aromatisch. Blütezeit: Juli bis Oktober. Gesammelt wird das Kraut während der Blütezeit.

Standort	Aufbereitung	Anwendung
	Nierentätigkeit ist die Durchspülungstherapie nicht zu empfehlen. Brennesselabsud hilft zudem bei Mundinfektionen und Zahnfleischentzündung.	zündlichen Erkrankungen der ableitenden Harnwege kann sie zum Durchspülen erfolgreich eingesetzt werden, ebenso zur Vorbeugung und Behandlung von Nierengrieß. Bei Ödemen infolge eingeschränkter Herz- und
Wächst wild in lichten Wäldern, auf Kahlschlägen, in Waldlichtungen und an Hekken. Wird aber auch vielfach in Gärten gepflanzt.	Die Blüten im Schatten trocknen, die Beeren können zu Sirup verarbeitet werden.	Brombeertee ist ein vorzügliches Gurgelmittel bei Halsentzündungen, hilft aber auch bei Erkältung, Verschleimung, Husten und Heiserkeit. Ein gutes Blutreinigungsmittel und hat leicht stopfende Wirkung.
Die Pflanze ist zu finden an Quellen, Bächen und Teichen.	Die Blätter lose auslegen und im Schatten trocknen. Frische Blätter eignen sich vorzüglich zu Salaten.	Ein ausgezeichnetes Blutreinigungsmittel, sollte deshalb bei keiner Frühjahrskur fehlen. Sie regt den Stoffwechsel an, ist wassertreibend und schleimlösend. In der Heilkunde wird sie bei Katarrh der Atemwege, bei Blutarmut und bei Hautausschlägen verordnet.
Wächst überall an trockenen Hängen, auf mageren Wiesen, an Waldrändern und auf Feldrainen.	Das handhoch über dem Boden abgeschnittene Kraut zu Büscheln binden und im Schatten trocknen. Nach diesem Vorgang die verholzten Stengel aussortieren.	Hat krampflösende Wirkung und wird vor allem bei Keuchhusten angewendet. Die Heilpflanze regt den Appetit an, fördert die Verdauung, verhindert und bekämpft Blähungen und entwässert den Körper. Teeaufguß bei Katarrhen der Atmungsorgane und bei Entzündungen des Rachens.

Name	Beschreibung
Efeu *Hedera helix* Eppich Ewigheu Schreckblätter Baumläufer Kreiser Abheu	Efeu ist eine immergrüne Schlingpflanze, die sich an Bäumen und Gemäuer mit kleinen Haftwurzeln festklammert. Die Blätter sind lederartig und glänzend, dunkelgrün, fünflappig, glattrandig und zugespitzt. Die grünlichgelben Blüten sind klein und unscheinbar und stehen in kleinen Dolden. Blütezeit: August bis Oktober. Die kleine schwarze Beerenfrucht reift im Spätherbst oder Winter und ist giftig. Geerntet werden die Blätter.
Ehrenpreis *Veronica officinalis* Heil aller Welt Grundheil Köhlerkraut Schlangenkraut Ehren-Männertreu Viehkraut	Ausdauerndes Kraut mit am Boden liegenden, oft wurzelnden Stengeln und stark verzweigt aufsteigenden Ästen. Die Blätter sind klein, kurzgestielt, gegenständig, elliptisch und haben einen feingekerbten Rand. Stengel wie Blätter sind rauh behaart. Die Blüten sind hellblau und stehen in Trauben in den Blattachseln. Blütezeit: Juni bis September. Gesammelt wird das Kraut während der Blütezeit.
Eibisch *Althaea officinalis* Heilwurz Ibisch Ibsche Ispe	Eine bis zu eineinhalb Meter hohe Staude mit eiförmigen und ungleich gekerbten, drei- bis fünflappigen Blättern. Die Blüten sitzen am oberen Stengel in den Blattachseln, der grüne Kelch ist filzig, die fünf Blumenblätter rötlichweiß. Blütezeit: Juli bis September. Geerntet werden die Blätter während der Blüte bei trockenem Wetter, die Wurzel im Herbst.
Eiche *Quercus pedunculata* und *robur* Fraueneiche Ferkeleiche Eke Heister	Ein Baum, der bis zu 40 Meter hoch wird. Die Borke ist dick, rissig und graubraun. Die Blätter sind gestielt, verkehrt-eiförmig, oben glänzend dunkelgrün und unten mit feinen Haaren bedeckt. Die Eichelfrüchte sitzen zu mehreren in den Blattachseln. Geerntet wird im Frühjahr die Rinde von jungen Bäumen, die nicht älter als 20 Jahre sind.

Standort	Aufbereitung	Anwendung
Weit verbreitet in lichten Wäldern, an Waldrändern, an Mauern und Zäunen und an schattigen Stellen.	Die jungen Blätter im Schatten trocknen und vor Licht geschützt aufbewahren. Wirkungsvoller sind jedoch frische Blätter, die das ganze Jahr über gepflückt werden können.	Vorsicht! Darf innerlich nur in kleinen Dosen als Tee und nicht über längere Zeiträume hinweg genommen werden. Efeu wirkt stark schleimlösend und hat reinigende Eigenschaften. Er ist ein altes Hausmittel gegen Gicht und Rheumatismus. Äußerlich angewendet als Umschlag hilft er bei Brandwunden und eiternden Geschwüren.
Auf trockenen Wiesen, auf Heideböden, in lichten Wäldern und auf Kahlschlägen.	Das Kraut von Erde gut säubern und zum Trocknen in einem luftigen Raum aufhängen.	Wirkt schleimlösend und harntreibend. Ist ein altes Hausmittel bei Bronchial- und Magenkatarrh und bei Gicht und Rheumatismus.
Ist bevorzugt zu finden auf Viehweiden, Jaucheplätzen und nassen Wiesen, aber auch an Hecken und Gräben. Eibisch wird auch viel in Hausgärten angebaut.	Die Blätter im Schatten schnell trocknen, die Wurzeln nicht waschen und nur mit einer Bürste reinigen. Sie müssen ebenfalls im Schatten getrocknet werden. Dabei ist darauf zu achten, daß sie die graugrüne Farbe behalten. Das ist zu erreichen durch häufiges Wenden.	Eines der besten pflanzlichen Hustenmittel, löst den Schleim und mildert den Hustenreiz. In der Heilkunde bei chronischer Bronchitis angewendet; hilft auch bei Halsschmerzen und Angina, ebenso bei Darmbeschwerden wie Koliken und Durchfall. Als Gurgelwasser bei Zahnfleischabszessen und Mundfäule. Wurzeln und Blätter in kaltem Wasser ansetzen, mehrere Stunden ausziehen lassen.
Wächst mit Vorliebe in Laub- und Kiefernwäldern, an Waldrändern, auf Wiesen.	Die Rinde abschälen und in einem luftigen, schattigen Raum trocknen.	Ein Teeaufguß hilft bei Magen- und Darmkatarrhen und bei Durchfall. Äußerlich wird die Eiche in Umschlägen gegen Fußschweiß und Frostbeulen verwendet.

Name	Beschreibung
Eisenkraut *Verbena officinalis* Sturmhut blau Isenkraut Teufelswurz Venusader Wunschkraut	Eine 40 bis 60 Zentimeter hohe Pflanze mit rauhem und kantigem Stengel. Die Blätter sind länglich und gesägt, die Blüten ährenförmig, klein, weißlich bis blauviolett. Blütezeit: Juli und August. Gesammelt wird das ganze Kraut zur Blütezeit.
Engelwurz *Angelica archangelica* Angelika Heiliggeistwurz	Kann eine Höhe bis zu drei Meter erreichen. Der Stengel ist am Grunde armdick, fein gerillt, kahl, oft rotbraun und im oberen Drittel verästelt. Die unteren Blätter sind 60 bis 90 Zentimeter lang, dreifach fiederschnittig, kahl und hellgrün. Die Blütendolden haben einen Durchmesser von 8 bis 15 Zentimeter, halbkugelig und 20- bis 40strahlig. Blütezeit: Juni bis Juli. Gesammelt werden die Blätter während der Blütezeit und die Wurzeln im Spätherbst.
Enzian *Gentiana lutea* Hochwurz Bitterwurz Branntweinwurz Ritterwurz Bergfieberwurz Gelbsuchtwurz	Bildet einen mehrköpfigen Wurzelstock mit dicker Pfahlwurzel. Hat über mehrere Jahre hinweg nur große, langgestielte, breite bis ovale Blätter. Erst dann wächst ein bis etwa 80 Zentimeter hoher Blütenstengel, an dessen oberen Blattachseln langgestielte gelbe Blüten in Scheinquirlen stehen. Blütezeit: Juni bis August. Geerntet wird die Wurzel.
Erdbeere *Fragaria vesca*	Eine rosettenbildende Pflanze, die 20 bis 25 Zentimeter hoch wird. Die Blätter sind dreizählig, eirund, am Rande gesägt, oben rauh behaart, unterseits seidenhaarig. Die Blüten sitzen in Trugdolden. Die Blumenblätter sind weiß und haben oben kleine Kerbzähne. Blütezeit: Mai bis Juni. Gesammelt werden während der Blütezeit die Blätter.

Standort	Aufbereitung	Anwendung
Ist zu finden an sonnigen Hängen, auf trockenen Wiesen, an Waldrändern und in lichten Laubwäldern.	Das Kraut in einem luftigen Raum trocknen.	Wird vielfach verwendet bei Kopfschmerzen und allgemeinen Schwächezuständen, Müdigkeit, Schlaflosigkeit und nervöser Depression. Wirkt belebend, stärkend und entwässernd. Ein gutes Bittermittel bei Grieß- und Steinbildung. Äußerlich hilft es bei Hautkrankheiten.
Die Pflanze wächst bei uns wild in den Küstengebieten, im Binnenland wird sie nur vereinzelt an feuchten Seeufern und Flußläufen angetroffen.	Blätter wie Wurzeln, die gut gereinigt sein müssen, im Schatten trocknen.	Engelwurztee hat appetitanregende, schweiß- und harntreibende Eigenschaften. Er löst Krämpfe und hilft bei Blähungen. Als Appetitanreger ist Engelwurz ein beliebtes Hausmittel.
Wächst auf Alpenwiesen, die wildwachsende Pflanze steht unter Naturschutz.	Die im Herbst ausgegrabene Wurzel wird zerkleinert und an der Sonne oder mit künstlicher Wärme getrocknet.	Regt die Verdauung an und fördert die Magensekretion. Wird verwendet bei Verdauungsstörungen, die chronische Ursachen haben. Enzian hilft außerdem bei Sodbrennen, Durchfällen und ist ein hilfreiches Wurmmittel. Darf nicht angewendet werden bei Magen- und Zwölffingerdarmgeschwüren, bei empfindlichen Menschen ist gelegentliches Auftreten von Kopfschmerzen möglich.
Überall auf Wiesen, Waldlichtungen und lichten Wäldern. Wird viel in Gärten kultiviert. Gute Heilerfolge lassen sich aber nur mit der wildwachsenden Walderdbeere erzielen.	Die Blätter werden im Schatten getrocknet und müssen vor Licht geschützt aufbewahrt werden.	Erdbeerblätter sind ein beliebtes Hausmittel für Frühjahrskuren. Sie wirken blutreinigend und harntreibend. Der Tee wird auch vielfach angewendet bei Gicht und bei Steinleiden.

Name	Beschreibung
Erdrauch *Fumaria officinalis* Taubenkropf Erdgalle Krätzekraut Finsterkraut Feldraute Erdgalle Grindkraut	Wird bis zu 30 Zentimeter hoch, der Stengel ist graugrün und verästelt. Die Blätter stehen wechselständig, sind doppelt gefiedert und haben mehrspaltige Zipfel. Die Blüten sind zierlich, hellrot bis purpurrot, die Spitze ist schwarzrot. Sie stehen in aufrechten Trauben. Die Schließfrüchte sind kugelig und enthalten kleine rotbraune Samen. Blütezeit: Mai bis August. Gesammelt wird das Kraut während der Blüte.
Faulbaum *Rhamnus frangula* Kreuzdorn Stinkbaum Purgierbeere Hundsbeer Scheißkerschen Hexendorn	Bis zu drei Meter hoher Strauch mit sparrig abstehenden und in einem Dorn auslaufenden Ästen. Die Blätter sind eiförmig-elliptisch und gegenständig angeordnet. Die Blüten sind klein, gelb bis grünlich und stehen in Trugdolden in den Blattachseln. Die Beeren sind schwarz und erbsengroß. Blütezeit: Mai bis Juni. Die Rinde ist weißlich punktiert und mit Streifen durchzogen, woran der Faulbaum leicht zu erkennen ist. Gesammelt wird die Rinde. Am wirkungsvollsten ist die innere Schicht der Rinde.

Standort	Aufbereitung	Anwendung
Wächst auf trokkenen Äckern, auf Schuttplätzen und in verwilderten Gärten.	Die Pflanze im Schatten gut trocknen, besonders wirksam aber ist der Saft aus der frischen Pflanze.	Ein gutes Mittel bei krampfartigen Beschwerden im Bereich der Gallenblase, der Gallenwege und des Magen-Darm-Traktes. Erdrauch ist aber auch wirksamer Bestandteil von Blutreinigungstees und ein altbewährtes Heilmittel bei chronischen Ekzemen und Hämorrhoiden. Vorsicht bei der Dosierung (ein Teelöffel auf eine Tasse Aufguß), da sonst Leibschmerzen und Durchfall auftreten können.
Ist in ganz Europa verbreitet und in Erlenbrüchen, an feuchten Plätzen in Wäldern, an Bachufern und auch viel in steinigen Gebieten zu finden.	Die Rinde wird von den drei- bis vierjährigen Ästen in langen Streifen abgeschnitten und im Schatten und Luftzug getrocknet. Sie muß ein Jahr gelagert werden, bis sie medizinisch verwendet werden kann.	Mildes, sehr wirkungsvolles Abführmittel, das bei allen Erkrankungen angewendet wird, bei denen ein weicher Stuhl erwünscht ist, zum Beispiel bei Hämorrhoiden, Analfissuren (Einrissen am After), nach rektal-analen operativen Eingriffen und bei Verstopfung. Am wirkungsvollsten ist der Absud: die mindestens ein Jahr lang gelagerte Rinde 20 Minuten kochen und dann einige Stunden ausziehen lassen. Frische, nicht gelagerte Rinde, kann zu starkem Erbrechen führen. Faulbaumrinde darf zudem nicht über einen längeren Zeitraum genommen werden. Frauen sollten während der Schwangerschaft und Stillzeit die Droge nur nach Rücksprache mit einem Arzt anwenden.

Name	Beschreibung
Fenchel *Foeniculum vulgare* Fenis Frauenfenchel Fenkel Brotsamen	Zweijährige Pflanze mit einem aufrechten, runden und ästigen Stengel, der bis zu zwei Meter hoch werden kann. Der Stengel ist fein gerillt und innen markig. Die Blätter sind mehrfach gefiedert, sitzen an breiten, zusammengedrückten Scheiden und haben pfriemartige Zipfel. Die Blüten sind gelb und stehen in zehn- bis zwanzigstrahligen Dolden. Die Frucht ist etwa sechs Millimeter lang, gelblichgrau, die Rippen sind braun. Blütezeit: Juli bis August. Gesammelt werden die Früchte nach der Reife von September bis Oktober.
Fingerhut, Roter *Digitalis purpurea* Fingerglöckerln Liebfrauenhandschuh Eisenhut Potschen	Ein zweijähriges Kraut, das im ersten Jahr nur eine dichte Grundrosette bildet. Die Blätter sind langgestielt, länglich, eiförmig und behaart. Im zweiten Jahr wächst ein oftmals unverzweigter Blütenstengel, der bis eineinhalb Meter hoch wird und dessen wechselständige Laubblätter nach oben hin immer kleiner werden. Die Blüten sind groß, glockenförmig, purpurrot und stehen in einer dichten, einseitigen Traube am Stengelende. Blütezeit: Juni bis August. Gesammelt werden die Blätter während der Blütezeit und bei trockener Witterung.
Frauenmantel *Alchemilla vulgaris* Löwenfuß Wundwurz Taubecher Jungfernmantel Hütchen Aschnitz Helft	Ausdauerndes Kraut, das bis zu 30 Zentimeter hoch wird. Die unteren Blätter sind derb, meist etwas gefaltet und gelappt. Die oberen sind etwas kleiner, langgestielt und fein behaart. Die Blüten sind klein, grünlich und stehen in Trugdolden. Blütezeit: Mai bis September. Gesammelt werden die Blätter zu Anfang der Blüte.
Fünffingerkraut *Potentilla reptans* Kriechendes Gänsekraut Fünfblatt Kriechendes Fingerkraut	Eine Pflanze mit roten Wurzeln, aus denen sich etwa 30 Zentimeter lange kriechende Stengel entwickeln. Die fünfstieligen Blätter sind leicht behaart, die Blüten sind gelb und fünfblättrig. Blütezeit: Mai bis Juni. Gesammelt wird das blühende Kraut und die Wurzel.

Standort	Aufbereitung	Anwendung
Wächst wild nur vereinzelt in felsigem Gelände mit kalkhaltigem Boden. Wird in Gärten angebaut.	Die Samen ausdreschen und in einem schattigen Raum bei ständigem Luftdurchzug nachtrocknen.	Hat windwidrige Eigenschaften. Hilft bei Koliken, bei Verdauungsstörungen mit Appetitlosigkeit, Brechreiz und Erbrechen, auch bei infektiösen Darmerkrankungen und bei Durchfall. Wird auch bei Bronchialbeschwerden, bei Husten, Keuchhusten und bei Asthma eingesetzt.
An sonnigen Hängen, in lichten Wäldern der Mittelgebirge und auf Kahlschlägen.	Die Blätter in luftigen Dachböden schnell trocknen.	Darf nur vom Arzt verordnet werden. In der ärztlichen Praxis ist die Heilpflanze ein sehr wichtiges Herzmittel und harntreibend.
In Wäldern, an Waldrändern und auf feuchten Wiesen.	Die Blätter müssen im Schatten getrocknet werden.	Wirkt blutreinigend, blutstillend und harntreibend. Der Teeaufguß wird angewendet bei inneren Blutungen, als Blutreinigungsmittel, bei Durchfall und bei Magen- und Darmerkrankungen. Außerdem hilft er bei Unterleibsbeschwerden der Frauen.
Wächst an Mauern, auf Feldrainen, auf Grasplätzen in Wald und Feld.	Kraut und Wurzeln im Schatten trocknen.	Stärkt die Verdauungsorgane, die Leber und die Nieren. Hilft bei labilem Blutkreislauf, ebenso bei Durchfällen und Blutungen aller Art. Die im Wasser gekochte Wurzel ist ein gutes Gurgelwasser bei Halsschmerzen. Es lindert auch Zahnweh.

Name	Beschreibung
Gänseblümchen *Bellis perennis* Mairöserl Mutterblümchen Osterblume Regenblume Maßliebchen Gänsenagerl Augenblümchen	Kleine, ausdauernde Pflanze, mit kurzem, kriechenden Wurzelstock und einer Rosette mit verkehrteiförmigen, gekerbten Blättern. Der Blütenstengel ist kahl. Am Stengelende sitzen einzeln die Blütenkörbchen mit weißen und unterseits oft rötlichen Zungenblüten und gelben Scheibenblüten. Blütezeit: Frühjahr bis Herbst. Gesammelt werden die Blütenköpfe.
Gänsefingerkraut *Potentilla anserina* Gänsegrau Gansbratzen Deckkraut Säukraut Krampfkraut	Kriechendes Kraut mit ästigem Wurzelstock und Blattrosette. Die Blätter sind gestielt, länglich bis eiförmig und paarig gefiedert. An der Unterseite sind die Blätter mit silbergrauen Seidenhaaren bedeckt. Der ausläuferartige Stengel wird bis zu 40 Zentimeter lang. An den Stengelenden stehen die gelben, fünfzähligen Blüten. Blütezeit: Juni bis September. Gesammelt wird das ganze Kraut während der Blütezeit.
Gänsefuß *Chenopodium ambrosioides* Jesuitentee Traubenkraut	Bis 60 Zentimeter hohes Kraut mit verästeltem Stengel, drüsig behaart. Die Blätter sind hellgrün, lanzettlich, ganzrandig oder grob gezähnt und unten drüsig behaart. Die Blüten sind klein, grünlich und stehen in Knäueln in den obersten Blattachseln. Blütezeit: Juni bis August. Gesammelt wird das blühende Kraut.
Gauchheil *Anagallis arvensis* Roter Gauchheil Neunerle Faules Liesl Faule Grete Katzenäuglein	Niedriges Kraut mit liegenden bis zu 30 Zentimeter langen Stengeln. Die Blätter sind klein, gegenständig angeordnet, ungestielt, eiförmig und ganzrandig. Die Blüten sind rot, langgestielt und stehen einzeln in den Blattachseln. Blütezeit: Juni bis Oktober. Gesammelt wird die blühende Pflanze.

Standort	Aufbereitung	Anwendung
Weitverbreitet auf Wiesen und Ödland, Wald- und Bachrändern.	Die Blütenköpfe im Schatten schnell trocknen.	Wirkt blutreinigend, leicht abführend, schmerz- und krampfstillend und schleimlösend. Der Teeaufguß ist ein altes Hausmittel zur Blutreinigung. Bei Katarrhen der Luftwege, bei Magen- und Darmkatarrh, bei Leber- und Nierenleiden, hilft aber auch bei Gicht und Rheumatismus.
Auf feuchten Wiesen, auf Brachland, an Uferböschungen und an Wegrändern.	Das Kraut in dünner Schicht auslegen und in einem luftigen Raum trocknen. Es ist wichtig, daß der Naturstoff die Farbe des frischen Krautes behält. Vor Licht geschützt aufbewahren.	Wirkt schwach krampflösend und entzündungshemmend. Der Teeaufguß ist ein bewährtes Hausmittel bei Galle- und Nierenkoliken und Menstruationsbeschwerden, ebenso bei Krämpfen.
Wurde im 17. Jahrhundert von Jesuiten aus Südamerika nach Deutschland gebracht. Er wird in Gärten angebaut, ist aber auch verwildert zu finden auf trockenem Ödland, mageren Wiesen und an sonnigen Waldrändern.	Das Kraut im Schatten schnell trocknen.	Der Teeaufguß ist ein magen- und nervenstärkendes, ebenso ein belebendes Mittel. Er wird weiterhin genommen bei chronischen Katarrhen, bei Asthma und gegen Spulwürmer.
Wächst auf Äckern, Feldrainen und als Unkraut in Gärten.	Das Kraut zu Büscheln binden und im Schatten trocknen.	Das Heilkraut wirkt wassertreibend und wird bei Wassersucht, Leber- und Gallenleiden und bei Hautausschlägen angewendet. Äußerlich als Umschlag auch ein Mittel gegen Warzen.

Name	Beschreibung
Geißraute *Galega officinalis* Geißklee Ziegenraute Fleckenkraut Suchtkraut	Wird bis zu 150 Zentimeter hoch. Der Stengel ist aufrecht, hohl und ästig, die Blätter sind gefiedert und lanzettlich-spitz. Die Blüten sind groß, bläulichweiß und sitzen in achselständigen Trauben. Blütezeit: Juli bis September. Gesammelt wird das blühende Kraut.
Ginster *Genista tinctoria* Färberkraut Weiberzorn Stechpfriemen Hasenbrahm Gilbkraut Goldkraut	Ein holziges Kraut, das etwa 40 bis 60 Zentimeter hoch wird. Die Äste sind eckig-rund, die Blätter dunkelgrün, ungestielt und am Rande mit feinen Härchen besetzt. Der Strauch blüht leuchtend gelb, die Blüten sind rispenförmig. Blütezeit: Juni bis August. Gesammelt wird das blühende Kraut.
Goldrute *Solidago virgaurea* Wundkraut Himmelbrand Ochsenbrot	Wird bis zu einem Meter hoch. Der Stengel ist aufrecht, markig und erst im oberen Teil verzweigt. Die lanzettlichen Blätter werden zum Stengelende hin immer kleiner. Die Blüten sind goldgelb und sitzen in endständigen Traubenrispen. Blütezeit: Juli bis September. Gesammelt wird das blühende Kraut.
Gottesgnadenkraut *Gratiola officinalis* Allerheiligenkraut Gallenkraut Gichtkraut Erdgalle	Bis 30 Zentimeter hohe Pflanze mit fleischigem Wurzelstock, der Stengel ist oberwärts vierkantig und wie die ganze Pflanze kahl. Die Blätter sind gegenständig angeordnet, lanzettlich, fein gesägt und umfassen bis zur Häfte den Stengel. Die Blüten sind kurzgestielt, hellgelb und stehen einzeln in den Blattachseln. Blütezeit: Juni bis August. Gesammelt wird das blühende Kraut.

Standort	Aufbereitung	Anwendung
Wächst auf feuchten und sumpfigen Wiesen, an Bachläufen und in nassen Gebüschen. Zur Drogengewinnung wird sie angebaut.	An einem luftigen Ort trocknen und vor Licht geschützt aufbewahren.	Wirkt blutzuckersenkend, schweiß- und wassertreibend. Der Teeaufguß unterstützt die Behandlung von Zuckerkranken. Das Heilkraut regt auch die Milchsekretion bei stillenden Müttern an.
Bevorzugt trokkene Wälder, Kahlschläge, wächst aber auch auf hochliegenden Wiesen.	Zu Büscheln binden und im Schatten trocknen.	Hat stark wassertreibende Eigenschaften und regt den Stoffwechsel an. Der Teeaufguß ist ein altes Hausmittel bei Schwächezuständen und labilem Kreislauf, aber auch bei Grieß- und Steinleiden.
Wächst auf trokkenen Waldböden, in Schonungen und Gebüschen, auf Schuttplätzen und an Bahndämmen.	Das von oben etwa 30 Zentimeter tief abgeschnittene Kraut bündeln und am zweckmäßigsten in luftigen Dachböden zum Trocknen aufhängen.	Wirkt wassertreibend, schleimlösend und wundheilend. Der Naturstoff wird jetzt in der Medizin wieder vermehrt bei Harn- und Nierenleiden und bei Gicht- und Rheumaleiden angewendet. Die Goldrute ist eine der besten Heilpflanzen zur Beeinflussung der Nierenarbeit. Sie regt hier vor allem die Ausscheidung von Flüssigkeit an. In der Volksmedizin wird die Pflanze auch noch bei schlecht heilenden Wunden und Ekzemen verwendet.
Auf nassen Wiesen, auf Mooren, an Wassergräben und an Bachufern.	Das zu Büscheln gebundene Kraut schnell trocknen.	Der Teeaufguß ist ein abführendes, harntreibendes und wurmtreibendes Mittel, das schleimhautreizend wirkt. Es hilft auch bei chronischen Hautleiden. Schwangere Frauen und stillende Mütter dürfen das Gottesgnadenkraut nicht nehmen.

Name	Beschreibung
Gundelrebe *Glechoma hederacea* Donnerrebe Stinkender Absatz Gundermann Soldatenpetersilie	Ausdauernde Pflanze mit langen Ausläufern, die bis zu 20 Zentimeter hoch wird. Die Stengel und die Äste sind vierkantig und oftmals blau überlaufen. Die nieren- und herzförmigen Blätter sind gegenständig angeordnet, punktiert und grob runzelig. Die violetten Blüten stehen in den Blattachseln. Blütezeit: April bis Juni. Gesammelt wird das blühende Kraut.
Habichtskraut *Hieracium pilosella* Mausohrkraut Mausöhrlein Dukatenröschen	Eine bis 30 Zentimeter hohe Pflanze mit grundständiger Blattrosette. Die Blätter sind filzig behaart und haben auf der Oberseite kleine Stacheln. Die Blütenköpfe sind schwefelgelb und stehen einzeln am Stengelende. Blütezeit: Mai bis Oktober. Gesammelt werden die Blüten oder das blühende Kraut.
Hafer *Avena sativa* Haber Habern Hyllmann	Ein sechzig bis hundert Zentimeter hohes Kulturgras. Die Stengel sind am Grunde verzweigt, aufrecht und kahl. Die 15 bis 30 Zentimeter langen lockeren Rispen tragen meist zwei-, seltener dreiblütige Ährchen. Die Deckspelze der Blüten ist unbegrannt. Nach der Fruchtreife hängen die Ährchen herab. Blütezeit: Juni bis August. Geerntet werden die Haferkörner.
Hagebutte *Rosa canina* Heckenrose Hetschepetschen Hundsrose	Ein bis zu drei Meter hoher Strauch mit dornigen und überhängenden Zweigen. Die Blätter sind unpaarig gefiedert, und ihre Stiele sind mit Dornen besetzt. Die Blüten sind weiß bis rosarot, und im Herbst entwickeln sich daraus leuchtendrote, glänzende Scheinfrüchte. Die Hagebutte enthält viele kleine Kerne. Blütezeit: Juni bis Juli. Die Früchte werden im Oktober gesammelt.

Standort	Aufbereitung	Anwendung
An Gebüschen und Hecken, an Wegrändern, auf Ödland.	Das Kraut im Schatten, am besten in luftigen Räumen trocknen.	Fördert den Stoffwechsel und wird als Teeaufguß innerlich bei Katarrhen der Atmungswege, bei Magen- und Darmerkrankungen und äußerlich als Gurgelmittel und bei schlecht heilenden Wunden verwendet.
Auf Schuttplätzen, auf trockenen Wiesen und in der Heide, in lichten Wäldern.	Im Schatten schnell trocknen.	Ein wassertreibendes und entzündungswidriges Heilkraut. Der Teeaufguß wird angewendet bei Darmkatarrhen, Grippe und Nieren- und Blasenleiden. Äußere Umschläge helfen bei Wunden und entzündeten Augen.
Eine Kulturpflanze. Wird in der Landwirtschaft überall angebaut.	Aus den grünen Haferfrüchten kann ein alkoholischer Auszug zubereitet werden. Eine Handvoll Hafer auf einen Liter verdünnten Alkohol eine Woche im Dunkeln stehen lassen.	Die Hafertinktur ist zu empfehlen bei allgemeinen Erschöpfungszuständen und Schlaflosigkeit infolge geistiger Überarbeitung. Auch bei Appetitlosigkeit kann sie erfolgreich angewendet werden. Sie hilft auch depressiven Menschen. Ärzte in Indien hatten mit Hafer bemerkenswerte Erfolge bei der Raucherentwöhnung. Haferschleimsuppen sind beliebtes Hausmittel bei Diabetes, Appetitlosigkeit, Durchfall und für Rekonvaleszenten.
Auf feuchten Wiesen und an Wald- und Wegrändern.	Wird der Länge nach halbiert und von den Kernen befreit. Früchte und Kerne müssen gesondert in einem warmen und luftigen Raum getrocknet werden.	Wirkt harntreibend und blutreinigend. Der Hagebuttentee ist ein uraltes Hausmittel für Frühjahrskuren, bei allgemeiner Erschöpfung und bei Gallen-, Nieren- und Blasenleiden.

Name	Beschreibung
Hauhechel *Ononis spinosa* Weiberzorn Eisenkraut Stallkraut Steinwurzel Ochsenbrech	Ein Halbstrauch von 40 bis 60 Zentimeter Höhe. Die Stengel sind behaart, verzweigt, zum Teil verholzt, und die Seitentriebe enden meist in Dornen. Die unteren Blätter sind dreizählig, die oberen einfach und länglich-oval. Die rosa Blüten stehen einzeln oder in lockeren Trauben an den Seitentrieben. Blütezeit: Mai bis Herbst. Gesammelt werden ab September die Wurzeln und das Kraut im Juli und August.
Heidelbeere *Vaccinium myrtillus* Heilebeere Heedelbeere Haarepier Hällbeere Heidelbeer(i) Hoabeer Heiberi	Bis zu 50 Zentimeter hoher Strauch mit kriechendem Wurzelstock und kantigen grünen Zweigen. Die Blätter sind wechselseitig angeordnet, kurzgestielt, eiförmig und am Rande fein gekerbt. Die rötlichen und krugförmigen Blüten hängen einzeln in den Blattachseln. Blütezeit: April bis Juni. Die Beeren reifen von Juli bis September. Die jungen Blätter werden im Juni und Juli gesammelt, die Beeren, wenn sie vollreif sind.
Herzblatt *Parnassia palustris* Sumpfherzblatt	Eine zierliche, bis zu 25 Zentimeter hohe Pflanze mit einer Laubrosette aus eiförmigen und dunkelpunktierten Blättern. Der Stengel ist aufrecht und kantig. Die Blüte ist weiß und steht am Stengelende. Blütezeit: Juli bis September. Gesammelt wird das blühende Kraut.
Herzgespann *Leonurus cardiaca* Löwenschwanz Herzheil	Eine bis zu eineinhalb Meter hohe Pflanze mit aufrechten, vierkantigen und oftmals rotviolettem Stengel. Die großen, fünfzipfeligen Blätter sind langgestielt, unterseits hellgrün. Die Blüten sind klein, blaßrot und stehen gehäuft in den Blattachseln. Blütezeit: Juli bis August. Gesammelt wird das Kraut während der Blüte.
Heublumen *Flores Graminis*	Als Heublumen werden die getrockneten Blüten und unreifen Früchte der verschiedensten Wiesenkräuter bezeichnet, die bei der Heulagerung in der Scheune zurückbleiben. Gesammelt werden sie im späten Frühjahr auf dem leeren Heuboden.

Standort	Aufbereitung	Anwendung
Auf Wiesen und im Ödland, wächst aber auch viel an Feldrainen und an Wegrändern.	Die Wurzel gut waschen und zum Trocknen im Schatten an Hauswänden aufhängen. Das Kraut in luftigen und schattigen Räumen trocknen.	Harntreibend und wird in der Heilkunde bei Nierenerkrankungen verordnet. Der Tee ist ein gutes Hausmittel bei Wassersucht, Hautleiden, Gicht und Rheumatismus. Die Hauhechel ist auch Bestandteil von Blutreinigungstees.
Wächst herdenweise in lichten Wäldern, auf Heiden und Almen und an Mooren.	Die jungen Blätter in ganz dünner Schicht ausbreiten und an einem schattigen Ort trocknen. Die reifen Beeren sorgfältig pflükken, an einem schattigen Ort dünn ausbreiten und langsam trocknen lassen.	Wirkt leicht stopfend und ist ein gutes Durchfallmittel auch für Kinder. Von den Blättern wird ein Teeaufguß zubereitet. Die getrockneten Beeren müssen abgekocht werden. Der ungesüßte Naturstoff ist am wirkungsvollsten.
Wächst auf nassen Wiesen, auf Mooren und an Wassergräben.	Das Kraut im Schatten schnell trocknen.	Hilft bei nervöser Unruhe, nervösem Herzklopfen und bei Durchfall.
Wächst auf Schuttplätzen, an Dorfstraßen, an Zäunen und Hecken und auf trockenen Weiden. Früher wurde Herzgespann in Bauerngärten kultiviert.	Das gebündelte Kraut im Schatten und bei leichtem Winddurchzug trocknen.	Wirkt vorrangig beruhigend und ist ein uraltes Hausmittel bei verschiedenen Nerven- und Herzstörungen. Der Naturstoff hilft bei Herzklopfen, Herzdruck und Angstgefühlen. Heilung kann aber nur durch lang andauernde Medikation erreicht werden. Verwendet wird der Teeaufguß, zwei Teelöffel voll auf eine Tasse.
Auf allen Wiesen.	Mit einem Sieb von Staub und groben Bestandteilen trennen und dann in Säcken in einem trockenen Raum aufbewahren.	Heublumenpackungen sind ein vorzügliches Heilmittel bei allen rheumatischen Erkrankungen, bei Hexenschuß, schmerzhaften Veränderungen der Gelenke, Sehnen und

Name	Beschreibung
Holunder Sambucus nigra Holler Bachholder Eller Pisseke Ellhorn Flieder Holder	Ein Strauch, der bis zu acht Meter hoch werden kann. Die Blätter sind kurzgestielt, unpaarig gefiedert, länglich eiförmig und haben einen gesägten Rand. Die gelblichweißen Blüten sind in Doldenrispen geordnet, aus denen sich die schwarzen Beeren entwickeln. Zur Reifezeit neigen sich die Dolden nach unten. Blütezeit: Juni bis Juli. Gesammelt werden die blühenden Dolden und die reifen Beeren.
Hopfen *Humulus lupulus* Hupfen Hopf Hoppen	Ein Schlinggewächs, das drei bis sechs Meter hoch werden kann. Die Blätter sind gegenständig, langgestielt, rauhhaarig und grobgesägt. Aus den zapfenartigen Blütenständen entwickeln sich die eiförmigen grünlichgelben Hopfendolden. Blütezeit: Juli bis August. Geerntet werden die Hopfenzapfen im September.
Huflattich *Tussilago farfara* Roßhuf Brustlattig Brandlattich Wuirinskraut Lehmblüml Berglatschen	Bis 30 Zentimeter hohes Kraut mit weiß behaartem Stengel und herzförmigen, eckigen und auf der Unterseite weißbehaarten Blättern. Die Blüte ist goldgelb und ähnelt der des Löwenzahns, ist jedoch kleiner. Blütezeit: März bis April. Gesammelt werden die jungen Blütenköpfe im zeitigen Frühjahr, die Blätter im Mai.

Standort	Aufbereitung	Anwendung
	wie möglich auflegen). Sie sind mit Erfolg einzusetzen, um einen Furunkel zum Reifen zu bringen. Bei Rheumatismus helfen Heublumenbäder. 500 Gramm Heublumen in vier Liter Wasser abkochen und dem Bad zusetzen.	Muskeln nach Unfällen oder Operationen. In der Selbstbehandlung eignen sich besonders die Heublumensäcke (flacher Leinenbeutel, der bis zu fünf Zentimeter hoch mit Heublumen gefüllt und dann mit kochendheißem Wasser übergossen wird. Zehn Minuten ziehen lassen, ausdrücken und dann so heiß
An Mauern und Hecken, in Gebüschen, auf Schuttplätzen, an Waldrändern und in Gärten.	Die Blüten schnell und sorgfältig trocknen, die frischen Beeren von den Stielen abzupfen und gründlich trocknen, da sie sehr schnell schimmeln.	Die Blüten haben schweißtreibende und blutreinigende Wirkung. Sie sind auswurffördernd und regen die Arbeit der Nieren an. Der Tee ist ein altes Hausmittel bei Erkältungen und fieberhaften Zuständen. Die Beeren eignen sich vorzüglich zur Blutreinigung und helfen bei Bronchialkatarrhen.
An Hecken und Waldrändern, in feuchten Gebüschen, an Flußufern. Zur Biergewinnung wird Hopfen kultiviert.	Die gebündelten Hopfenzapfen in einem luftigen Raum rasch trocknen. Durch kräftiges Schütteln und Aussieben können die Hopfendrüsen gewonnen werden.	Wirkt beruhigend, wassertreibend und magenstärkend. Der Hopfentee ist ein mildes Beruhigungs- und Schlafmittel, außerdem regt er den Appetit an.
An Wegrändern und auf Böschungen, an Bahndämmen, in felsigem Gelände, auf Wiesen und an Bächen.	Blüten wie Blätter in dünner Schicht ausbreiten und in einem warmen Raum sorgfältig trocknen.	Wirkt schleimlösend. Der Teeaufguß ist ein gutes Hausmittel bei Husten, Bronchitis und Magen- und Darmkatarrh.

Name	Beschreibung
Isländisches Moos *Cetraria islandica* Acharius Strauchflechten Felsengras Isländische Flechte Lungenflechte Feuerkraut Fiebermoos	Das sogenannte Isländische Moos ist kein Moos, sondern eine Flechte. Sie wird bis zu fünfzehn Zentimeter hoch, die Triebe sind dünn, unregelmäßig gegabelt und gelappt, die Zipfel sind verschieden breit und kraus. Die Flechte ist auf der einen Seite grünlichbraun und auf der anderen weißlichgrau. Gesammelt wird die Flechte von Mai bis September.
Johannisbeere, Schwarze *Ribes nigrum* Bocksbeere Stinkbaum Ahlbeere Apenbeere Wendelbeere	Wird bis zu zwei Meter hoch. Die Blätter sind groß, drei- bis fünflappig mit gesägtem Rand, unterseits sind sie weich behaart. Die Blüten sind grünlich und hängen in dichten Trauben. Blütezeit: April bis Mai. Geerntet werden die Blätter und die reifen Beeren im Juli.
Johanniskraut *Hypericum perforatum* Hexenkraut Wilder Magram Färberkraut Johannisblut Hartheu Sonnenwendkraut Blutkraut	Ausdauernde Pflanze, die bis 70 Zentimeter hoch wird. Der Stengel ist zweikantig und im oberen Drittel verästelt. Die Laubblätter sind gegenständig, eiförmig und haben durchscheinende Öldrüsen. Die Blüten sind gelb und stehen in endständigen Trugdolden. Die Blütenknospen enthalten einen dunkelroten, öligen Saft, der im Volksmund Johannisblut genannt wird. Blütezeit: Juli bis September. Gesammelt wird das blühende Kraut.

Standort	Aufbereitung	Anwendung
Wächst wild überall in Deutschland in Kiefernwäldern, auf Heideböden, auf Wiesen zwischen Moos und Gras. Besonders gut gedeiht es in Gebirgswäldern.	Von anhaftender Erde gründlich säubern und dünn ausgebreitet in luftigen Räumen trocknen. Die getrocknete Pflanze ist sehr brüchig, wird aber nach Anfeuchten beinahe lederartig weich.	Wirkt schleimlösend, reizmildernd, appetitanregend, verdauungsfördernd und kräftigend. Ist ein altes Hausmittel bei Erkrankungen der Atemwege und wird heute noch erfolgreich eingesetzt zur Behandlung von Katarrhen, chronischer Bronchitis und hartnäckigem Husten. Ebenfalls ein gutes Mittel bei Entzündungen der Magenschleimhaut, weil es eine Schutzschicht aus Schleim bildet.
Wächst vereinzelt wild, in feuchten Gebüschen, Erlenbrüchen, an Ufern und an Sumpfrändern. Wird in Gärten kultiviert.	Blätter wie Beeren sorgfältig trocknen.	Die Blätter wirken blutreinigend, schweißtreibend, wassertreibend und wundheilend. Der Teeaufguß hilft bei Keuchhusten, Wassersucht, Gicht und Rheumatismus. Äußerlich kann er angewendet werden bei schlecht heilenden Wunden und Geschwüren. Der frische Saft aus den Beeren ist eine vorzügliche Arznei bei fieberhaften Erkältungen.
Weit verbreitet auf Feldern und an sonnigen Wald- und Wegrändern.	In kleinen Sträußen aufhängen und in einem luftigen und schattigen Raum trocknen. Muß vor Licht geschützt aufbewahrt werden.	Hat nervenberuhigende, entzündungswidrige und verdauungsregulierende Eigenschaften. Der Teeaufguß hilft bei Magen-, Darm-, Gallen- und Nierenleiden, bei Bettnässen der Kinder und bei Wassersucht. Ist ein uraltes Hausmittel bei Schlaflosigkeit, Depressionszuständen, Koliken und Blasenleiden. Äußerlich wird der Naturstoff zur Wundheilung bei Hämorrhoiden und bei Ver-

brennungen 1. Grades angewendet. Hellhäutige Menschen sollten sich bei der Johanniskraut-Therapie nicht intensiver Sonnenbestrahlung aussetzen (Photosensibilisierung ist möglich).

Name	Beschreibung
Kalmus *Acorus calamus* Magenwurz Deutscher Zitwer Ackerwurz Brustwurz Gewürzkalmus	Mit ihrem dreieckigen Schaft und den schwertförmigen Blättern wird die Pflanze oftmals für ein Schilf gehalten. An den breiten und am Grunde rötlichen Blättern ist sie jedoch leicht davon zu unterscheiden. Der Kalmus wird über einen Meter lang und am Schaftende bilden sich kleine grünlichgelbe Kolben. Gesammelt werden im September und Oktober die Wurzeln.
Kamille *Matricaria chamomilla* Laugenblume Mitterkraut Hermelin Hermel	Einjähriges, bis zu 50 Zentimeter hohes Kraut. Die Stengel sind vielverzweigt, die Blätter sind wechselständig angeordnet und zwei- bis dreifach fiederständig. Die Seitentriebe sind dünn und enden in Einzelblüten. Der Blütenkopf ist gelb, hochgewölbt und innen hohl und von 12 bis 18 weißen Zungenblüten umgeben. Blütezeit: Mai bis September. Gesammelt werden die Blüten.
Kapuzinerkresse *Tropaeolum majus* Kapuzinerblume Großindische Kresse	Einjährige Pflanze mit kahlem und fleischigem Stengel. Sie kann mit Hilfe ihrer langen windenden Blattstiele klettern. Die Blätter sind wechselständig angeordnet, kreisrund und der Blattstiel sitzt in der Mitte des Blattrückens. Die Blüten bestehen aus einem fünfblättrigen Kelch und sind von leuchtender roter oder orangengelber Farbe. Die Pflanze blüht vom Frühjahr bis zum Herbst. Geerntet werden Blüten und Blätter.

Standort	Aufbereitung	Anwendung
Wächst wild an Sümpfen, Teichen und Flußufern. Wird verschiedentlich auch in Gärten angebaut.	Die Wurzel schälen, der Länge nach spalten und dann an einem luftigen Ort trocknen.	Wirkt magenstärkend, appetitanregend, verdauungsfördernd und anregend auf die Gallensekretion. Ein erfolgreiches Hausmittel bei Appetitstörungen von Kindern und kranken Menschen (Kaltwasserauszug). Die Kalmuswurzel, in einem kleinen Leinensäckchen als Lutscher verwendet, hilft den Kindern beim Zahnen, außerdem ist die Wurzel ein brauchbares Mittel zur Raucherentwöhnung. Kleine Stücke der Wurzel werden gekaut. Kalmusbäder helfen bei allgemeiner Erschöpfung in der Rekonvaleszenz.
Wächst auf Äckern, Schuttplätzen und an Wegrändern.	Die möglichst bei trockenem Wetter gesammelten Blüten an einem schattigen Ort schnell trocknen.	Verhindert und heilt Entzündungen, hat krampfstillende Eigenschaften und hilft schnell und zuverlässig bei Blähungen und Koliken. Außerdem ist sie ein vorzügliches Wundheilmittel. Der Teeaufguß wird angewendet bei allen Magen- und Darmbeschwerden, die akut oder chronisch sind. Hilft bei schmerzhaften Zuständen im Unterleib und bei allen Erkrankungen der Atemwege, bei Zahnschmerzen, Mittelohrentzündungen, bei Rheuma und Hexenschuß.
Ist in Peru heimisch und wird bei uns als Zierpflanze in Gärten und auf Balkonen gezogen.	Die Pflanze kann im frischen Zustand als Salat oder als Saft verwendet werden. Blüten und Blätter eignen sich aber auch ebenso zum Trocknen als Tee.	Wirkt hustenstillend, anregend und harntreibend. Neuerdings wurde in der Kapuzinerkresse ein Antibiotikum gefunden, das von Ärzten vielfach als Bronchitismittel verwendet wird.

Name	Beschreibung
Karotte *Daucus carota* Gelbe Rübe Mohrrettich Eselsmöhren Möhre Mohrrübe Vogelnest Schattbutbengel	Eine zweijährige Pflanze, die im ersten Jahr eine Rosette aus vielen, mehrfach gefiederten Blättern erzeugt. Im zweiten Jahr erscheint ein verzweigter Stengel, der mit zwei- bis dreifach gefiederten Blättern besetzt ist. Die Blüten sind weiß und von einem Hüllchen umgeben und stehen in einer Dolde. Gesammelt werden die Wurzeln.
Kartoffel *Solanum tuberosum* Erdapfel Erdbirnen Teufel Erdteufel Grundbeere	Bis 70 Zentimeter hohe Pflanze mit verästelten Stengeln. Die Blätter sind unpaarig gefiedert, eiförmig zugespitzt, ganzrandig, oben grün und unten grau und kurz behaart. Die Blüten sind gestielt, weiß oder rosafarben und stehen in Wickeln. Die grüne, kugelige Beerenfrucht ist giftig. Blütezeit: Juni bis Juli. Geerntet wird die unterirdische Sproßknolle.
Kastanie *Aesculus hippocastanum* Gemeine Roßkastanie Saukastanie Kastangel Kastandel Keschte	Wird bis zu 30 Meter hoch und bis zu 200 Jahre alt. Die Krone ist gewölbt. Die Außenzweige hängen über. Die Laubblätter sind fünf- bis siebenfingerig, am Rande gesägt, und der Blattstiel wird bis zu 20 Zentimeter lang. Die Blüten sind weiß, mit gelben oder roten Flecken. Sie stehen in bis zu 20 Zentimeter hohen pyramidenförmigen Blütenständen. Die Frucht ist stachelig und bis zu dreifächerig. In jedem Fach liegt ein rundlicher bis nierenförmiger Same mit einer braunen und glänzenden, lederartigen Haut. Blütezeit: Mai bis Juni. Gesammelt werden die Blätter und Blüten, die Rindenstücke von jungen Ästen im Frühjahr und die Samen im September und Oktober.

Standort	Aufbereitung	Anwendung
Wird in Gärten angebaut.	Verwendet wird der frische Saft und die geriebene Wurzel.	Wegen ihres hohen Vitamingehaltes ein gutes Vorbeugungsmittel gegen Erkälrungskrankheiten. Außerdem hat sie beruhigende, harntreibende und entwurmende Eigenschaften. Das in der Wurzel enthaltene Karotin ist besonders gut für die Augen. Die Karotte ist eine besonders für Kinder und ältere Menschen zu empfehlende Arznei. Äußerlich angewendet als Breiumschlag hilft sie bei Verbrennungen, Wunden und Geschwüren.
Wird feldmäßig angebaut.	Die Knollen in einem kühlen und dunklen Keller lagern.	Der frisch aus den Knollen ausgepreßte Saft hilft bei Magenbeschwerden und baut überschüssige Magensäure ab.
In öffentlichen Anlagen, in großen Gärten, an Alleen und auf Wiesen.	Die Blätter und Rindenstücke sorgfältig trocknen, die Samen schälen, rösten und pulverisieren.	Für die Ärzte ist die Roßkastanie ein hilfreiches Medikament bei Krampfadern. Sie hat außerdem schwellungshemmende Eigenschaften, die sich heute die Medizin zunutze macht. Als Hausmittel wird sie zur Blutreinigung angewendet. Sie wirkt außerdem entzündungswidrig und wassertreibend. Sie hilft bei Durchfall, chronischen Verdauungsstörungen, Erkrankungen der Luftwege, bei Gicht und bei Gebärmutter- und Hämorrhoidalblutungen. Äußerlich gegen Frostbeulen, juckende Ekzeme und Geschwüre.

Name	Beschreibung
Katzenpfötchen *Antennaria dioica* Hasenpfötlein Egelblümchen Mausöhrlein Ruhrkraut Bärenpfötchen	Bis zu 20 Zentimeter hohe Pflanze mit mehreren Grundrosetten, aus denen sich weiß-filzige und unverzweigte Blütenstengel entwickeln. Die Rosettenblätter sind spatenförmig, die Stengelblätter haben lanzenähnliche Form. Die Blätter sind an der Unterseite weiß-filzig. Die weißen bis roten Blütenköpfe sitzen in Dolden am Stengelende. Blütezeit: Mai bis Juli. Gesammelt werden die Blüten.
Kerbel *Anthriscus cerefolium* Kerbelkraut Gartenkerbel	Wird 30 bis 50 Zentimeter hoch. Der Stengel ist rund, fein gerillt und verästelt. Die Blätter sind zweibis vierfach gefiedert und am Rande und an der Unterseite behaart. Die kleinen und weißen Blüten stehen in mehrstrahligen Dolden. Blütezeit: Mai bis Juni. Die länglichrunden Spaltfrüchte sehen denen des Kümmels ähnlich. Gesammelt wird das Kraut kurz vor der Blüte.
Klette *Arctium lappa* Haarballe Wolfskraut Klusen Klettenwurz Butzenklette Gridwurz	Zweijähriges Kraut, das bis zu eineinhalb Meter hoch werden kann. Im ersten Jahr bildet sich eine Grundrosette, und im zweiten Jahr wächst ein ästiger und kräftiger Stengel. Die Stengelblätter sind gestielt, herzförmig und werden zum Stengelende hin kleiner. Die Blütenköpfe sind kugelig, rotviolett und stehen in endständigen Doldentrauben. Blütezeit: Juli bis September. Gesammelt werden die Wurzeln im Frühjahr des zweiten Jahres.
Knoblauch *Allium sativum* Knobel Gruserich Knofel Knoflak	Bis zu einem Meter hoher kahler Stengel. Unten bilden sich meist fünf lang zugespitzte, lauchgrüne und ganzrandige Blätter. Am Stengelende sitzt die Blütendolde, die von einer sehr lang zugespitzten weißen Blütenscheide umhüllt ist. Blütezeit: Juli bis August. Den unterirdischen Teil bildet eine kleine Hauptzwiebel aus mehreren fast gleich großen Tochterzwiebeln, den sogenannten Knoblauchzehen. Geerntet werden nach dem Verdorren der Blätter im Spätsommer die Zwiebeln, die von weißen häutigen Schalen umgeben sind.

Standort	Aufbereitung	Anwendung
Auf sonnigen Hügeln, in Heidelandschaften und auf Waldwiesen.	Die Blüten im Schatten sorgfältig trocknen.	Wirkt stopfend, harntreibend und regt den Gallenfluß an. Als Teeaufguß ein altes Hausmittel bei Durchfall, Blasen- und Gallenleiden. Auch gegen Würmer wird es erfolgreich angewendet.
Kerbel wird in Gärten angebaut.	Nur das frische Kraut verwenden.	Hat blutreinigende, wundheilende, wasser- und schweißtreibende Eigenschaften. Der Saft aus der frischen Pflanze eignet sich besonders gut für Frühjahrskuren. Außerdem regt er den Stoffwechsel an und hilft bei Gicht, Wassersucht und chronischen Hautleiden. Das zerstampfte Kraut kann auf schlecht heilende Wunden und Geschwüre aufgelegt werden.
Auf Schuttplätzen, an Wegrändern und an Uferböschungen.	Die Wurzel waschen, spalten und im Schatten sorgfältig trocknen.	Wirkt blutreinigend, abführend, harn- und schweißtreibend. Der Wurzelabsud hilft bei Ekzemen, Geschwüren, Furunkeln und schlecht heilenden Wunden. Außerdem bei chronischen Katarrhen.
Wird in Gärten kultiviert.	Die Zwiebeln in einem luftigen Raum aufbewahren.	Er fördert die Sekretion in Magen, Darm und Galle, er tötet Keime, senkt den Blutdruck, löst den Schleim und beruhigt. Er wird angewendet bei Blähungen, chronischen Magen- und Darmkatarrhen, bei Gallenleiden und bei Bronchialkatarrhen. Er hilft bei Sodbrennen und Verdauungsstörungen. Als Klistier wirkt er gegen Würmer.

Name	Beschreibung
Königskerze *Verbascum thapsiforme* Kerzenkraut Johanniskerze Himmelbrand Fackelkraut Wollblume Wollkraut	Zweijährige Pflanze, die bis zu drei Meter hoch werden kann. Im ersten Jahr bildet sich eine Blattrosette mit großen, behaarten Blättern, und im zweiten Jahr entwickelt sich ein kräftiger Stengel mit wollig behaarten Laubblättern, die nach dem Stengelende hin immer kleiner werden. Die Blüten sind goldgelb und stehen in hohen, schlanken Blütenkronen. Blütezeit: Juli bis September. Gesammelt wird das noch nicht aufgeblühte Kraut und die Blüten.
Kohl/Weißkohl *Brassica oleracea* Kappes Kappus	Die Blätter des Weißkohls bilden einen festen Kopf. Die äußeren Blätter sind von grünlichweißer Farbe. Die von Licht und Luft abgeschlossenen inneren Blätter bleiben weißlich und zart. Geerntet wird der ganze Kopf.
Kümmel *Carum carvi* Garbe Kumach Wiesenkümmel Brotkrümel Feldkümmel	Wird bis zu einem Meter hoch. Der Stengel ist kantig, gerillt und stark verzweigt. Die Blätter sind doppelt gefiedert, die unteren sind gestielt, die oberen sitzen an randhäutigen Scheiben. Die Dolden sind aus acht bis fünfzehn ungleichen, fast aufrechten Strahlen zusammengesetzt und haben keine Hülle. Blütezeit: Mai bis Juni. Gesammelt werden die reifen Samen im Juli und August.
Kürbissamen *Semen Cucurbiate* Körbs Malune Chürpe Kerbs	Einjährige niederliegende oder mittels der ästigen Wickelranke kletternde, einhäusige Pflanze mit mehrere Kilo schwerer Frucht.

Standort	Aufbereitung	Anwendung
An Wegrändern, auf Bahndämmen, auf Kahlschlägen und an sandigen Abhängen.	Die Blüten während der warmen Tageszeit sammeln und im Schatten schnell trocknen. Das Kraut sorgfältig schneiden und darauf achten, daß keine Druckstellen entstehen. Ebenfalls schnell im Schatten trocknen. Vor Licht geschützt aufbewahren.	Der Naturstoff wirkt schleimlösend, schweiß- und harntreibend. Der Teeaufguß hat lösende und auswurffördernde Eigenschaften und wird bei Husten angewendet. Stark abgebrüht und über Wochen hinweg getrunken, hilft er gegen Hämorrhoiden. Äußerlich eignet er sich bei eiternden Wunden.
Ist eine Kulturpflanze und wird bei uns auf Feldern und in Gärten angebaut.	Wird als Gemüse, Salat und Saft verwendet.	Roher Kohlsaft ist ein wirkungsvolles Mittel bei Magen- und Zwölffingerdarmgeschwüren und Darmentzündungen (täglich etwa einen Liter, Kur dauert drei bis fünf Wochen). Äußerlich angewendet mildern Kohlblätter die Schmerzen bei Brandwunden und Geschwüren.
Wächst auf fast allen Wiesen, an Wegrändern, auf Bahndämmen und auf Ödland.	Die Samen in einem trockenen Raum nachreifen lassen.	Wirkt krampflösend, reguliert die Arbeit von Magen und Darm, lindert Blähungen, treibt den Harn und regt die Milchsekretion an. Der Teeabsud hilft bei Magen- und Darmbeschwerden, bei Appetitlosigkeit und bei Koliken. Der erwärmte Kümmelsamen in einem Leinensäckchen ist ein uraltes Hausmittel bei Kopf- und Zahnschmerzen und bei Rheuma.
Gedeiht am besten auf humosem Lehm bei guter Düngung und auf Komposthaufen.		Der Samen (mittlere Tagesdosis 10 Gramm) hilft bei Reizblase und bewährte sich besonders bei Vergrößerung der Prostata mit Beschwerden beim Wasserlassen in den Stadien I bis II. Für diese Therapie wird jedoch nicht der Samen des üblichen Gartenkürbis verwendet, son-

dern der Samen einer Spezialzucht des Kürbis aus Vorderasien.

Name	Beschreibung
Labkraut *Galium verum* Beinritzenkraut Waldstroh Liebfrauenstroh Magerkraut Sternkraut	Eine ausdauernde, bis zu 50 Zentimeter hohe Pflanze mit vierkantigem Stengel. Die Blätter stehen in Quirlen, sind schmal, zugespitzt und am Rande eingerollt. Die Blüten sind klein, gelb und stehen in dichten, endständigen Fruchtdolden. Blütezeit: Mai bis August. Gesammelt wird das blühende Kraut.
Lavendel *Lavandula latifolia* Zitterblümchen Schwindelkraut Spiker Balsam Nervenkräutlein	Ein 20 bis 60 Zentimeter hoher Halbstrauch mit stark verzweigten Ästen. Die Blätter sind schmal, lanzettlich und grau behaart. Die blauen Blüten umschließen den Stengel und bilden eine fortlaufende Blütenähre. Blütezeit: Juli bis August. Gesammelt werden die Blüten vor der völligen Entfaltung.
Lein *Linum usitatissimum* Flachs Haar Flas	Wird bis zu einem Meter hoch. Der Stengel ist rund, aufrecht und oben rispenartig verzweigt. Er ist dicht mit wechselständigen, lanzettlichen Blättern besetzt. Die Blüten sind kräftig blau und stehen in den einzelnen Stengelverzweigungen, die Frucht ist eine sechs bis acht Millimeter lange Kapsel, die bis zu zehn Samen enthält. Blütezeit: Juni und Juli. Gesammelt werden die reifen Kapseln im August.
Liebstöckel *Levisticum officinale* Leberstockkraut Badekraut	Eine krautartige Pflanze, die bis zu zwei Meter hoch wird. Der Stengel ist hohl, die Blätter glänzend und kahl und ganz leicht gezähnt. Die Blüte ist schmutziggelb und bildet eine Dolde. Blütezeit: Juni bis August. Gesammelt wird das Kraut im Oktober.

Standort	Aufbereitung	Anwendung
Auf mageren Wiesen, auf Schuttplätzen, an Wegrändern und in Gebüschen.	Das Kraut zu Büscheln binden und im Schatten trocknen.	Läßt Milch gerinnen. Wirkt krampflösend, harntreibend und wundheilend. Der Teeaufguß wird bei Wassersucht, Nieren- und Blasenleiden und bei Magen- und Darmkatarrhen angewendet. Als Badezusatz hilft das Kraut bei Hautleiden.
Wird bei uns in Gärten kultiviert.	Die Blüten im Schatten schnell trocknen.	Hat beruhigende, krampflösende und hautreizende Eigenschaften. Der Teeaufguß hilft bei nervöser Unruhe und Schlaflosigkeit und außerdem bei Migräne. Breiumschläge aus der frischen Pflanze sind bei neuralgischen und rheumatischen Schmerzen zu empfehlen.
Wird feldmäßig angebaut.	Das getrocknete Leinkraut ausdreschen. Die Samen gut verschließen. Am zweckmäßigsten ist es jedoch, originalverpackten Leinsamen zu kaufen.	Hat eine leicht abführende, schleimlösende, entzündungshemmende, schmerz- und krampfstillende Wirkung. Er wird angewendet bei Verstopfung, bei chronischen Magen- und Darmerkrankungen, bei Bronchitis, trockenem Husten, Heiserkeit und Asthma. Als Umschlag hilft er bei Blasenentzündung, Steinreizungen, bei Magenkrämpfen, Nieren- und Leberkoliken, bei Hexenschuß und Gliederschmerzen. Darf nicht angewendet werden bei Ileus (Darmverschluß) jeden Ursprungs.
Wird in Gärten angebaut.	Das Kraut und die Wurzel im Schatten sorgfältig trocknen und gut verschlossen aufbewahren.	Die Wurzel wirkt auswurffördernd, schleimlösend, harn- und blähungstreibend. Der Teeaufguß hilft bei Verdauungsbeschwerden, Husten, Blasenleiden und Wassersucht.

Name	Beschreibung
Lindenblüten *Flores Tiliae* Steinlinde Bastholzlinde Augustlinde Waldlinde	Es gibt die Winter- und die Sommerlinde. Diese kommt bei uns nur noch selten vor. Die Winterlinde ist ein 18 bis 24 Meter hoher Baum, die Blätter sind beiderseits kahl, unten mehr grün und an den Nervenwinkeln rostrot gebartet. Die Sommerlinde blüht im Mai, die Winterlinde meist erst im Juni. Gesammelt werden die Blüten mit dem sogenannten Hochblatt, auch Deckblatt genannt.
Löwenzahn *Taraxacum officinale* Pfaffenröhrlein Augenwurz Kettenblume Mönchsblatt Pumperblümchen	Ein bis zu 30 Zentimeter hohes Kraut mit fleischiger Pfahlwurzel. Wurzel wie Blütenstengel enthalten reichlich Milchsaft. Die Blätter bilden eine Grundrosette und sind länglich und grob gesägt. Die gelben Zungenblüten stehen in einem dicken Blütenkopf am Ende des unbeblätterten Stengels. Blütezeit: Mai bis Juli. Gesammelt werden das Kraut vor der Blüte und die Wurzeln im Herbst.
Lungenkraut *Pulmonaria officinalis* Hirschmangold Hirschkohl Schlotterhose Blaue Schlüsselblume	Ein borstig behaartes Kraut, mit kantigen Stengeln, die bis zu 20 Zentimeter hoch werden. Die grundständigen Blätter sind eiförmig und gestielt, die Stengelblätter sind wechselständig angeordnet. Die Blüte ist trichterförmig und ähnelt der der Schlüsselblume. Sie ist anfangs rot, wird dann aber dunkelblau. Blütezeit: März bis Mai. Gesammelt werden die Blüten, die Blätter jedoch erst nach der Blüte.
Mädesüß *Filipendula ulmaria* Spierstaude Johanniswedel Bocksbart	Ein ausdauerndes, bis eineinhalb Meter hohes Kraut mit knolligem Wurzelstock. Die Blätter sind gefiedert, oval und zugespitzt, der Rand ist gesägt. Die Blüten sind klein, weiß und stehen in großen Trugdolden. Blütezeit: Juni bis August. Gesammelt werden die Blüten und die Wurzeln im Herbst.

Standort	Aufbereitung	Anwendung
An Dorfstraßen, in Grünanlagen und in Laubwäldern.	Die Blüten in dünner Schicht ausbreiten und an einem luftigen Ort im Schatten trocknen.	Die Blüten wirken schweißtreibend und krampfstillend. Sie sind ein uraltes Hausmittel bei Grippe. Weiterhin helfen sie bei Schlafstörungen, bei Nervosität von Kindern und Erwachsenen und bringen durch ihren harntreibenden Effekt gicht- und rheumakranken Menschen spürbare Erleichterung.
Auf Wiesen, Ödland, Schuttplätzen und an Wegrändern.	Das Kraut in einem luftigen, warmen Raum schnell trocknen. Die Wurzel säubern, jedoch nicht waschen, spalten und ebenfalls in einem warmen Raum trocknen. Der Naturstoff muß gut verschlossen aufbewahrt werden.	Wirkt blutreinigend, harntreibend und fördert die Gallensekretion. Der Salat aus jungen Blättern und der ausgepreßte Saft sind die wichtigsten Bestandteile von Frühjahrskuren zur Blutreinigung und von Entwässerungskuren. Der Tee hilft bei Störungen in Magen und Darm, bei Rheuma, Gicht und Neuralgien. Er wird auch bei Gelbsucht empfohlen.
Auf schattigen und feuchten Wiesen, in Gebüschen und in Laubwäldern.	Blätter und Blüten ganz vorsichtig an einem schattigen Ort trocknen.	Wirkt auswurffördernd, schleimlösend und stopfend bei Durchfall. Der Teeaufguß ist ein altes Hausmittel bei Erkältungskrankheiten und bei Durchfällen.
Auf nassen Wiesen, an Gräben und an nassen Uferböschungen.	Die Blüten an einem schattigen und luftigen Ort trocknen. Die Wurzeln gut reinigen, zerkleinern und ebenfalls an einem schattigen Ort gut trocknen.	Wirkt wassertreibend, fieberwidrig und antirheumatisch. Der Teeaufguß hilft bei fiebrigen Erkrankungen, bei Rheumatismus, Gicht und bei Blasen- und Nierenleiden.

Name	Beschreibung
Maiglöckchen *Convallaria majalis* Maiblume Maisrösle Maischellchen Liliumfallum	Bis 30 Zentimeter hohe ausdauernde Pflanze, die aus zwei langgestielten, ovalen und zugespitzten Blättern und einem Blütenstengel besteht. Die nickenden Blüten sind kurzgestielt, weiß und glokkenförmig, der Rand ist gezipfelt. Sie stehen in einseitswendigen Trauben. Die Frucht ist eine rote Beere. Blütezeit: Mai bis Juni. Gesammelt wird das blühende Kraut.
Majoran *Majorana hortensis* Wurstkraut Mairan	Ein niedriges Kraut mit verästeltem, rotbraunem Stengel und elliptisch abgestumpften Blättern, die auf beiden Seiten grau-filzig sind. Die Blüten sind klein und rötlichweiß. Blütezeit: Juli bis August. Gesammelt wird das blühende Kraut.
Malve *Malva silvestris* Feldmalve Gänsemalve Stoppelkraut Käskraut Käspappel	Wird bis zu einem Meter hoch, der Stengel ist behaart und ästig. Die Blätter sind sehr lang gestielt, behaart, rund, drei- bis siebenlappig und haben einen gesägten Rand. Die violetten bis rosaroten Blüten stehen in Büscheln in den Blattachseln. Die Früchte sind scheibenförmig. Blütezeit: Juli bis September. Geerntet werden die Blüten und die Blätter im Juni bis Juli.
Mannstreu *Eryngium campestre* Ziegenbart Brachdistel	Ausdauerndes, bis zu einem Meter hohes Kraut von graugrüner Farbe und dickem, holzigen Wurzelstock. Die Blätter sind dreizähnig, kurzgestielt und doppelt fiederspaltig. Die Pflanze besitzt stechende Enddorne. Die weißen bis graugrünen Blüten stehen in kugeligen Doldenköpfen. Blütezeit: Juli bis September. Gesammelt wird das blühende Kraut und im Herbst die Wurzel.

Standort	Aufbereitung	Anwendung
In Gebüschen und Laubwäldern und angebaut in Gärten als Zierpflanze.	Die Blüten oder das blühende Kraut im Schatten schnell trocknen.	Ist giftig und darf nur auf ärztliche Anordnung und unter ärztlicher Aufsicht angewendet werden. Beeinflußt die Herztätigkeit und hilft bei verschiedenen Herzleiden, außerdem wirkt es harntreibend.
Wird in Gärten kultiviert.	Das Kraut im Schatten sorgfältig trocknen.	Wirkt verdauungsfördernd, magenstärkend, schweißtreibend, schleim- und krampflösend und blähungswidrig. Der Teeaufguß ist ein Heilmittel bei Appetitlosigkeit und bei verdorbenem Magen, bei Magen- und Darmkrämpfen, bei Menstruationsstörungen, Wassersucht und bei Erkältungen.
Wächst auf Schutthaufen, an Mauern und Hecken, an Acker- und Wegrändern und auf sonnigem Ödland.	Die Blüten werden bei trockenem Wetter möglichst zur Mittagszeit gesammelt, da sie da weit geöffnet sind. Blüten wie Blätter in einem schattigen und luftigen Raum schnell trocknen.	Wirkt entzündungswidrig, schleimlösend und erweichend. Der Teeaufguß hilft bei Katarrhen der Atemwege, bei Angina und bei Magenschleimhaut-Entzündungen, außerdem dient er als Gurgelmittel bei Entzündungen der Mundhöhle. Als Badezusatz ist sie bei eiternden Wunden zu empfehlen.
Auf mageren Wiesen, Ödland, auf steinigen Feldrainen, an Wegrändern und auf Bahndämmen.	Wurzel wie Kraut im Schatten sorgfältig trocknen.	Mannstreu wirkt blutreinigend, wassertreibend und krampflösend. Der Teeaufguß hilft bei Keuchhusten, Harnverhaltung, Koliken und Hautleiden. In der Heilkunde wird er auch bei Steinleiden und Wassersucht verwendet. Bestandteil vieler Blutreinigungstees.

Name	Beschreibung
Mariendistel *Silybum marianum* Silberdistel Frauendistel	Distelartiges Kraut, mit aufrechtem und verästelten Stengel, der bis zu eineinhalb Meter hoch wird. Die Blätter sind glänzend grün, mit weißgefleckten Nervensträngen, an den Rändern sind sie mit Dornen besetzt. Die unteren Blätter haben längliche Form, die mittleren sind fiederspaltig. Die purpurroten Blüten stehen in nickenden Blütenköpfen. Die Früchte haben eiförmiges Aussehen. Blütezeit: Juli bis August. Geerntet werden die Früchte etwa Mitte August.
Meerrettich *Cochlearia armoracia* Kren Fleischkraut Marr-Reddig Morrettig Green Rachenputzer	Bildet einen starken, vielköpfigen Wurzelstock, dessen Ausläufer oft bis zu 60 Zentimeter lang werden. Die Wurzeln sind außen gelblich und innen weiß und fleischig. Die Pflanze bildet große und gekerbte Wurzelblätter. Der Stengel ist aufrecht und ästig. Die Blüten sind klein und weiß und sitzen in langen Trauben am Ende der Stengel und Zweige. Die Meerrettichwurzel kann vom Frühjahr bis zum späten Herbst geerntet werden.
Meisterwurz *Imperatoria ostruthium* Bergwurz Remma Sterndolde Wurz aller Wurzen Strenze Astrenze	Eine Pflanze mit kräftigem Wurzelstock, von dem mehrere Nebenwurzeln und Ausläufer abzweigen. Die Wurzel enthält einen milchigen Saft und ist blaßgelb. Der Stengel ist hohl, im oberen Teil verästelt und wird bis zu einem Meter hoch. Die unteren Blätter sind gestielt, doppelt dreizählig, die oberen sind wechselständig angeordnet, derb und grob gesägt. Die kleinen weißen oder rötlich schimmernden Blüten stehen in flachen und großen Dolden am Stengelende. Blütezeit: Juli bis August. Gesammelt wird die Wurzel im Herbst.
Melisse *Melissa officinalis* Zitronenkraut Mutterkraut Herbstkraut Frauenkraut Gartenmelisse	Wird bis zu einem Meter hoch. Der Stengel vierkantig und stark verästelt. Die Blätter sind gegenständig, grasgrün, eiförmig, die unteren sind langgestielt und grob gesägt. Nach oben hin werden die Blätter kleiner, kurzgestielter und abgerundet. Die Blattoberseite ist mit kurzen Haaren besetzt, die Unterseite ist kahl. Die Blüten stehen in den Blattachseln und sind weiß, manchmal rötlich. Blütezeit: Juli bis September. Gesammelt werden die Blätter, kurz vor und während der Blüte.

Standort	Aufbereitung	Anwendung
Verwildert an sonnigen und windgeschützten Hängen und Ödplätzen. Wird als Zierpflanze viel in Gärten angebaut.	Wenn die Blütenköpfe einen weißen Flaum ansetzen, müssen die Samen geerntet werden, da sie sonst ausfallen. Die Blütenköpfe zum Nachtrocknen in dünner Schicht ausbreiten und dann ausdreschen. Vor Licht geschützt aufbewahren.	Ein hilfreiches Leberschutzmittel. Wird verordnet bei Erkrankungen der Leber und Galle, bei Unterleibsbeschwerden und bei Husten. Als Hausmittel ist sie nicht so gefragt, da die Inhaltsstoffe aus dem Samen nur in der pharmazeutischen Industrie wirkungsvoll erschlossen werden können.
Wächst bei uns vereinzelt wild auf feuchten Wiesen, wird in Gärten kultiviert.	Heilwirkung hat nur die frische Wurzel.	Die frisch geriebene Wurzel mildert den Hustenreiz, fördert die Verdauung, hilft bei Blähungen und hat auch leicht harntreibende Wirkung. Die zu Brei geriebene Wurzel kann auch äußerlich in Umschlägen bei Zahnschmerzen, Kopfweh und Nervenschmerzen, ebenso bei Ischias, Rheuma und Gicht angewendet werden.
Wächst auf feuchten Gebirgswiesen, an Bachufern, wird auch in Gärten angepflanzt.	Vom Wurzelstock die Ausläufer und Nebenwurzeln entfernen und dann die Wurzel in einem schattigen und luftigen Raum sorgfältig trocknen.	Wirkt beruhigend, appetitanregend, verdauungsfördernd und wassertreibend. Ein Teeaufguß aus der pulverisierten Wurzel ist ein altes Hausmittel bei Appetitlosigkeit, bei Verdauungsbeschwerden, bei Nervosität und bei Bronchialkatarrh. In der Heilkunde wird die Essenz bei Hautkrankheiten und Magenleiden verordnet.
Wächst wild in lichten Gebirgswäldern, vereinzelt an Zäunen und Hecken und in Weinbergen. Die Melisse wird sehr viel in Gärten angebaut.	Die Melissenblätter sind sehr druckempfindlich und müssen sehr sorgfältig geerntet und in dünner Schicht ausgebreitet werden. Nur im Schatten trocknen, wobei die Temperatur nicht 35 Grad übersteigen darf.	Hat beruhigende sowie belebende, krampflösende und schweißtreibende Eigenschaften. Der Melissentee ist ein uraltes Hausmittel bei strapazierten Nerven, bei Nervenzucken, Hysterie und Melancholie. Außerdem ist er eine gute Arznei bei Verdauungsstörungen, krampf-

Name	Beschreibung
Mistel *Viscum album* Heilkreuzholz Nistl Mispel Affolber Kenster Wintergrün Leimmistel	Ein buschartiger, 30 bis 100 Zentimeter hoher Strauch, der auf Bäumen wächst. Die Schmarotzerpflanze holt sich die Nährstoffe aus der Wirtspflanze. Der Stamm ist kurz, verdickt und grünbraun. An den Gelenken kann er leicht abgebrochen werden. Die Blätter sind breit, zungenförmig, lederartig und parallelnervig. Sie sind wintergrün und sitzen an gabelig verzweigten und knotigen Stengeln. Die Blüte ist gelblichgrün, die Frucht eine weiße kugelförmige Beere. Blütezeit: März/April. Gesammelt werden die Blätter und jungen Zweige (ohne die Beere) das ganze Jahr über. Zweckmäßigster Erntezeitpunkt ist jedoch der Herbst.
Mohn **Schlafmohn** *Papaver somniferum* Ölsamen	Wird etwa einen Meter hoch. Der Stengel ist rund und schimmert blaugrün. Die unteren Blätter sind gezähnt und die oberen ganzrandig und stengelumfassend. Die Blüten sind groß und bestehen aus einem zweiblättrigen Kelch, der beim Aufblühen abfällt, und vier weißen oder violetten Kronblättern. Die Fruchtkapsel ist kugelig und enthält zahlreiche weißliche bis braune Samen. Aus dem Milchsaft der Stengel und den unreifen Fruchtkapseln wird das Opium gewonnen.

Standort	Aufbereitung	Anwendung
		artigen Magen- und Darmschmerzen mit nervösen Ursachen, hilft aber auch bei nervösem Herzklopfen. Der Teeaufguß wird vielfach auch angewendet bei Schlaflosigkeit.
Kommt häufig auf Apfelbäumen vor, gedeiht aber auch auf Laub- und Nadelhölzern.	Die Blätter und jungen Zweige an einem luftigen Ort trocknen und vor Licht geschützt aufbewahren.	Wirkt blutdrucksenkend, krampflösend und harntreibend. Hausmittel zur Blutdruckregelung bei Menstruationsstörungen und Störungen des Verdauungsapparates. Hilft auch bei Schwindelgefühl und Kopfschmerzen, ebenso bei Krämpfen. Am wirksamsten ist der Teeauszug (fünf bis acht Stunden in kaltem Wasser ziehen lassen). Wird wegen seiner herz- und blutdruckwirksamen Eigenschaften sowie bei degenerativ entzünd-
	lichen Gelenkserkrankungen und in der Krebstherapie von Ärzten häufig angewendet. An Nebenwirkungen können auftreten: Schüttelfrost, hohes Fieber, Kopfschmerzen, Herzbeschwerden, Kreislaufstörungen und allergische Reaktionen.	
Kommt aus Asien und wird in Europa zur Öl- und Opiumgewinnung angebaut. Der Anbau fällt unter das Opiumgesetz und ist genehmigungspflichtig.	Darf nur mit besonderer Genehmigung durchgeführt werden.	Das Opium und seine Alkaloide sind als schmerzlindernde Mittel aus den Krankenhäusern nicht mehr wegzudenken. Sämtliche aus dem Mohn gewonnenen Medikamente sind rezeptpflichtig und dürfen nur vom Arzt verordnet werden. Auch vor dem Gebrauch der reifen Mohnkapseln muß gewarnt werden, da sie immer noch wechselnde Mengen an Alkaloiden enthalten, die bei unsachgemäßer Anwendung schädlich wirken können.

Name	Beschreibung
Nelkenwurz *Geum urbanum* Benediktenkraut Wilder Sanikel Heilnarsch Nägalaswurz	Eine bis 50 Zentimeter hohe Staude mit dunkelbraunem und fingerdicken Wurzelstock. Der Stengel ist aufrecht und behaart. Die Grundblätter sind langgestielt und gefiedert, die oberen Blätter dreizähnig. Die Blüten sind gelb und stehen endständig in lockeren Rispen. Blütezeit: Juni bis September. Die Wurzeln werden im Frühjahr gesammelt.
Odermennig *Agrimonia eupatoria* Adermennig Bruchwurz Heil der Welt Beerkraut Königskraut Leberklette König aller Kräuter	Ausdauernde, bis zu 90 Zentimeter hohe Pflanze mit aufrechtem, behaarten Stengel, der oben verzweigt ist. Die Blätter sind wechselständig angeordnet und unpaarig gefiedert. Die Blüten sind klein, gelb, kurzgestielt und stehen in endständigen Trauben. Blütezeit: Juni bis August. Gesammelt wird das ganze Kraut gleich zu Beginn der Blüte.
Pestwurz *Petasites hybridus* Kraftwurz Bachlatte Sonnedächle Adamsblatt	Ausdauerndes, bis 60 Zentimeter hohes Kraut mit knolligem Wurzelstock und langen unterirdischen Ausläufern. Die Blätter sind grundständig, sehr groß, herz- bis nierenförmig, an der Blattoberseite rötlichgrün und unten grau-wollig. Sie werden leicht mit den Blättern des Huflattichs verwechselt, sind jedoch größer. Die rosa- bis purpurfarbenen Blüten stehen in Trauben. Sie erscheinen vor den Blättern im März bis April. Gesammelt werden die Blätter nach dem Austreiben und die Wurzeln im Herbst.
Petersilie *Petroselinum crispum* Peterling Peterchen Bittersilche Silk	Die Pflanze ist zweijährig, kahl, mit dünner, rübenförmiger Wurzel. Der Stengel ist rund, zartgerillt und wird etwa 40 bis 100 Zentimeter hoch, die Blätter sind hellgrün und glänzend und haben viele Formen, die meisten jedoch sind dreifach gefiedert. Blütezeit: Juni bis Juli. Gesammelt werden das blühende Kraut und die Wurzeln im Herbst, spätestens im November.

Standort	Aufbereitung	Anwendung
Wächst auf feuchten Wiesen, an Hecken, Zäunen und Mauern.	Die Wurzel im Schatten sorgfältig trocknen.	Wirkt magenstärkend, stopfend und leber- und gallenanregend. Der Teeaufguß hilft bei Durchfällen, Gallenbeschwerden, ebenso bei Magen- und Darmerkrankungen. Wegen ihrer zusammenziehenden Eigenschaften ist die Nelkenwurz auch als Gurgelmittel bei Zahnfleischblutungen und Hämorrhoiden zu empfehlen.
Wächst auf Schutthalden, an Wegrändern und an Hecken.	Das Kraut zu Büscheln binden und im Schatten trocknen, dann die dicken Stengel aussortieren. Vor Licht geschützt aufbewahren.	Wirkt leicht stopfend und entzündungswidrig. Der Teeaufguß ist ein altes Hausmittel bei Hauterkrankungen, bei Magen- und Darmkatarrhen, bei Durchfall, bei Nieren- und Harnleiden.
Weit verbreitet auf feuchten Wiesen, an Bach- und Flußläufen, gedeiht prächtig auf fetten Lehmböden.	Die Blätter im Schatten trocknen, die Wurzeln gut reinigen, der Länge nach halbieren und ebenfalls im Schatten sorgfältig trocknen.	Wirkt schleimlösend, wasser- und schweißtreibend und wundheilend. Ein Teeaufguß aus pulverisierter Wurzel und Blättern hilft bei Erkältungskrankheiten, besonders bei Husten, ebenso bei Harnbeschwerden. Früher legte man die frischen Blätter auf eiternde Wunden und Geschwüre.
Wird in Gärten kultiviert.	Kraut und Wurzeln im Schatten sorgfältig trocknen.	Wirkt stark harntreibend, schleimlösend und menstruationsfördernd. Der Teeaufguß und der Kaltwasserauszug aus Wurzeln und Kraut hilft bei Blähungen und fördert die Entwässerung des Körpers, regt den Appetit an. Petersilientee darf in größeren Mengen nicht getrunken werden (Leber- und Nierenschädigungen).

Name	Beschreibung
Pfefferminze *Mentha piperita* Englische Minze Peperminte Balsampflanze	Eine bis zu einem Meter hohe Pflanze mit vierkantigem und verzweigten Stengel. Die Blätter sind gegenständig angeordnet und von lanzettlicher Form. Die violetten Blüten stehen in verlängerten Scheinähren. Gesammelt werden die Blätter kurz vor oder nach der Blüte.
Pfennigkraut *Lysimachia nummularia* Schlangenkraut Schlangenwurzel Igelkraut Hundert-Krankheiten-Kraut	Das Primelgewächs wird bis zu 50 Zentimeter lang. Der Stengel ist meist niederliegend, vierkantig und nur schwach verästelt. Die Blätter sind etwa pfenniggroß, gegenständig, kurzgestielt, etwa herzförmig und ganzrandig. Die Blüten sind goldgelb, innen dunkelrot punktiert, groß und flach. Blütezeit: Juni und Juli. Gesammelt wird das blühende Kraut.
Preiselbeere *Vaccinium vitis idaea* Jägerbeer Rote Heidelbeere Granken Glanen Speckbeere Duttenbeere Sauerbeere	Ein immergrüner Halbstrauch, der 15 bis 30 Zentimeter hoch wird. Der Stengel ist kantig, die Blätter sind kurzgestielt, verkehrt-eiförmig, lederartig und die Spitze ist leicht eingekerbt. Die Blätter glänzen an der Oberseite braungrün, unten sind sie matthellgrau. Die Blüte schimmert weißrötlich und ist in hängenden Trauben angeordnet. Blütezeit: Mai bis Juli. Gesammelt werden die Blätter im September.

Standort	Aufbereitung	Anwendung
Wächst vereinzelt wild auf feuchten Wiesen und an Wassergräben. Wird jedoch meist in Gärten angebaut.	Die Blätter in einem schattigen und luftigen Raum in dünner Schicht auslegen und sorgfältig trocknen.	Wirkt krampfstillend und schmerzlindernd, außerdem reguliert sie die Arbeit von Magen und Darm. Wird in der Medizin und als Hausmittel angewendet bei akuten und chronischen Magenleiden, bei Blähungen, bei Durchfällen und bei Magen-, Darm- und Gallenkoliken. Weiterhin stärkt der Teeaufguß Nerven, Magen und Herz und hilft bei nervösen Störungen und Schlaflosigkeit. Minzentee ist auch ein brauchbares Hustenmittel.
Bevorzugt feuchte Wiesen und nasses Gebüsch, Sumpfwälder, Wassergräben und Uferböschungen.	Das Kraut in dünner Schicht auslegen und in einem schattigen Raum sorgfältig trocknen.	Hat blutstillende und stopfende Wirkung. Der Teeaufguß ist ein altes Hausmittel bei Blutungen, Durchfall und Skrofulose. Äußerlich angewendet als Breiumschlag bei Muskel- und Gelenkrheumatismus und bei schlecht heilenden Wunden.
Wächst mit Vorliebe in trockenen Wäldern und auf sandigen Gebirgsböden.	Die Blätter in dünner Schicht auslegen und bei Zimmertemperatur langsam trocknen.	Wirkt antiseptisch und entzündungswidrig. Der Teeabsud (15 Minuten kochen lassen) ist ein altes Hausmittel. Bei Durchfall, chronischem Blasenkatarrh, bei Gicht, Rheumatismus und Zuckerkrankheit. Die getrockneten Beeren helfen bei Durchfall. Die Preiselbeere darf nicht zu lange und nicht andauernd verwendet werden. Schwangere müssen dieses Mittel meiden.

Name	Beschreibung
Quecke *Triticum repens* Queckengras Päde Spitzgras Queckenweizen Wurmgras Flechtgras	Ausdauerndes Kraut mit kräftigem Wurzelstock, der weitverzweigte Ausläufer treibt. Der Halm ist knotig und kann bis zu eineinhalb Meter hoch werden. Die Blätter haben lanzettliche Form, sind rauh und haben an der Oberseite kleine, warzenähnliche Gebilde. Die Blüten sind hellgrün, klein und sitzen in aufrechten Ähren. Blütezeit: Juni bis Juli. Gesammelt wird die Wurzel im Frühjahr oder im Herbst.
Rainfarn *Tanacetum vulgare* Wurmkraut Wurmsamen Kraftkraut Heilwurz Viehwermut	Ein bis zu eineinhalb Meter hohes Kraut mit aufrechtem, holzigen Stengel, der im oberen Drittel verzweigt ist. Die Blätter sind wechselständig angeordnet, doppelt gefiedert und an den Zipfeln fein gesägt. Die gelben Blütenköpfchen stehen am Stengelende in einer Trugdolde. Blütezeit: Juli bis August. Gesammelt werden die Blütenköpfe.
Raute *Ruta graveolens* Gartenraute Weinraute Kreuzraute Totenkraut Weinkraut	Die Raute ist eine kräftige Staude, die bis zu 80 Zentimeter hoch wird. Die Stengel sind blaßgrün und nur im Blütenstand verzweigt, die Blätter sind fleischig, unpaarig gefiedert und mit bläulichen Öldrüsen besetzt. Die Blüten sind grüngelb, drüsig punktiert und bilden eine Trugdolde. Blütezeit: Juli bis August. Gesammelt wird das Kraut während der Blüte.
Rettich *Raphanus sativus* Radi Rettig	Bis 60 Zentimeter hohe Pflanze mit spindelförmiger, fleischiger Wurzel. Die Blätter sind grundständig, fiederspaltig und oben ungeteilt. Die Blüten sind weiß bis hellviolett. Blütezeit: Juni bis August. Gesammelt wird die frische Wurzel bei entsprechender Größe.

Standort	Aufbereitung	Anwendung
Ein lästiges Ackerunkraut, wächst aber auch an Wegrändern und in Gärten.	Die Wurzelstöcke von den Nebenwurzeln befreien, gründlich waschen und in einem gut durchlüfteten Raum trocknen. Vor Licht geschützt aufbewahren.	Wirkt blutreinigend, schleimlösend und wassertreibend. Ein altes Hausmittel bei Frühjahrskuren zur Blutreinigung. Der Teeaufguß hilft weiterhin bei Katarrhen der Atmungswege und des Magens, bei Blasenleiden, bei Gicht und bei Rheumatismus.
An Wegrändern, an Hecken und in Gebüschen, an Bahndämmen und auf Schuttplätzen.	Die ohne Stiele abgezupften Blütenköpfe in dünner Schicht auslegen und in einem schattigen Raum trocknen.	Wirkt wurmtreibend. Das Klistier ist ein altes Hausmittel gegen Würmer. Der kalte Auszug hilft aber auch bei Magenkrämpfen, Menstruationsschwierigkeiten und bei Blasenleiden. Das frische und zerstampfte Kraut wurde früher viel bei Krampfadern aufgelegt. In der Schwangerschaft darf das Mittel nicht angewendet werden.
Wächst vereinzelt wild auf steinigen und sonnigen Hügeln und in Weinbergen. Wird bei uns viel als Zier-, Gewürz- und Heilpflanze angebaut.	Blüten wie Kraut müssen im Schatten sorgfältig getrocknet werden.	Der Teeaufguß hilft bei Krämpfen und bei unregelmäßiger Menstruation, bei Verdauungsbeschwerden und bei Appetitlosigkeit, fördert auch den Schwitzvorgang. Wurde früher viel bei Krampfadern und Hämorrhoiden angewendet.
Wird in Gärten oder feldmäßig angebaut.	Verwendet wird nur die frische Wurzel.	Der aus der frischen Wurzel ausgepreßte Saft wirkt anregend auf Galle und Leber. Die Darmflora wird günstig beeinflußt, weshalb der Naturstoff auch bei Verdauungsstörungen und Verstopfung angewandt werden kann. Bei Gallensteinleiden (Cholelithiasis) sollte Rettich als Arznei nicht angewendet werden.

Name	Beschreibung
Rhabarber *Rheum palmatum* Medizinal-Rhabarber	Eine bis zu zwei Meter hohe Staude mit dichtem verästelten Wurzelstock. Der Stengel ist sehr dick und innen hohl. Die Blätter sind sehr groß, herzförmig, gelappt, die Grundblätter langgestielt, die Stengelblätter kleiner und kurzgestielt. Die Blüten sind weiß und stehen in lockeren Ähren. Blütezeit: Juni. Der Medizinal-Rhabarber ist nicht identisch mit unserem einheimischen Gemüse-Rhabarber. Geerntet wird die Wurzel im April.
Ringelblume *Calendula officinalis* Ringel Goldblume Warzenkraut Sonnenblume Studentenblume Totenblume	Ein bis zu 50 Zentimeter hohes Kraut mit oben verästeltem Stengel. Die Blätter sind behaart, verkehrt-eiförmig und wechselständig. Die Blütenköpfe bestehen aus orangengelben dichtgedrängten Zungenblüten. Die ganze Pflanze fühlt sich klebrig an. Blütezeit: Juni bis Oktober. Gesammelt werden die gerade entfalteten Blütenköpfe.
Rosmarin *Rosmarinus officinalis* Antonskraut Hochzeitsblümchen Mertau Rosmarein Rosmarie Rosmerei Schoßstock Kid	Die Pflanze wird bis zu zwei Meter hoch. Der Strauch hat dichtverzweigte Äste, die Blätter sind immergrün, lanzettlich geformt und an den Rändern zurückgerollt. Die Blüten sind blaßblau und stehen an Kurztrieben in endständigen Scheintrauben. Blütezeit: April bis Juni. Gesammelt werden die Blätter während der Blüte.

Standort	Aufbereitung	Anwendung
Wird zur Arzneigewinnung in Gärten angebaut.	Die Wurzeln schälen und in einem Raum sorgfältig trocknen. Darf nicht angewendet werden bei Schwangerschaft und während der Stillzeit, auch nicht bei Ileus (Darmverschluß) jeden Ursprungs. Bei andauerndem Gebrauch können Störungen im Mineralhaushalt auftreten, vor allem Kaliummangel ist zu beachten.	Rhabarber hat eine Doppelwirkung. In kleiner Dosierung wirkt er stopfend, in größerer Dosierung ist er das Abführmittel, das wir kennen. Eignet sich besonders gut für Kinder. Medizinal-Rhabarber hat auch noch magenstärkende Eigenschaften. In der Heilkunde wird er auch als Bittermittel bei Magenbeschwerden verordnet. Zubereitungsform: die getrocknete Wurzel pulvern.
Verwildert zu finden an sonnigen Hängen und Plätzen, wird in Gärten vielfach als Zierpflanze und zur Drogengewinnung feldmäßig angebaut.	Die Blütenköpfe an einem kühlen und schattigen Ort langsam trocknen, hinterher dann die Zungenblüten vorsichtig vom Blütenboden abzupfen.	Wirkt krampflösend, schweißtreibend und entzündungswidrig. Der Teeaufguß ist ein altes Hausmittel bei krampfartigen Zuständen des Verdauungstraktes und zur Regelung der Menstruation. Äußerlich angewendet hilft die Pflanze bei Geschwüren, bei Drüsenentzündungen, Drüsenschwellungen und sogar bei Wunden mit sehr schlechter Heilungstendenz.
Sehr frostempfindlich. Wächst an sonnigen Abhängen, auf Felsen und an Gemäuern. Wird sehr viel in Gärten angebaut oder in großen Kübeln gezogen.	Die Blätter dünn auslegen und im Schatten und bei leichtem Luftzug langsam trocknen.	Wirkt anregend, stärkend und blähungswidrig. Ist eine wirkungsvolle Regenerationshilfe für überarbeitete und gestreßte Menschen. Stärkt Nerven, Magen, Darm, Leber und Galle und ist ein guter Aufbaustoff nach Grippe und Kreislaufschwäche Ein gutes Hausmittel bei Schwindel, Gliederschwäche, Gicht und Rheumatismus sowie bei niedrigem Blutdruck. Verwendet werden Teeaufguß, Rosmarinwein und Rosmarinbäder.

Name	Beschreibung
Salbei *Salvia officinalis* Muskatellerkraut Königssalbei Gartensalbei Salser Salfat Silb Salverer Salbine	Ein Halbstrauch von 50 bis 100 Zentimeter Höhe mit am unteren Drittel holzigem Stengel. Die Blätter sind wintergrün, gestielt, länglich-eiförmig, feingekerbt und feinrunzlig. Sie sind weißgrau und filzig behaart. Die Blüten sind violett und rachenförmig. Blütezeit: Juni bis Juli. Gesammelt werden die Blätter und jungen Triebe vor der Blüte.
Sanddorn *Hippophaë rhamnoides* Griesbeer Sandbeer	Dorniger, stark verästelter, bis zu sechs Meter hoher Strauch. Die Blätter sind kurzgestielt, wechselständig, lanzettlich und ganzrandig. Die Blattoberseite ist silberglänzend und mit feinen Haaren bedeckt. Unten sind die Blätter weißgrau. Im Herbst verfärben sie sich kupferrot. Die männlichen Blüten sind klein und grüngelb, die weiblichen Blüten bilden eine ährenförmige Traube. Die Frucht ist eine kugelige bis eiförmige Scheinbeere und geht aus dem Blütenbecher hervor. Blütezeit: Mai bis Juni. Gesammelt werden die reifen gelb bis orangenroten Scheinbeeren im September.
Sauerampfer *Rumex acetosa* Kuckucksbrod Gugutzakraut	Der Sauerampfer wird 30 bis zu 90 Zentimeter hoch. Der Stengel ist gefurcht und unten meist rötlich gefärbt. Die Blätter sind fleischig und pfeil- oder spießförmig, die unteren langgestielt und die oberen kurzgestielt. Die Blattstiele sind ebenfalls rötlich gefärbt. Die Blütenhülle ist meist sechsteilig und die Blüten stehen in rispigen Trauben. Sie sind klein und überhängend. Blütezeit: Mai bis August. Gesammelt werden die jungen Blätter.

Standort	Aufbereitung	Anwendung
Wächst an felsigen und unfruchtbaren Hängen und wird viel in Gärten angebaut.	Die jungen Triebe und die Blätter im Schatten sorgfältig trocknen.	Wirkt schmerzstillend, krampflösend, entzündungswidrig, keimtötend, schweißhemmend und leicht blutzuckersenkend. Der Teeaufguß ist ein uraltes Hausmittel zur Aktivierung von Blutkreislauf und Nervensystem und ist somit heute allen streßgeplagten Menschen anzuraten. Salbei wirkt auf depressive Menschen aufmunternd und beruhigt übernervöse. Er hilft bei nervös bedingten Durchfällen oder Erbrechen, außerdem aktiviert er die Magen- und Darmarbeit, mildert Gicht- und Rheumatismusschmerzen und stärkt geschwächte Körper nach Infektionskrankheiten. Auch wirksam bei Halsentzündungen.
Besonders im Alpengebiet und an der Ostseeküste verbreitet, wo er zum Befestigen von felsigen Gebirgshängen und Dünen angepflanzt wird.	Die Scheinbeeren im Schatten sorgfältig nachtrocknen.	Wirkt kräftigend und stärkend. Ein uraltes Hausmittel für Rekonvaleszenten nach Operationen, nach Infektionskrankheiten und als Aufbaumittel für alte Menschen. Wird von der pharmazeutischen Industrie viel in Arzneimitteln verarbeitet.
In nassen Jahren ist der Sauerampfer überall auf Wiesen zu finden, in trockenen Jahren meist nur auf feuchten Wiesen.	Im Frühjahr können die frischen Blätter als Salat zubereitet werden. Immer noch sehr beliebt bei Frühjahrskuren. Ansonsten die Blätter im Schatten schnell trocknen.	Sauerampfer ist ein wirkungsvolles Heilkraut bei Hauterkrankungen und Krämpfen. Die frischen Blätter auf die Haut legen. Bei Krämpfen hilft Tee.

Name	Beschreibung
Schachtelhalm *Equisetum arvense* Zinnkraut Scheuerkraut Katzenwedel Ackerschachtelhalm	Ausdauernde und krautige Pflanze, die im zeitigen Frühjahr etwa 20 Zentimeter hohe hellgelbe bis blaßrötliche, unverzweigte und fruchtbare Sprosse entwickelt. Die Sporen sind bereits im April, spätestens im Mai reif. Kurz darauf sterben die Triebe ab. Anschließend erscheinen dann büschelweise die etwa federkieldicken, grünen, unfruchtbaren Sprosse, die etwa 30 bis 50 Zentimeter hoch werden. Sie sind verzweigt und ihre astlosen Spitzen überragen weit die Äste. Gesammelt werden die unfruchtbaren Sommertriebe im Juli, spätestens im August.
Schafgarbe *Achillea millefolium* Tausendblatt Fasankraut Bauchwehkraut Katzenschwanz Raingarbe Schafrippe	Ausdauerndes 50 bis 80 Zentimeter hohes Kraut mit aufrechtem behaartem Stengel, der nur wenig verzweigt ist. Die Blätter stehen abwechselnd, sind doppelt gefiedert und behaart. Die Blütendolde ist rötlichweiß. Blütezeit: Juni bis Oktober. Gesammelt wird das blühende Kraut im Juni und Juli.
Schlehe *Prunus spinosa* Schwarzdorn Schlechberi Schlingenstrauch Schlehdorn Hageldorn	Ein bis zu drei Meter hoher heckenbildender Strauch mit abstehenden Ästen und vielen kleinen Nebenzweigen, die in spitzen Dornen enden. Die Blätter sind klein, gestielt, elliptisch bis länglich, gesägt und unterseits spärlich behaart. Die weißen Blüten erscheinen kurz vor den Blättern und stehen so dicht, daß kaum die dornenbewehrten Zweige zu sehen sind. Blütezeit: März bis April. Die kugeligen und blauschwarzen Steinfrüchte reifen im Herbst. Gesammelt werden Blüten noch vor Erscheinen der Blätter und im Spätherbst, nach den ersten Frösten, die Früchte.

Standort	Aufbereitung	Anwendung
Auf Äckern und Wegrändern, gedeiht besonders prächtig auf lehmigen Sandböden.	Die grünen Sommertriebe sofort nach der Ernte möglichst auf einem luftigen Dachboden lose auslegen und schnell trocknen, da sich sonst das Kraut gelb färbt und seine Wirkung verliert. Der Naturstoff wird in Säcke verpackt und an einem luftigen Ort aufbewahrt.	Wirkt harntreibend und fördert die Blutgerinnung. Der Teeaufguß hilft gegen Blutungen von Nase, Lunge, Magen, Blase und vor allem bei Störungen der Regelblutung. Günstige Wirkungen bei allen Erkrankungen des rheumatischen Formenkreises. Äußerlich als Umschlag hilft der Schachtelhalm bei schlecht heilenden Wunden und Frostbeulen.
Wächst auf Wiesen, an sonnigen Berghängen, an Acker- und Wegrändern, auf Geröllhalden.	Das Kraut bündeln und in einem luftigen Raum aufhängen. Vor Licht geschützt aufbewahren.	Hat entzündungshemmende und blutstillende Eigenschaften. Sie wirkt zudem blutreinigend, steigert den Stoffwechsel und beruhigt die Nerven. Altes Hausmittel bei Darm- und Magenkrämpfen, bei Kreislaufschwäche, Asthma, Gicht, Rheuma und bei Fieber. Auch Frauen hilft sie bei der vegetativen Dystonie des kleinen Beckens, die sich in Unterleibskrämpfen, Kreuz- und Brustschmerzen und in schmerzhaften Regelblutungen äußert. Maßvoll anwenden.
An Waldrändern, auf Ödland, an sonnigen Felshängen und auf Schuttplätzen.	Die Blüten in einem luftigen Raum sorgfältig trocknen, die Früchte bedürfen zur Sammelzeit keiner Nachtrocknung mehr.	Wirkt blutreinigend, mild abführend, schweiß- und wassertreibend. Der Teeaufguß ist ein altes Hausmittel zur Blutreinigung und der Sirup aus der Frucht ein altbekanntes Grippemittel, da er den Stoffwechsel aktiviert und die allgemeinen Abwehrkräfte steigert (auch bei rheumatischen Beschwerden). Das Mus aus den frischen Früchten hilft bei Durchfällen, Blasen- und Harnleiden.

Name	Beschreibung
Schlüsselblume *Primula officinalis* Primel Himmelschlüssel Burgerschlüssel Osterblume Mundfäulkraut	Die Pflanze ist ausdauernd, der Blütenstengel wird bis zu 20 Zentimeter hoch. Die Laubblätter sind meist eiförmig und leicht filzig. Die Blüten sind dottergelb und von einem weißlichen Kelch umschlossen. Sie bilden eine fünfzipfelige Rosette. Blütezeit: April bis Mai. Gesammelt werden die Blüten, sobald sie voll aufgeblüht sind.
Schöllkraut *Chelidonium majus* Herrgottsblatt Maikraut Goldwurz Warzenkraut Geschwulstkraut Aftkraut	Eine ausdauernde Pflanze mit einem stielrunden, aufrechten und verzweigten Stengel, der 30 bis 50 Zentimeter hoch wird. Die Blätter sind gefiedert, behaart, am Rande gekerbt, oben dunkelgrün und unten blau. Die Blüten sind orangengelb und stehen in lockeren Dolden. Blütezeit: Mai bis Oktober. Gesammelt wird im Mai das frische Kraut und vom August bis Oktober die Wurzel.
Sellerie *Apium graveolens* Eppich Schoppenkraut Suppenkraut Zella Zellerie Epple	Bildet eine fleischige, knollenförmige Wurzel. Der Stengel ist vielästig und wird bis zu einem Meter hoch. Die unteren Blätter sind langgestielt und dunkelgrün, die oberen Blätter dreizählig. Die Blüten sind klein, weiß und stehen in hüllenlosen Dolden an den Blattachseln und an der Stengelspitze. Blütezeit: Juli bis September. Geerntet wird das Kraut von Mai bis August, die Wurzelknolle im Oktober.
Spitzwegerich *Plantago lanceolata* Rippenkraut Roßrippen Lämmerzunge Spitzfederich	Ausdauerndes bis zu 40 Zentimeter hohes Kraut mit grundständiger Rosette, lanzettlichen Blättern und aufrechtem, gefurchtem Stengel. Die Blüten sind klein, weiß und am Stengelende in einer Ähre geordnet. Blütezeit: Mai bis September. Gesammelt werden die Blätter von Mai bis August.

Standort	Aufbereitung	Anwendung
Auf Wiesen und in lichten Wäldern. Wurzel steht unter Naturschutz.	Die Blüten im Schatten trocknen und vor Licht geschützt aufbewahren.	Wirkt schleimlösend und harntreibend. Der Teeaufguß hilft bei Husten, Keuchhusten und Bronchitis, bei Asthma, bei Erkältungskrankheiten und auch bei Grippe. Zur Zusatzbehandlung bei Rheuma und Gicht.
Weit verbreitet auf Ödland, im Gebüsch, an Wegrändern und an Mauern.	Das Kraut zu Büscheln binden und rasch trocknen. Die Wurzel muß an einem schattigen und warmen Ort getrocknet werden. Vorsicht! Die Hände vor dem Milchsaft mit Handschuhen schützen. Den Naturstoff vor Licht geschützt aufbewahren.	Wirkt beruhigend, schmerzstillend und krampflösend. Teeaufguß bei Erkrankungen des Magen-Darm-Kanals, bei Magenentzündungen, bei Gicht, Rheumatismus und Hautleiden. Schöllkraut ist giftig, Anwendung nur nach Absprache mit Arzt. Die Ärzte verwenden die Heilpflanze bei Leberschwellungen, Gallenstauungen, Gallensteinkoliken und auch bei Gelbsucht. Der frische Saft hilft gegen Warzen.
Wird in Gärten angebaut.	Kraut und Wurzel im Schatten sorgfältig trocknen und vor Licht geschützt aufbewahren.	Wirkt appetitanregend und harntreibend. Der Teeaufguß hilft bei Appetitlosigkeit, Sodbrennen, nervöser Unruhe und bei Harnverhaltung. Ist ein altes Hausmittel zur Entwässerung des Körpers.
Auf trockenen Wiesen und Weiden, an Wegrändern, Bahndämmen und Ödplätzen.	Die Blätter nur leicht anfassen, da sie sehr druckempfindlich sind. In einem luftigen, trokkenen und warmen Raum ausbreiten. Sie trocknen sehr langsam. Aufbewahrt wird der Naturstoff am zweckmäßigsten lose in Säkken.	Wirkt auswurffördernd, schleimlösend und wassertreibend. Teeaufguß bei Blutreinigungskuren und bei Erkrankungen der Atmungsorgane. Außerdem bei Blasenleiden, Durchfall und Leberleiden. Als Umschlag hilft der Tee bei Quetschungen, Verbrennungen und Geschwüren. Der frische Saft stillt blutende Wunden.

Name	Beschreibung
Stechapfel *Datura stramonium* Kratzkraut Teufelsapfel Schwarzkümmel Kreuzkümmel	Bis zu einem Meter hohe Pflanze, mit kahlen, gegabelten Stengeln. Die Laubblätter sind langgestielt, eiförmig bis dreieckig, der Blattrand ist grob gezähnt. Die Blüten haben einen langen und grünen Kelch und weiße, trichterförmige Kronen. Die kugeligen Kapseln sind mit derben Stacheln besetzt. Sie enthalten nierenförmige schwarze Samen. Blütezeit: Juli bis Oktober. Gesammelt werden die Blätter während der Blütezeit.
Steinklee *Melilotus officinalis* Honigklee Malilotenklee	Zweijähriges Gewächs mit stark verästeltem und beblättertem Stengel, der über einen Meter hoch wird. Die Laubblätter sind elliptisch, dreizählig und am Rande gekerbt. Die Blüten sind klein, gelb und sind in achselständigen, lockeren Trauben geordnet. Blütezeit: Juni bis August. Gesammelt wird das blühende Kraut.
Stiefmütterchen *Viola tricolor* Dreifaltigkeitskraut Tag-und-Nacht-Blümlein Feldveilchen Muttergottesschuh Stiefkindle	Die Pflanze wird bis zu 20 Zentimeter hoch, ihr Stengel ist aufrecht, hohl und verzweigt. Die Blätter sind unten länglich, eiförmig und werden zum Stengelende hin lanzettlich. Die Blüten sind weiß, gelb, violett oder bläulich und sitzen an den Blattachseln. Blütezeit: Mai bis Juli. Gesammelt wird das blühende Kraut im Mai.
Tausendgüldenkraut *Erythraea centaurium* Gottesgnadenkraut Erdgalle Gallkraut Laurinkraut Fieberkraut Muttergotteskraut	Bis 40 Zentimeter hohe, zierliche Pflanze mit grundständiger Blattrosette. Der Stengel ist dünn, kantig und oben verästelt. Die Blätter sind kreuzgegenständig angeordnet und haben lanzettliche Form. Die Blüten sind rosarot, fünfzipfelig und stehen am Stengelende in Scheindolden. Blütezeit: Juli bis September. Gesammelt wird das Kraut in dieser Zeit. Etwa 20 Zentimeter tief abschneiden.

Standort	Aufbereitung	Anwendung
Wächst wild an Feldrändern, an Gartenzäunen, Schuttplätzen und Weinbergen. Zur Drogengewinnung wird er feldmäßig angebaut.	Die Blätter im Schatten langsam trocknen.	Ein Hauptbestandteil der Räuchermittel, mit denen Asthmatiker ihr Leiden lindern. Die Pflanze ist giftig und wirkt ähnlich wie die Tollkirsche auf das Nervensystem. Sie darf nur unter ärztlicher Aufsicht angewendet werden.
Wächst auf Schuttplätzen und Ödland, an Wegrändern und auf Bahndämmen.	Das Kraut vorsichtig und langsam im Schatten trocknen.	Wirkt leicht beruhigend, blähungswidrig und krampflösend. Der Teeaufguß hilft bei innerer Unruhe, Schlaflosigkeit, bei Blähungen und Darmkoliken und äußerlich in Umschlägen bei eiternden Wunden, bei Prellungen, Verstauchungen und oberflächlichen Blutergüssen. Die Ärzte verwenden den Naturstoff bei Lympherkrankungen und bei Gefäßschwäche.
Wächst auf Äckern und Wiesen, auf Ödland und an Waldrändern. Es wird auch in Hausgärten angepflanzt.	Das Kraut zu Büscheln binden und in einem luftigen Raum trocknen.	Wirkt anregend auf den Stoffwechsel und wassertreibend. Der Teeaufguß hilft bei Säuglingsekzemen und anderen kindlichen Hautkrankheiten, außerdem den Erwachsenen bei Blasenerkrankungen, Darmstörungen und bei leichtem Rheumatismus. Als Hausmittel bei akuten Erschöpfungszuständen.
Auf feuchten Wiesen, auf Waldlichtungen und an Uferböschungen.	Das Kraut bündeln und in einem luftigen und trockenen Raum aufhängen.	Wirkt appetitanregend und verdauungsfördernd. Teeaufguß fördert den Stoffwechsel in den Verdauungsorganen und beseitigt Magen- und Darmstörungen. Hilft außerdem bei Sodbrennen und saurem Aufstoßen. Er beeinflußt die Herzarbeit und den Kreislauf günstig und ist gut bei Erschöpfungszuständen.

Name	Beschreibung
Thymian *Thymus vulgaris* Wilder Thymian Quendel Feldkümmel	Ein ästiger Halbstrauch, der bis zu 30 Zentimeter hoch wird. Der Stengel ist vierkantig, die Blätter kurzgestielt, elliptisch und am Rande stark eingerollt. Die lila bis rosa Blüten stehen zu drei bis sechs in blattachsständigen Büscheln. Blütezeit: Mai bis Juni. Gesammelt werden Blätter und Blüten. Es kann aber auch das obere Drittel des blühenden Strauches ganz abgeschnitten werden.
Tollkirsche *Atropa belladonna* Tollkraut Teufelskirsche Teufelsauge	Strauchartige Pflanze mit ästigem Stengel, der bis zu eineinhalb Meter hoch wird. Die Blätter sind groß, kurzgestielt, eiförmig und vorne zugespitzt. Die bräunlichvioletten und glockenförmigen Blüten hängen in kurzen Stielen in den Blattachseln. Blütezeit: Juni bis August. Die Frucht ist eine zu Anfang grüne und in der Reife schwarzviolette, glänzende Beere. Für medizinische Zwecke werden Blätter und Wurzeln verwendet.
Veilchen, Wohlriechendes *Viola odorata* Märzenveilchen Osterveilchen Heckenveilchen Marienstengel Veigerl Schwalbenblume	Eine kleine Rosettenstaude mit kurzem, dicken Erdstock und zehn bis zwanzig Zentimeter langen Wurzeln. Die Laubblätter sitzen an bis fünf Zentimeter langen Stielen und sind rundlich nierenförmig, die Nebenblätter eiförmig zugespitzt. Die Blüte ist von dunkelpurpurvioletter Farbe. *Viola odorata* ist durch seinen wohlriechenden Duft von anderen Veilchenarten zu unterscheiden. Blütezeit: März bis April. Gesammelt wird die Pflanze während der Blüte, die Wurzel nach der Blüte.

Standort	Aufbereitung	Anwendung
Wächst auf Hügeln, auf trokkenen, sonnigen Wiesen, an Wegrändern und auf Bahndämmen.	Blätter und Blüten oder das Kraut in einem luftigen Raum sorgfältig trocknen.	Wirkt schleim-, hustenreiz- und krampflösend, appetitanregend, harn- und blähungswidrig sowie desinfizierend. Der Teeaufguß ist ein vorzügliches Hausmittel bei Keuchhusten der Kinder und für Erwachsene bei krampfhaften Hustenanfällen bei Bronchitis. Er hilft bei allen Erkrankungen der Luftröhre und Bronchien. Weiterhin regt er Kreislauf und Nerven an und hilft bei Nieren- und Blasenschwäche. Äußerlich kann er bei Brandwunden und bei Wunden aller Art angewendet werden.
Wächst in lichten Wäldern und auf Kahlschlägen. Zur Arzneigewinnung wird sie auch angebaut.	Blätter und Wurzeln müssen sorgfältig getrocknet werden.	Ist giftig, die Pflanzenauszüge dürfen nur vom Arzt verordnet werden. In der Medizin werden sie angewendet bei allen akuten und chronischen Entzündungen in Dünn- und Dickdarm, die krampfartig verlaufen. Ebenso bei Übererregbarkeit, Erkrankungen der Gallenwege und akuten Halsentzündungen.
Unter Hecken, an sonnigen Rainen, an Waldrändern und in Gärten.	Pflanze wie Wurzeln müssen im Schatten sorgfältig getrocknet werden.	Wirkt hustenreizmildernd und ist ein gutes Hausmittel bei chronischer Bronchitis und bei Keuchhusten der Kinder. Aus der getrockneten Pflanze wird ein Teeaufguß bereitet, aus den Wurzeln ein Absud. Dieser Absud kann bis zu drei Teilen dem Aufguß beigefügt werden. Bei der Dosierung ist Vorsicht geboten, da das Veilchen leicht giftig ist. Ein Teelöffel des Naturstoffes auf eine Tasse Wasser.

Name	Beschreibung
Vogelknöterich *Polygonum aviculare* Wegerich Weggras Wegkraut Hansl am Weg Wegkrattler Saukraut	Einjähriges Kraut mit niederliegenden oder bis zu etwa 50 Zentimeter hoch aufsteigenden, knotigen und stark verästelten Stengeln. Die Blätter sind wechselständig, kurzgestielt, länglich rund bis lanzettlich und ganzrandig. Die Blüten sind klein, die Kronblätter grünlichweiß bis rötlich. Sie sitzen in Trugdolden in den Blattachseln. Blütezeit: Juni bis September. Gesammelt wird das blühende Kraut.
Wacholder *Juniperus communis* Quickholder Reckholder Kranawitterstrauch Kranabit Kronawit	Wächst je nach Höhenlage als Strauch oder Baum. Er gehört zu den Nadelhölzern. Die Nadeln sind hellgrün, mit einer bläulichweißen Mittelrinne an der Oberseite. Sie sind zugespitzt und stechend. Die Blüte zweihäusig. Blütezeit: April und Mai. Die Beere entsteht aus den fleischig gewordenen Fruchtblättern. Im ersten Jahr ist sie grün und ungenießbar, im zweiten Jahr wird sie schwarz und reif. Gesammelt wird die Beere im Herbst.
Wasserpfeffer *Polygonum hydropiper* Bitterling Pfefferpflanze Smartkarn	Bis 80 Zentimeter hohe Pflanze mit verzweigten und über den Gelenken verdickten Stengeln. Die Blätter haben lanzettliche Form und sind drüsig punktiert. Die Blüten sind klein, die Hüllblätter grünlich bis rötlich. Sie sind in leicht überhängenden Scheinähren geordnet. Blütezeit: Juli bis August. Gesammelt wird das Kraut während der Blüte.
Weißdorn *Crataegus oxyacantha* Hagedorn Hägela Hanapel Wifke	Ein sperriger Strauch, der bis zu sechs Meter hoch wird. Die Zweige sind dornig, die Blätter wechselständig, gestielt und drei- bis fünflappig. Die Blüten sind weiß, sitzen auf kahlen Stielen in Doldenrispen. Die Früchte sind rot und kugelig. Sie werden auch Mehlbeeren genannt. Blütezeit: Anfang Mai. Gesammelt werden die Blüten und im Herbst die Beeren.

Standort	Aufbereitung	Anwendung
Ein weitverbreitetes Unkraut auf mageren Äckern und Wiesen, auf Schuttplätzen und Ödland und an Wegrändern.	Das Kraut in dünner Lage ausbreiten und in einem schattigen und luftigen Raum trocknen.	Wirkt auswurffördernd, schleimlösend, harntreibend, stopfend und wundheilend. Der Teeaufguß ist ein beliebtes Hausmittel bei Erkältungskrankheiten und Durchfall, auch bei Gicht und Rheumatismus und bei Nierenleiden. In der Heilkunde wirkt er unterstützend bei der Behandlung von Lungenkranken.
Wächst in lichten Nadelwäldern, an Bergabhängen, auf Heiden und auf Moorböden.	Die Beeren im Schatten sorgfältig trocknen. Die frischen Beeren können aber auch zu Wacholdermus verarbeitet werden.	Wirkt stark harntreibend, blutreinigend und magenstärkend. Der Teeaufguß wird gerne verwendet zu Frühjahrskuren, als Appetitanreger, bei Magenblähungen und bei Windkoliken. Die Wacholderbeere hilft bei Keuchhusten, bei Katarrh der Atemwege. Darf nicht angewendet werden bei entzündlichen Nierenerkrankungen und bei Schwangerschaft. Auch längerer Gebrauch kann zu Nierenreizungen führen.
Auf feuchten Wiesen und an Bachrändern.	Das Kraut in einem schattigen Raum sorgfältig trocknen.	Fördert die Blutgerinnung, wirkt entzündungswidrig und harntreibend. Wasserpfeffer ist ein altes Hausmittel bei Menstruations- und Hämorrhoidalblutungen und zur Entwässerung des Körpers. Bei schlecht heilenden Wunden helfen frische Blätter, die aufgelegt werden.
Wächst wild in Gebüschen und Laubwäldern, wird in Gärten gerne als Hecke angepflanzt.	Die Blüten in einem luftigen und warmen Raum vorsichtig trocknen. Vor Licht geschützt aufbewahren. Die Beeren nach dem Sammeln einige Tage im Freien (im Schatten) auslegen und dann bei künstlicher Wärme nachtrocknen.	Wirkt herzstärkend. Das Mus aus der frischen Beere ist ein gutes Hausmittel bei nervösen Beschwerden und bei Durchfall. In der Heilkunde wird der Weißdorn als Kreislaufmittel, bei Angina pectoris und bei Arteriosklerose verordnet. Als Kreislaufmittel ist auch der Teeaufguß zu empfehlen.

Name	Beschreibung
Wermut *Artemisia absinthium* Wirmat Bitterals Grabekraut Absinth Gottvergiß Magenkraut Mittenstock	Ein Halbstrauch mit ästeligem Stengel, der bis zu einem Meter hoch wird. Die Pflanze ist mehrjährig und in den ersten Jahren sehr frostempfindlich. Die Laubblätter haben eine seidig-filzige Behaarung, die gelben Blütenköpfe stehen in aufrechten und reichästigen Rispen. Blütezeit: Juli bis September. Gesammelt werden Blüten und Blätter im August.
Wurmfarn *Dryopteris filix-mas* Schott Federfaden Farnkraut Farn Fasen Flöhkraut Maukenkraut	Das Farnkraut hat einen braunen, fleischigen Wurzelstock, aus dem sich ein bis zu über einem Meter hoher Wedel entwickelt, der gefiedert und mit dichten Spreuschuppen besetzt ist. Die Fiederblätter sind lanzettlich geformt, die Blattenden sind abgerundet. Ab Juni erscheinen an der Unterseite der Fiederblättchen rotbraune (sogenannte) Fruchthäufchen, die anfangs von einem weißlichen Schleim bedeckt sind. Gesammelt wird der Wurzelstock im Herbst.
Zwiebel *Allium cepa* Zibel Zwiefel Bolle Gartenzwiebel	Ein zweijähriges Liliengewächs mit einer Blattrosette am Boden und grünem Stengel, der unten bauchig, dann glatt, röhrenförmig und etwa 60 Zentimeter hoch wird. Am Stengelende sitzt eine kugelige Trugdolde, die mit vielen kleinen und grünlichweißen Blüten besetzt ist. Die unterirdische Knolle besteht aus übereinanderliegenden Häuten. Geerntet wird die Knolle von August bis Oktober.

Standort	Aufbereitung	Anwendung
An verlassenen Gehöften, an Mauern, an Zäunen, an ausgetrockneten Flußläufen und überall dort, wo es steinigen Untergrund gibt.	Blüten und Blätter lose aufschichten und in einem luftigen Raum trocknen.	Wirkt appetitanregend, verdauungsfördernd, blähungswidrig und nimmt günstigen Einfluß auf Leber und Galle. Der Teeaufguß ist ein beliebtes Hausmittel als Appetitanreger und bei Magenkrämpfen, außerdem bei Schwächezuständen, bei Erkältung und Grippe und nach Infektionskrankheiten. Der Naturstoff hilft bei Völlegefühl, Gasauftreibungen und Übelkeit. Wermut beseitigt Mundgeruch, ist ein gutes Medikament bei nervös bedingter Erschöpfung.
An schattigen Flußufern und in feuchten, schattigen Wäldern.	Den Wurzelstock von den Nebenwurzeln befreien, säubern und bei mäßiger Wärme langsam trocknen.	Ist eines der besten Mittel gegen den Bandwurm, kann jedoch schon bei geringsten Dosisüberschreitungen zu Vergiftungen führen. Deshalb dürfen nur standardisierte Auszüge unter ärztlicher Aufsicht angewendet werden.
Wird in Gärten angebaut.	Aufbewahrt wird sie am besten zu Bündeln gebunden in einem luftigen Raum. Verwendet werden die frische Zwiebel und der Zwiebelsaft.	Wirkt kreislaufverbessernd, blutzuckersenkend, harntreibend, anregend auf den Darm und fördert die Gallenabsonderung. Ein altes Hausmittel bei Verdauungsbeschwerden, bei Kreislaufschwäche, bei Infektionen nach Schnittwunden und kleinen Verbrennungen. Die Zwiebel hilft auch bei Nervosität, Herzklopfen, Angstzuständen und lindert die Beschwerden bei Husten, Katarrhen sowie bei Schnupfen. Auch sehr hilfreich bei

Appetitlosigkeit. Zudem ein gutes Mittel zur Vorbeugung altersbedingter Gefäßveränderungen.

Register

Kursive Schrift verweist auf lateinische Pflanzennamen, kursive Seitenzahlen auf Abbildungen.